CAS CLINIQUES 2010

Hôpital Saint-Antoine
(75e édition)

IMAGERIE MÉDICALE

Pathologies

ostéo-articulaire
neurologique
sénologique
thoracique
digestive
ORL

Dépôt légal : décembre 2009

I.S.B.N. : 978-2-84023-654-2
E.A.N. : 9782840236542

Imprimé en France

CAS CLINIQUES 2010

Hôpital Saint-Antoine
(75e édition)

IMAGERIE MÉDICALE

Pathologies

ostéo-articulaire
neurologique
sénologique
thoracique
digestive
ORL

Coordonné par Lionel ARRIVÉ, Jean-Michel TUBIANA et Yves MENU

avec la participation de
L. Arrivé, L. Azizi, B. Bessoud, P. Bienvenot, J.-L. Brasseur, F. Bidault, J. Cazejust, M.D. Crema, B. Duperray, L. Duperray, B. Hammel, C. Hoeffel, N. Jomaah, C. Lafont, P. Le Hir, M. Lewin, Y. Menu, A. Miquel, L. Monnier-Cholley, N. Mourra, B. Noblinski, C. Pradel, M. Raynal, L. Rotenberg, C. Tourabi, C. Tournigand, J.-M. Tubiana, F. Zeitoun

sauramps médical
Montpellier - Paris

11, bd Henri IV - 34000 Montpellier
Tél. : 04 67 63 68 80 - Fax : 04 67 52 59 05
E-mail : sauramps.medical@wanadoo.fr

Sincères remerciements à Pascale Dono et Dominique Auzou qui participent pleinement à la préparation et à l'organisation de nos journées.

Les images proposées dans cet ouvrage et lors de nos journées sont le fruit de l'excellent travail de l'équipe de manipulateurs du service de radiologie. Nous leurs en sommes reconnaissants.

SOMMAIRE

PATHOLOGIE VISCERALE

J.M. TUBIANA, M. RAYNAL

CAS 1

Une patiente de 46 ans est hospitalisée en urgence pour des douleurs de la fosse iliaque droite, des rectorragies, une fièvre, une hyperleucocytose et un syndrome occlusif.
On réalise un scanner en urgence dont vous sont montrées deux coupes axiales (a et b), une coupe coronale (c) et une coupe sagittale (d).

1. S'agit-il d'une occlusion du grêle ou du côlon ?
2. Quel est le siège de l'occlusion ?
3. Quel en est le mécanisme ?
4. Quelle en est l'étiologie ?

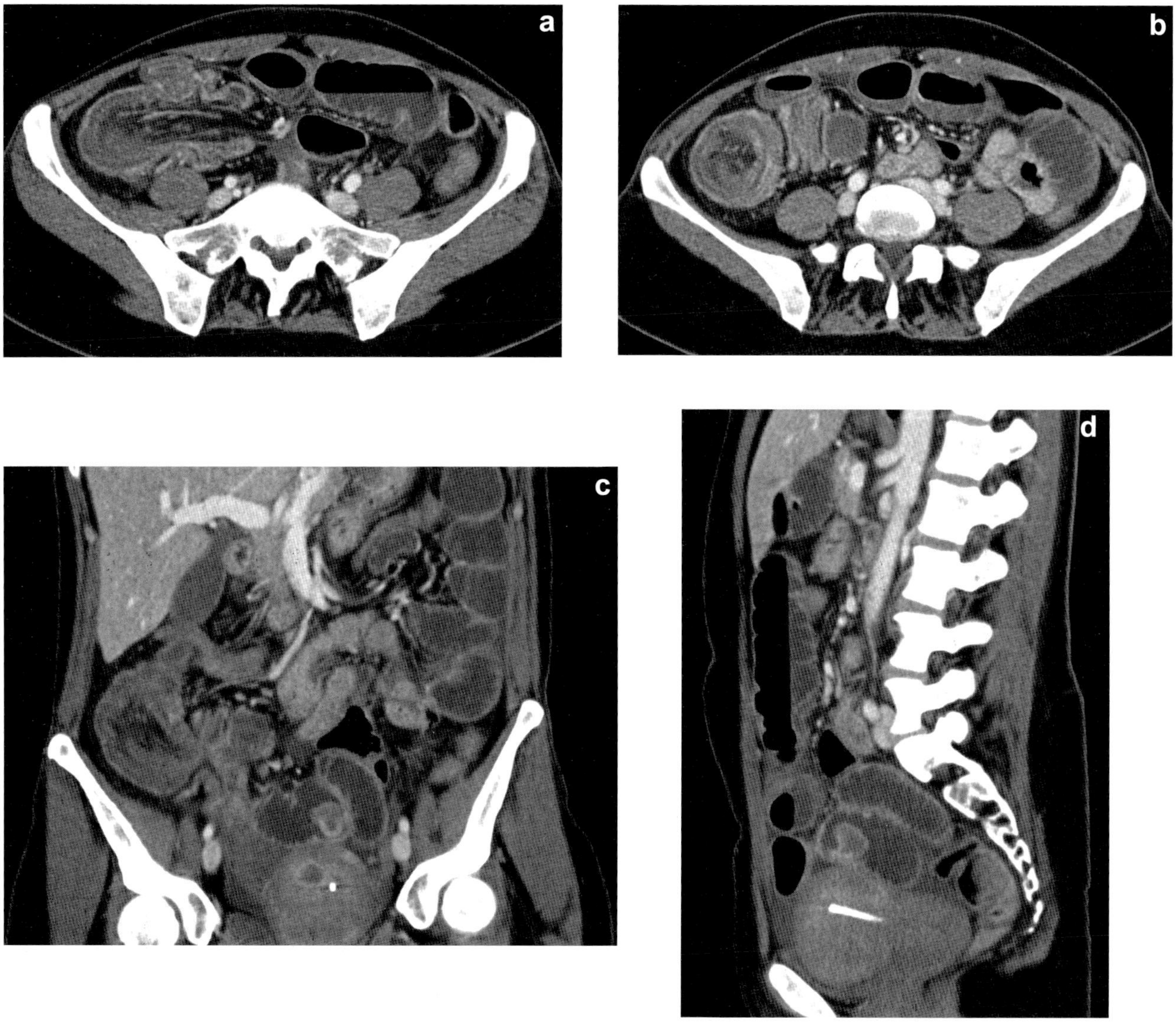

CAS 1 : INVAGINATION ILEOCŒCALE SUR POLYPE FIBREUX INFLAMMATOIRE D'AMONT

1. Sur les différentes coupes de scanner réalisées, on voit une distension de l'intestin grêle alors que le côlon est plat. Il s'agit donc bien d'une occlusion du grêle.

2. Le siège de l'occlusion est la fosse iliaque droite et la région iléocœcale.

3. Le mécanisme de cette occlusion est une invagination iléocolique remontant jusqu'à l'angle droit.

   On voit bien en effet l'image typique d'un boudin d'invagination avec la graisse et les vaisseaux mésentériques à l'intérieur du boudin et l'aspect en cible de l'invagination iléocœcale.

4. L'étiologie de cette invagination iléocœcale est un polype fibro-inflammatoire situé en amont de l'invagination et bien visible dans la lumière de la dernière anse iléale distendue.
   L'intervention chirurgicale confirme l'invagination iléocœcale sur une dizaine de centimètres avec un polype pédiculé siégeant à 10 cm en amont de l'invagination. Il n'est constaté aucune lésion au sein du boudin d'invagination.
   L'examen anatomopathologique confirme l'invagination iléocœcale avec une nécrose de la paroi iléale étendue sur 18 cm de long et retrouve un polype pédiculé de 2,8 x 2,2 x 1,5 cm, en grande partie ulcéré en surface et situé à 2 cm de la limite de résection chirurgicale iléale. A l'examen histologique, il s'agit d'un polype fibro-inflammatoire.

COMMENTAIRE

L'invagination iléocoœcale est rare chez l'adulte. Elle représente 5 à 10 % de toutes les invaginations intestinales (95 % surviennent chez l'enfant). Elles représentent environ 1 % de toutes les occlusions intestinales.

Chez l'adulte, l'invagination est due dans 90 % des cas à une néoplasie, 10 % étant idiopathiques.

Les causes malignes (20 % des cas) sont dominées par le lymphome, les métastases et les adénocarcinomes du carrefour iléocœcal. Les lésions bénignes représentent 80 % des étiologies et sont dominées par les lipomes, les polypes adénomateux dans le cadre d'une maladie de Peutz-Jeghers, des malformations veineuses, un diverticule de Meckel ou un polype fibreux inflammatoire, comme dans notre cas.
Ces polypes fibreux inflammatoires peuvent siéger tout le long du tractus gastro-intestinal, mais préférentiellement dans l'estomac. Ils peuvent s'ulcérer, saigner, être responsables d'une obstruction mécanique simple. Ils se manifestent rarement par une invagination.

Habituellement ces lésions néoplasiques bénignes ou malignes sont retrouvées comme point fixe au sein de l'invagination iléocœcale.
L'originalité de cette observation tient au fait que la cause de cette invagination iléocœcale était ce polype fibreux inflammatoire situé en amont de l'invagination.

Références

- KIM YH *et al.* Adult intestinal intussusception : CT appearances and identification of a causative lead point. *Radiographics 2006; 26 :733-44.*
- AUBERT A *et al.* Inflammatory fibroid polyps of the colon. *Gastroenterol Clin Biol 1998; 22: 1106-9.*

CAS 2

Une patiente de 60 ans est hospitalisée en urgence pour des rectorragies et une anémie à 7 g/dL d'hémoglobine. Une fibroscopie et une coloscopie complètes n'ont pas retrouvé de lésion.

On réalise un entéroscanner dont vous sont présentées une coupe axiale sans injection (a), une coupe axiale avec injection (b), une coupe coronale (c) et une coupe sagittale (d).

1. Décrivez la (ou les) anomalie(s) visible(s) sur ce scanner.
2. Quelles sont vos hypothèses diagnostiques ?
3. Quels sont les marqueurs immunohistochimiques qui aideront le diagnostic ? En quoi ce diagnostic est important pour la prise en charge thérapeutique ?

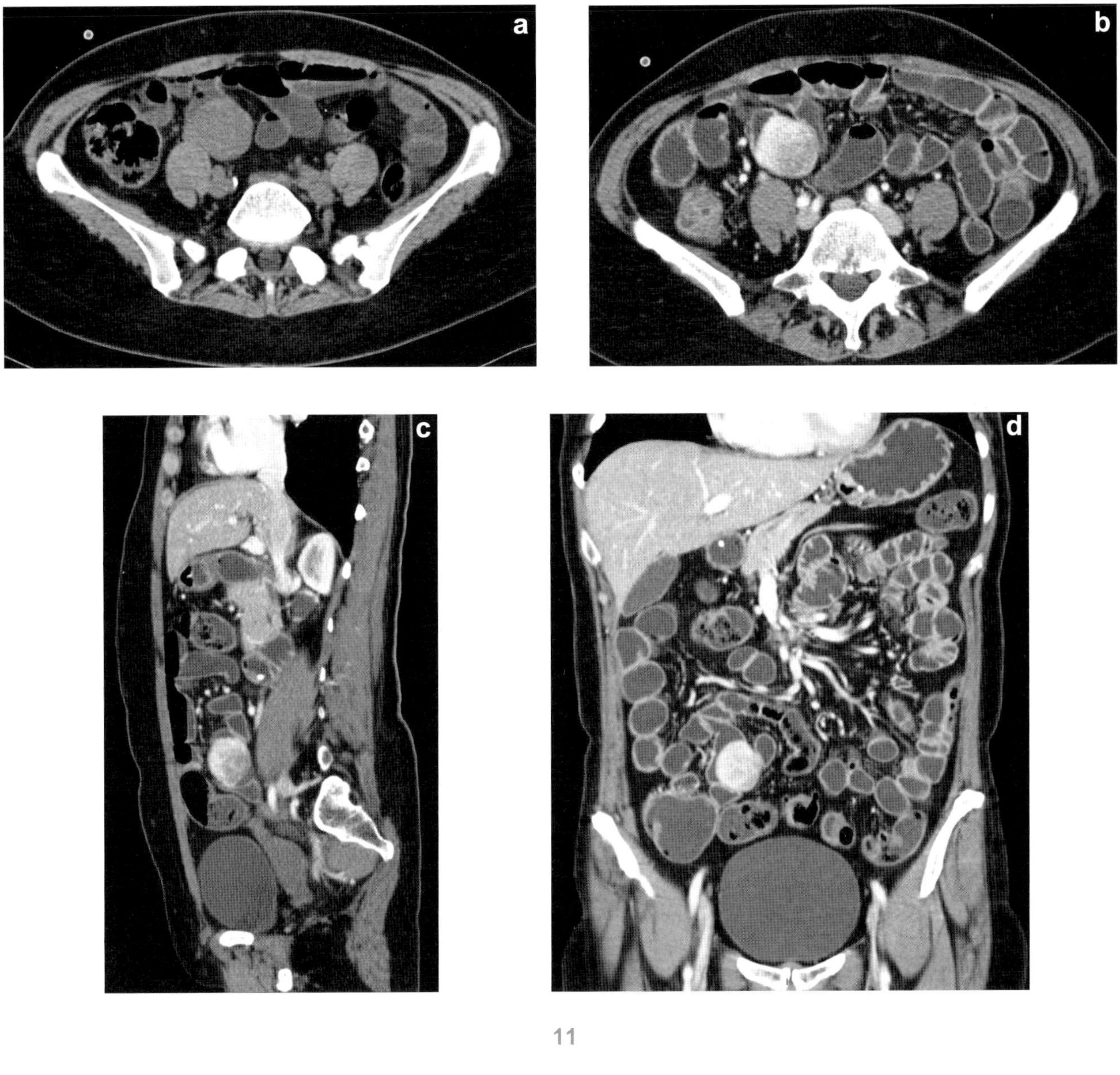

CAS 2 : LEIOMYOME DE L'ILEON

1. Sur le scanner sans injection, on observe dans la fosse iliaque droite plutôt médiane, en avant du psoas droit, une tumeur de densité tissulaire qui semble siéger dans la lumière de l'iléon. Sur la coupe axiale après injection, on voit un rehaussement intense de cette tumeur qui est sphérique, mesurant 5 cm de diamètre, entourée de liquide dans l'iléon. Cette tumeur est discrètement hétérogène. Sur la coupe coronale (c), cette tumeur est pariétale et il existe une protrusion importante dans la lumière de l'iléon en partie distendu par le liquide de l'entéroscanner. Le rehaussement à ce temps portal est toujours important et hétérogène.
   Il n'existe pas d'adénopathie satellite, pas de métastase hépatique. On ne retrouve pas d'autres anomalies pariétales digestives.

2. Devant cette tumeur isolée de l'iléon, parfaitement bien limitée, se rehaussant après injection de produit de contraste, on élimine rapidement un lipome du fait de l'absence de densité graisseuse, une tumeur carcinoïde devant l'absence d'adénopathies satellites et de phénomènes de rétraction. On évoque le diagnostic de tumeur stromale de l'iléon.
   L'intervention chirurgicale retrouve cette tumeur de 4 cm de diamètre de l'iléon à 2 mètres de la valvule iléocœcale, sans adénopathie locorégionale, sans lésion du foie, des annexes, du péritoine.
   A l'examen anatomopathologique cette lésion est développée aux dépens des faisceaux de la musculeuse et occupe également la sous muqueuse. La prolifération tumorale est constituée de cellules fusiformes, agencées en faisceaux.

3. L'étude immunohistochimique montre que les cellules tumorales expriment l'actine musculaire lisse et la desmine. En revanche, elles n'exprimaient ni le CD117 ni le CD34. La conclusion est qu'il s'agit d'un léïomyome de l'iléon.

COMMENTAIRE

Les tumeurs de l'intestin grêle représentent de 2 à 6 % de toutes les néoplasies gastro-intestinales. Elles sont le plus souvent bénignes. Le léïomyome est la tumeur bénigne la plus fréquente (20 à 30 %). Il siège dans 65 % des cas dans l'estomac et dans 25 % dans l'intestin grêle. Ils sont sphériques ou ovalaires, exophytiques, intramuraux ou se protubant dans la lumière intestinale. Ils sont de densité homogène en scanner, se rehaussant fortement après injection.

L'immunohistochimie montre une forte et diffuse positivité pour les anticorps antidesmine, actine musculaire lisse alpha alors que les anticorps anti C-kit (ou CD 117) et CD34 sont négatifs.
Il est important de ne pas confondre un léïomyome avec une tumeur stromale étant donné la curabilité habituelle des léïomyomes par leur simple exérèse.

RÉFÉRENCES

- COINDRE JM *et al.* Tumeurs stromales gastro-intestinales : définitions, caractéristiques histologiques, immunosohistochimiques et génétiques, stratégie diagnostique. *Ann Pathol 2005; 25: 358-85.*
- KUHLGATZ J *et al.* 2006. Differential diagnosis of gastrointestinal leiomyoma versus gastrointestinal stromal tumor. *Int J Colorectal Dis 2006; 21: 84-8.*
- MEGIBOW AJ *et al.* CT evaluation of gastrointestinal leiomyomas and leiomyosarcomas. *AJR 1985; 144: 727-31.*

CAS 3

Patiente de 31 ans ayant une maladie de Crohn jéjunale connue depuis l'âge de 20 ans. Elle est hospitalisée pour une reprise évolutive de la maladie digestive avec douleurs abdominales, diarrhée, asthénie, ballonnements et syndrome inflammatoire.
Une entéro-IRM est réalisée pour le bilan des lésions avant institution d'un nouveau traitement.
Deux coupes d'IRM coronales en T2 (a et b) et en T1 (c et d) après injection de gadolinium vous sont montrées.

1. Retrouvez au moins 8 signes sémiologiques de la maladie de Crohn.
2. Précisez l'étendue et la topographie des lésions.
3. Quels sont les critères que vous connaissez pour différencier une phase active d'une phase chronique d'une maladie de Crohn ?

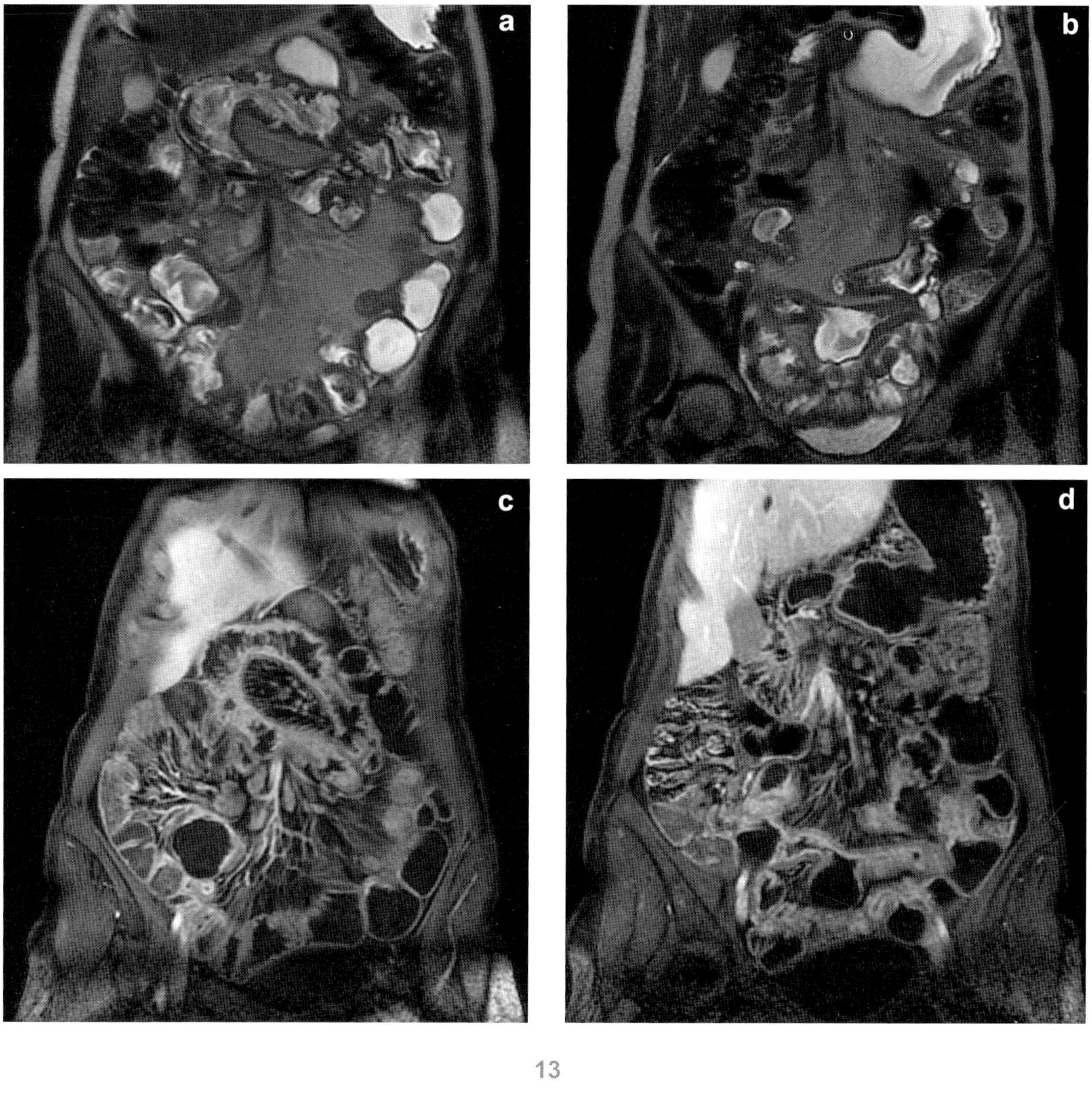

CAS 3 : MALADIE DE CROHN ILEOJÉJUNALE

1. Les différents signes sémiologiques visibles sur ces quatre coupes d'IRM sont :
   - un épaississement pariétal asymétrique, discontinu du jéjunum et de l'iléon,
   - des ulcérations transversales intramurales,
   - des ulcérations à fond creux,
   - des fistules borgnes,
   - des pseudodiverticules,
   - un rehaussement après injection de gadolinium de la muqueuse, de la sous muqueuse donnant au total un rehaussement en couche ou en cible,
   - un aspect peigné du mésentère,
   - des adénopathies mésentériques,
   - une sclérolipomatose.

2. Cette maladie de Crohn est étendue au jéjunum et à l'iléon.

3. L'évaluation de l'activité dans la maladie de Crohn est importante pour optimiser la stratégie thérapeutique. Elle est largement basée sur la combinaison de scores cliniques, de marqueurs biochimiques, des signes endoscopiques et radiologiques. Les systèmes de scores cliniques, l'index d'activité de la maladie de Crohn et l'index Harvey-Bradshaw sont les standards de référence. Cependant, ces scores cliniques sont limités car basés sur des signes subjectifs et il existe des maladies quiescentes avec des scores élevés et l'inverse. De la même façon les tests biochimiques, tels que la C-Réactive Protéine et la vitesse de sédimentation sont des marqueurs en particulier d'appoint mais non spécifiques et la C-Réactive Protéine peut être normale en présence d'une maladie de Crohn.

COMMENTAIRE

L'entéro-IRM est devenue l'examen de choix, en raison de son excellente résolution tissulaire et de l'absence de rayons X, pour déceler des modifications de la paroi digestive, leur siège et leur étendue dans la maladie de Crohn. Récemment, plusieurs auteurs se sont intéressés à définir des signes d'activité en IRM. Trois signes sont associés aux marqueurs histologiques d'inflammation aiguë : l'augmentation de l'épaississement pariétal, l'intensité élevée du signal en T2 fat sat et un rehaussement stratifié après injection de contraste.

Références

- PUNWANI S *et al.* Mural inflammation in Crohn disease: location-matched histologic validation of MR imaging features. *Radiology 2009; 252: 712-720.*
- SHARMAN A *et al.* MRI of small bowel Crohn's disease: determining the reproducibility of bowel wall gadolinium enhancement measurements. *Eur Radiol 2009; 19: 1960-1967.*
- DEL VESCOVO R *et al.* Dynamic contrast enhanced magnetic resonance imaging of the terminal ileum: differentiation of activity of Crohn's disease. *Abdom Imaging 2008; 33: 417-424.*

CAS 4

Une patiente de 57 ans aux antécédents de lithiase biliaire est hospitalisée pour des douleurs de l'hypochondre droit associées à une cholestase et à un syndrome inflammatoire.

On réalise une échographie qui montre une vésicule biliaire distendue, à paroi d'aspect feuilleté, avec plusieurs lithiases millimétriques intravésiculaires. La voie biliaire principale (VBP) est dilatée à 12 mm, mais n'est pas suivie dans sa portion intrapancréatique.

La patiente est traitée par antibiotiques et l'exploration est complétée par un scanner abdominal pour expliciter la dilatation de la VBP.

Quatre coupes de scanner vous sont montrées : scanner sans injection en coupe axiale (a), scanner avec injection en coupe axiale (b), coupe coronale (c) et coupe sagittale (d).

1. Confirmez-vous le diagnostic de cholécystite aiguë ?
2. Avez-vous une explication pour la dilatation de la VBP ?
3. Existe-t-il sur ces images, une autre pathologie ?
4. Quel diagnostic évoquez-vous devant cette pathologie ?

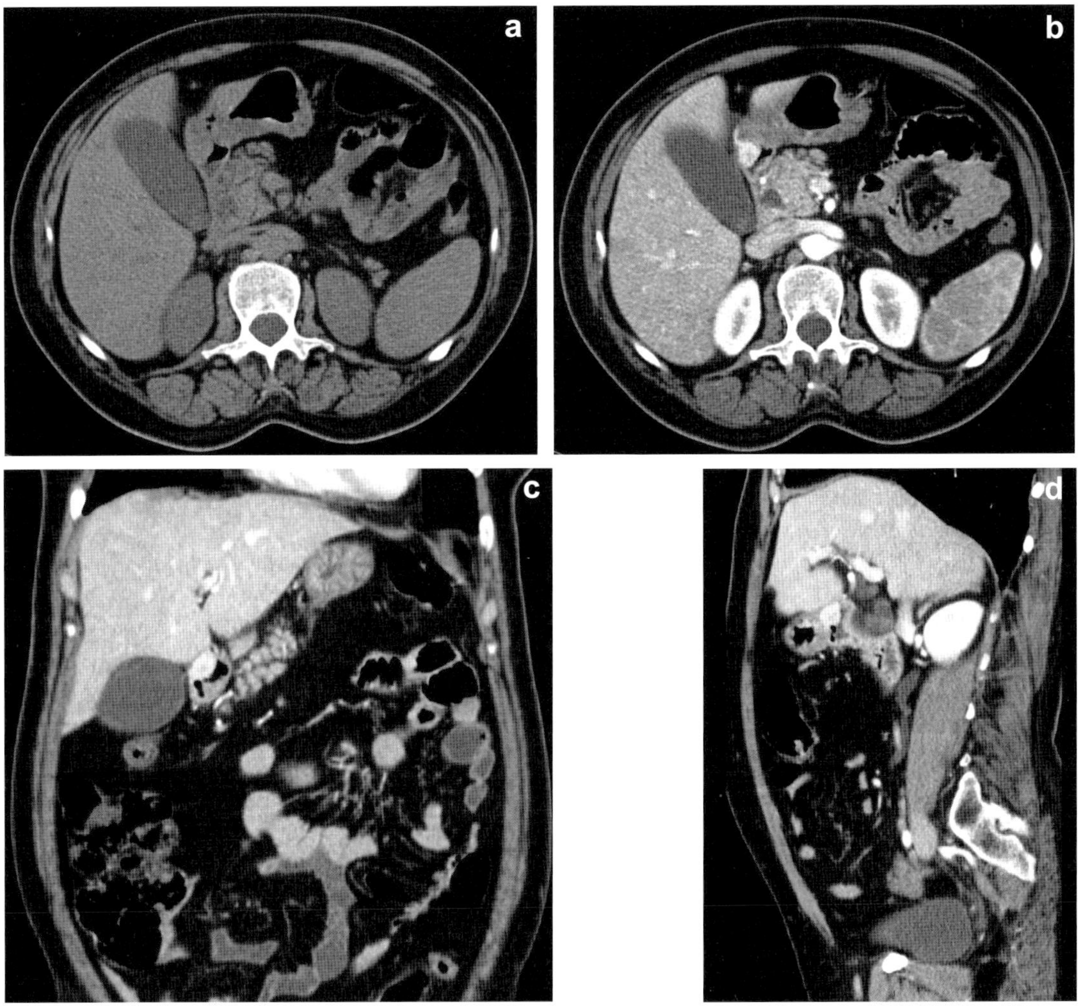

CAS 4 : GASTRINOME DU PREMIER DUODÉNUM

1.2. Sur le scanner en coupe axiale sans injection, la vésicule biliaire apparaît normale, non distendue, sans calculs. La VBP est distendue, probablement secondaire à un passage des calculs cholédociens. La paroi externe du premier duodénum apparaît bombée.

3. Sur la coupe axiale après injection de produit de contraste, on voit bien la voie biliaire intrapancréatique distendue mesurée à 12 mm. Il existe un rehaussement intense d'une lésion isolée arrondie de la paroi externe du premier duodénum. Sur les coupes coronale et sagittale, on retrouve bien cette lésion arrondie, hyperdense de la face externe du premier duodénum, refoulant la lumière aérique de ce premier duodénum. Il n'existe pas d'adénopathie.

4. Le diagnostic de la tumeur du premier duodénum évoquée sur l'aspect arrondi et d'hyperdensité après injection de produit de contraste est celui de tumeur carcinoïde.
   Le bilan biologique montre une élévation de la gastrinémie à 189 pour une normale inférieure à 115 ; une scintigraphie à l'octréotide retrouve la lésion du premier duodénum sans autre foyer de fixation anormale.
   L'échographie cervicale ne montre pas d'adénome parathyroïdien, l'IRM de la selle turcique ne montre pas d'adénome hypophysaire, permettant ainsi d'éliminer une néoplasie endocrinienne multiple de type 1.
   L'intervention chirurgicale retrouve à la face antérieure et externe du bulbe, juste en aval du pylore la tumeur de 2 cm de diamètre : antrectomie emportant le bulbe duodénal.

A l'examen anatomopathologique, la tumeur mesure 2 x 1,8 cm avec une prolifération épithéliale d'architecture endocrinienne. L'étude histoimmunochimique montre que les cellules tumorales n'expriment pas la sérotonine et que 30 % des cellules tumorales expriment la gastrine.
En conclusion, carcinome endocrine bien différencié (gastrinome) atteignant la muqueuse et la sous muqueuse.

COMMENTAIRE

Les tumeurs carcinoïdes du duodénum sont rares, représentant 2 à 3 % de toutes les tumeurs neuroendocrines du tractus intestinal. La majorité secrète de la gastrine et sont isolées dans le cadre du NEM1. Un tiers de ces tumeurs sont fonctionnelles responsables des manifestations cliniques du syndrome de Zollinger-Ellison.
Les tumeurs carcinoïdes sont appelées gastrinomes, s'il existe une élévation du taux sérique de la gastrine pouvant être responsable de manifestations cliniques : nausées, vomissements, douleurs abdominales, saignements dus à des ulcères multiples et récidivants, reflux gastro-œsophagien, diarrhée.
Les gastrinomes sont des petites tumeurs polypoïdes siégeant dans la sous-muqueuse ou intramurales, de 1 à 2 cm de diamètre. En imagerie, elles sont remarquables par un rehaussement important à la phase artérielle avec une densité qui chute au temps portal. Ces gastrinomes se différencient des adénomes et des adénocarcinomes du premier duodénum car ces tumeurs ne se rehaussent pas à la phase artérielle.

RÉFÉRENCES

- LEVY AD *et al.* From the archives of the AFIP. Gastrointestinal carcinoids: imagigng features with clinicopathologic comparison. *Radiographics 2007; 27: 237-57.*
- LEVY AD *et al.* Duodenal carcinoids: imaging features with clinical-pathologic comparison. *Radiology 2005; 237: 967-72.*

CAS 5

Mlle D., 28 ans est hospitalisée en janvier 2009, en hépatologie pour bilan d'une troisième poussée de pancréatite aiguë en un an. Les premiers épisodes ont eu lieu en janvier et avril 2008, sans signe de gravité et sans étiologie retrouvée. Aujourd'hui la lipasémie est mesurée à 500, il existe également une cytolyse et une cholestase. Un nouveau scanner est demandé, bien que le bilan ait été normal en 2008.

1. Quelles sont les structures anatomiques déplacées ?
2. Quel organe est responsable de l'anomalie ?
3. Quelles sont les hypothèses diagnostiques les plus vraisemblables, avec l'image coronale T2 en IRM fournie en dehors d'une poussée de pancréatite ?

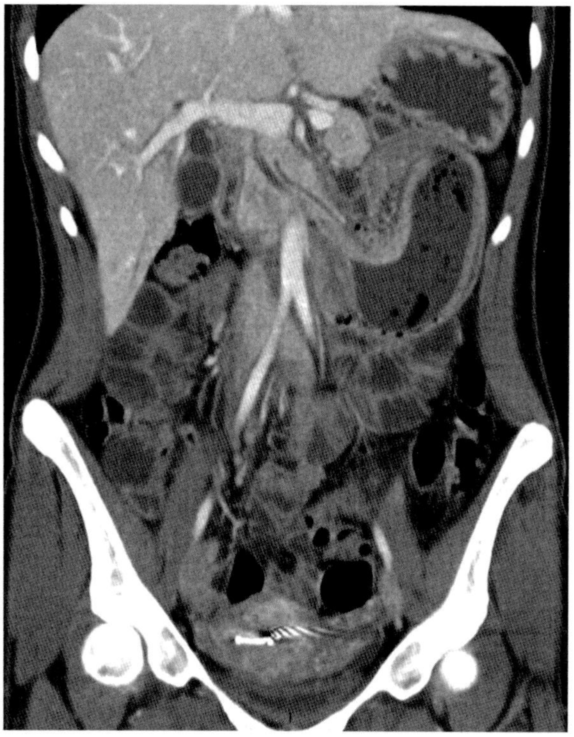

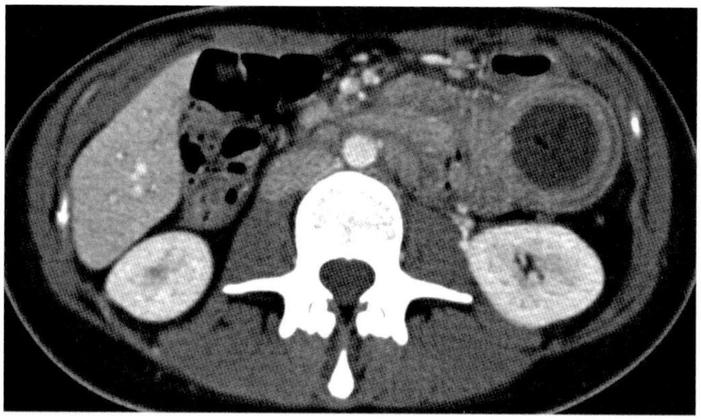

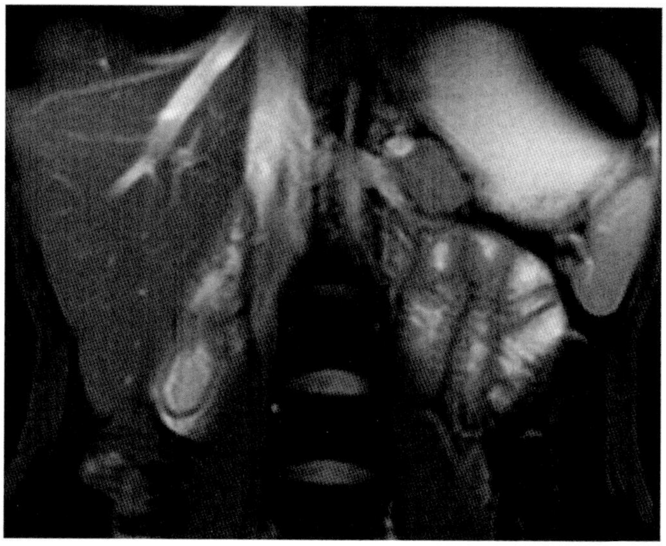

CAS 5 : DIVERTICULE DUODÉNAL INTRALUMINAL

1. On note un déplacement à gauche du pancréas céphalique et de la papille, avec abouchement du cholédoque et du canal de Wirsung à gauche de l'aorte. Il semble également que le deuxième duodénum s'invagine jusque dans la première anse jéjunale avec une formation endoluminale à contenu liquidien et alimentaire. En effet, il existe des petits vaisseaux mésentériques engorgés associés à une paroi intestinale épaissie en dedans de la première anse jéjunale réalisant l'aspect en sandwich.

2. Etant donné l'aspect d'invagination duodéno-jéjunale, celle-ci emportant avec elle la papille, l'organe incriminé par l'anomalie est le duodénum.

3. Les invaginations duodénales sont rares et sont la conséquence soit d'une tumeur, soit d'une anomalie congénitale. Sur les images fournies, il n'existe pas de tumeur, mais on note la présence dans le deuxième duodénum sur l'IRM, d'une image liquidienne à paroi fine, qui semble invaginée dans la première anse jéjunale en période de crise douloureuse. Cette anomalie peut correspondre à un diverticule endoluminal ou à une duplication digestive.

COMMENTAIRE

Le diverticule duodénal endoluminal ou inversé est rare, de découverte chez l'enfant ou l'adulte jeune. Il est localisé en général dans le deuxième et parfois le troisième duodénum, souvent au niveau ou sous la papille. Il est fréquemment associé à d'autres malformations congénitales (Atrésie duodénale, sténose duodénale, pancréas annulaire, cholédochocèle, etc.). Il résulte de projections muqueuses pendant la vie embryonnaire avec reperméabilisation incomplète du tube digestif pendant la 7e semaine responsable d'une formation muqueuse sacciforme puis d'un diverticule endoluminal après mise en route du péristaltisme duodénal. Les signes cliniques sont la conséquence d'une obstruction duodénale et papillaire avec douleurs post prandiales, vomissement, épisodes récurrents de pancréatite, angiocholite, ictère... Le diagnostic est radiologique et endoscopique. L'opacification à la baryte retrouve une image d'addition endoluminale de contours réguliers et en scanner le diverticule est visible sous forme d'un “flap” de la paroi. Sur le plan anapath, le diverticule est recouvert d'un épithélium glandulaire de type intestinal et parfois contient une fine couche de musculaire muqueuse incomplète, ce qui doit le différencier d'une duplication digestive. La duplication digestive duodénale est rare (le site le plus fréquent étant l'iléon) et souvent découverte à l'âge adulte avec des présentations cliniques similaires au diverticule duodénal endoluminal. Elle peut être communicante ou non, siège en général sur le bord mésentérique de D1 ou D2. L'échographie est évocatrice lorsqu'elle différencie toutes les couches de la paroi digestive. Dans les 2 cas, la prise en charge est soit chirurgicale avec duodénotomie permettant la résection de l'anomalie soit endoscopique avec fenestration.

RÉFÉRENCES

- JOHNSTON P *et al.* MDCT of intraluminal “windsock” duodenal diverticulum with surgical correlation and multiplanar reconstruction. *AJR 2004; 183: 249-50.*
- TASU JP *et al.* Intraluminal duodenal diverticulum: radiological and endoscopic ultrasonography findings of an unusual cause of acute pancreatitis. *Eur Radiol 1999; 9: 1898-1900.*
- VALLS C. Intraluminal duodenal diverticulum: radiologic and CT findings. *AJR 1993; 160: 896.*

CAS 6

Mr S., 74 ans, aux antécédents de cancer du rectum T1N0M0 il y a 2 ans, opéré par voie transanale, présente un ictère d'apparition brutale sans fièvre et sans syndrome inflammatoire. Initialement en Bosnie, il réalise une cholangio-IRM dont on ne dispose pas et une fibroscopie mentionnant la mise en place de prothèse biliaire. Il est secondairement transféré à Saint-Antoine où il est suivi sur le plan chirurgical pour son cancer rectal, la bilirubine restant élevée à 280 µmol/L 3 jours après la mise en place des prothèses. Un nouveau bilan d'imagerie est demandé en urgence, mais étant donné une clairance de la créatinine inférieure à 30 µmol/min le scanner est réalisé sans injection.

1. Sur le cliché 3D de bili-IRM, que pensez-vous du siège de l'obstacle, sachant que le patient bénéficie de deux prothèses biliaires plastiques drainant, l'une les voies biliaires intrahépatiques gauches, l'autre les voies biliaires intrahépatiques droites ?
2. Comment expliquez-vous l'absence de signal dans les voies biliaires gauches ?
3. En comparant la coupe coronale TRUFFI T2 et la reconstruction scannographique coronale, quelles sont vos hypothèses diagnostiques.

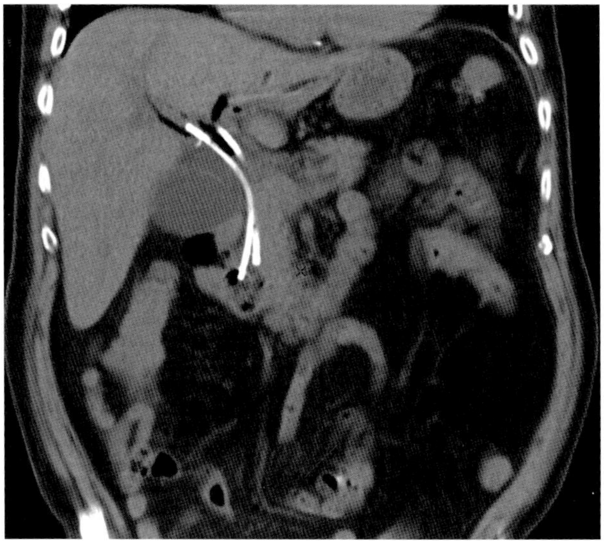

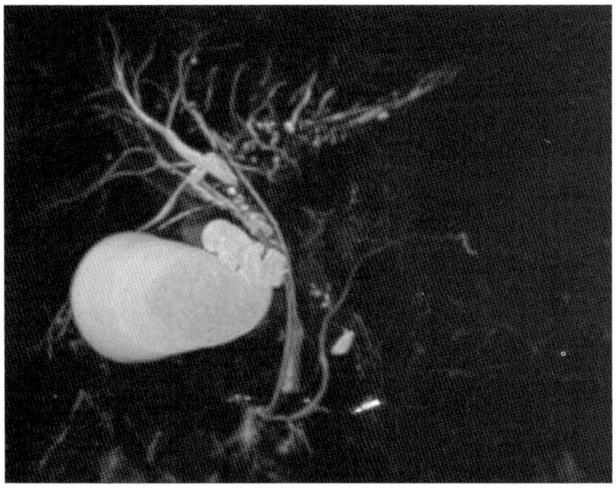

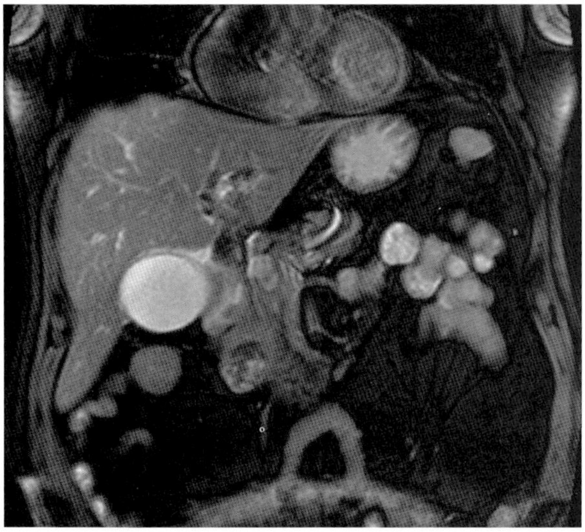

CAS 6 : DIVERTICULE DUODÉNAL JUXTA-AMPULLAIRE

1. Présence d'un arrêt de signal liquidien de la portion terminale du cholédoque dans sa portion intrapancréatique. Présence également d'une empreinte d'aspect régulier déformant le cholédoque suspancréatique.

2. L'absence de signal biliaire dans les voies biliaires intrahépatiques gauches s'expliquent par la présence d'air, prédominant d'ailleurs souvent à gauche, il existe également quelques bulles d'air dans le canal hépatique commun, qui seront davantage appréciées sur les coupes axiales T2 HASTE avec un niveau hydro-aérique.

3. Présence d'une image de signal et de densité hétérogène, arrondie en projection de la papille, dans laquelle s'abouchent les 2 prothèses plastiques. Etant donné la présence d'air dans cette formation, l'hypothèse principale est celle d'un diverticule duodénal extraluminal juxtapapillaire avec bézoard pouvant expliquer l'obstacle sur la voie biliaire. Il existe une autre formation arrondie en franc hypersignal T2, sur la coupe coronale T2 se projetant en sus pancréatique et expliquant la déformation de la voie biliaire sus pancréatique.

COMMENTAIRE

Les diverticules duodénaux extraluminaux sont fréquents dans la population, estimés à 5 % dans les séries autopsiques mais beaucoup plus fréquents dans les séries endoscopiques jusqu'à 20 % et augmentant en fréquence avec l'âge. Ils sont solitaires dans 90 % des cas et siègent dans 75 % des cas sur le deuxième duodénum en général à moins de 2,5 cm de la papille, zone de faiblesse de la paroi duodénale sur la ligne de fusion des pancréas ventral et dorsal. Les diverticules sont considérés comme juxta-papillaires lorsque la papille est située à l'intérieur ou sur le bord du diverticule. Devant la présence d'un diverticule juxta papillaire, il faut rechercher une lithiase de la voie biliaire principale souvent associée du fait d'un reflux duodéno-cholédocien. Ces diverticules sont souvent asymptomatiques, la présence d'un ictère en l'absence de lithiase s'explique par la formation d'un bézoard, comme dans notre cas, réalisant une compression extrinsèque de la portion terminale de la VBP, ou encore une inflammation chronique de la papille favorisant une dysfonction oddienne. Des cas de pancréatite ont également été décrits. La plupart des diverticules juxta-papillaires sont asymptomatiques et ne justifient d'aucun traitement. Une résection de diverticule a été proposée pour les complications à type d'hémorragie ou de perforation. Pour les complications bilio-pancréatiques, il est possible de réaliser une sphinctérotomie endoscopique, en cas d'échec, le traitement consiste en une anastomose hépatico-jéjunale.

RÉFÉRENCES

- FRITSCH J. Anomalies anatomiques de la région papillaire et pathologie biliopancréatique. *Gastroenterol lin Biol, 1999; 23: 717-29.*
- SHARIQ A. Review of duodenal diverticula. *Am J Gastroenterol 1991; 86: 935-38.*
- YONEYAMA F. Excision of a juxtapapillary duodenal diverticulum causing biliary obstruction: report of 3 cases. *J Hepatobiliary Pancreat Surg 2004; 11: 69-72.*

CAS 7

Monsieur C., 41 ans, consulte pour un ictère avec altération de l'état général, sans fièvre. Sur le plan biologique, le patient présente une cholestase avec une bilirubine totale à 252 umol/L, GGT à 3523, Pal à 973, une cytolyse hépatique avec ASAT à 852 et ALAT à 1773 UI/L, il n'y a pas de syndrome inflammatoire biologique. Une IRM avec séquence de bili-IRM est réalisée. Une image de cholangiographie vous est également fournie.

1. Quel est l'obstacle et quelle est son origine ?
2. Le patient présente des lésions secondaires hépatiques et pulmonaires, une endoscopie est prévue pour drainage des voies biliaires, que devez-vous préciser à l'endoscopiste ?
3. Pouvez-vous donc relier les 3 anomalies présentées par le malade ?

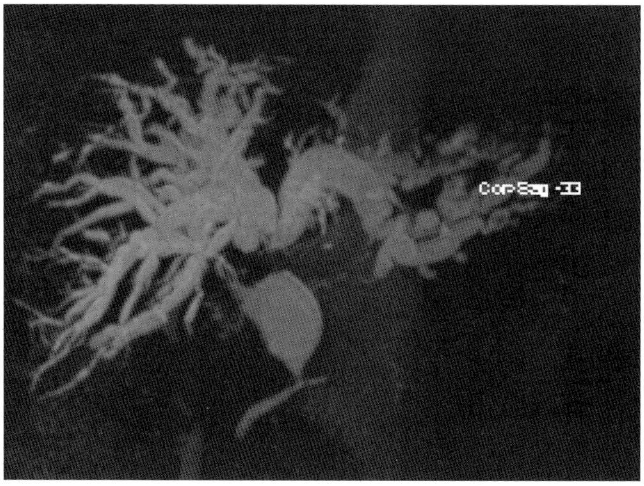

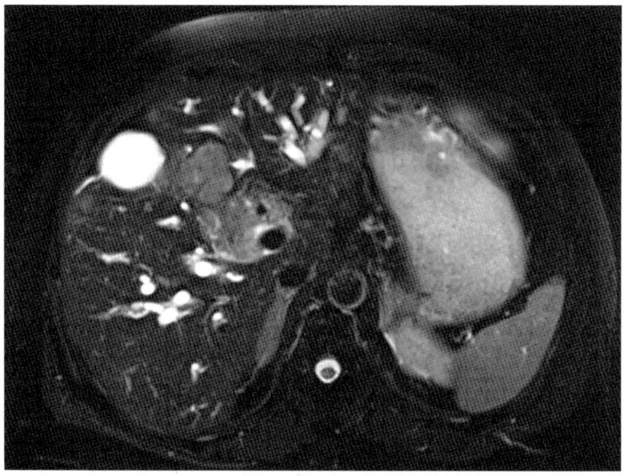

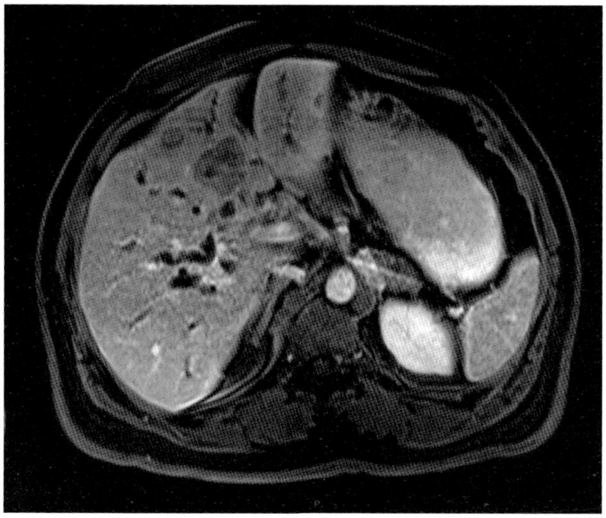

CAS 7 : KYSTE DU CHOLÉDOQUE DÉGÉNÉRÉ

1. Il s'agit d'un important syndrome de masse tissulaire de la plaque hilaire dissociant les voies biliaires intrahépatiques droites et gauches, cette lésion tumorale s'associe à une dilatation kystique du cholédoque. On peut donc conclure à un kyste du cholédoque dégénéré présentant un volumineux cholangiocarcinome.

2. La séquence de bili-IRM met en évidence une jonction biliopancréatique de plus de 3 cm avec un raccordement à angle droit entre la VBP et le canal de Wirsung rendant difficile le cathétérisme de la VBP. Etant donné une dissociation des voies biliaires intrahépatiques droites et gauches avec atrophie du foie gauche, on recommande un drainage du foie droit.

3. L'anomalie première est en fait l'anomalie de jonction biliopancréatique responsable de la formation d'un kyste cholédocien. Ces anomalies, favorisant le reflux pancréaticobiliaire chronique sont à risque de dégénérescence maligne en cholangiocarcinome.

COMMENTAIRE

Trois critères anatomiques sont proposés pour définir l'anomalie de jonction biliopancréatique : un canal commun long (union du canal cholédoque et du canal de Wirsung) supérieur à 15 mm, une jonction extraduodénale des canaux biliopancréatiques à distance des sphincters et un angle de raccordement supérieur à 30°. Ces anomalies sont rares variant de 0,08 % à 3,2 % dans la population, plus fréquentes en Asie et chez la femme. Elles sont dans leur grande majorité associées à une dilatation kystique ou cylindrique du canal cholédoque. Dans les publications traitant des kystes congénitaux du cholédoque, l'incidence des anomalies de jonction biliopancréatique varie de 43 à 100 %. La symptomatologie est variable en fonction du type de dilatation du cholédoque, il s'agit le plus souvent de douleur, fièvre, ictère et de perturbation du bilan hépatique et ou des enzymes pancréatiques. Le reflux pancréatico-biliaire serait responsable du risque de cancer des voies biliaires qui siège préférentiellement au niveau du kyste cholédocien mais également au niveau de la vésicule biliaire, les 2 localisations pouvant se rencontrer. Le diagnostic repose sur l'imagerie par bili-IRM et par endoscopie avec CPRE. Le traitement repose sur une cholécystectomie même en l'absence de lithiase biliaire et les kystes du cholédoque doivent bénéficier d'une exérèse chirurgicale.

Références

- FRITSCH J. Anomalies anatomiques de la région papillaire et pathologie biliopancréatique. *Gastroenterol Clin Biol, 1999; 23: 717-29.*
- HASHIMOTO M. Evaluation of biliary abnormalities with 64-Channel Multidetector CT. *Radiographics 2008; 28: 119-134.*

PATHOLOGIE VISCERALE

L. ARRIVÉ

CAS 1

Cette patiente de 70 ans est hospitalisée en réanimation pour un sepsis sévère. Depuis cinq jours, elle a une fièvre à 40 °C et des frissons, elle tousse, elle a des douleurs abdominales. Les examens biologiques montrent un syndrome inflammatoire avec une CRP à 500, une thrombopénie, une leucopénie. Le bilan biologique hépatique montre l'association d'une cytolyse et d'une cholestase.
Un scanner thoraco-abdomino-pelvien est réalisé.

1. Quelles sont les anomalies abdominales relevées ?
2. Quelles sont les anomalies vasculaires mises en évidence ?
3. Quelles sont les anomalies thoraciques visualisées ?
4. Comment associer l'ensemble des signes observés sur cet examen ?

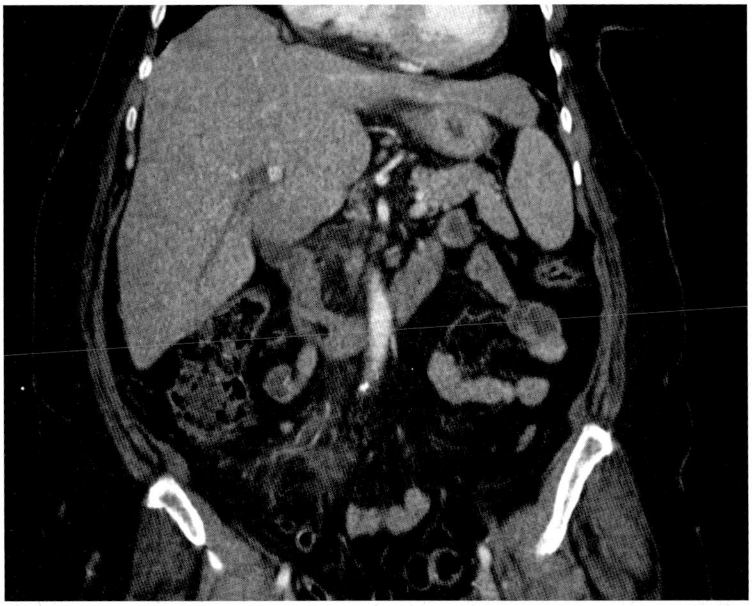

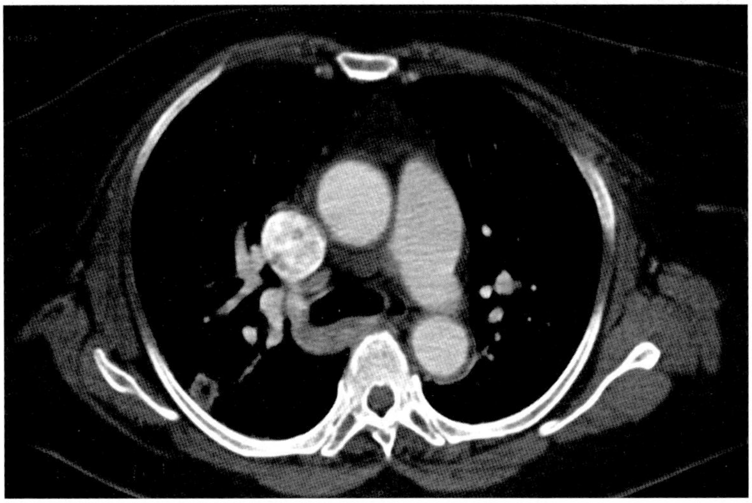

CAS 1 : PYLÉPHLÉBITE SECONDAIRE A UN ABCÈS MÉSENTÉRIQUE

1. Il existe, en regard de la dernière anse grêle, une densification de la graisse abdominale qui prend dans sa partie interne une forme arrondie.
   Il existe un petit ganglion situé sur la face externe du collecteur veineux iléo-cœco-appendiculaire.

2. On visualise le collecteur veineux iléo-cœco-appendiculaire sur la face externe de l'artère iléo-cœco-appendiculaire. Sur cette coupe réalisée tardivement après injection de produit de contraste, le collecteur veineux n'est pas du tout rehaussé.
   Il existe de plus un défaut d'opacification de la branche sectorielle portale destinée au segment VI alors que la branche portale droite est correctement rehaussée. Il existe quelques troubles de perfusion hépatique associés.

3. Il existe une lésion pulmonaire arrondie, adossée à la surface pleurale. Son contenu est globalement hypodense avec une prise de contraste périphérique. De plus, elle est en partie aérée.

4. Il existe un contexte septique sévère qui est vraisemblablement expliqué par un abcès mésentérique en regard d'une inflammation diverticulaire de la dernière anse grêle. Cet abcès mésentérique s'est compliqué d'une pyléphlébite intéressant le tronc veineux iléo-cœco-appendiculaire et la branche portale droite. La lésion pulmonaire correspond à une métastase septique ou à un infarctus pulmonaire périphérique dans ce contexte septicémique. Les hémocultures étaient positives à E-Coli et Clostridium. Une laparotomie a confirmé l'existence d'un abcès mésentérique secondaire à une perforation d'un diverticule de la dernière anse iléale responsable d'une pyléphlébite.

COMMENTAIRE

La pyléphlébite correspond théoriquement à la présence d'un matériel purulent à l'origine d'une thrombose portale. En fait, on parle de pyléphlébite de façon plus large lorsque la thrombose portale est la conséquence d'un foyer septique intra-abdominal. Chez l'adulte, les principales causes de pyléphlébite sont l'appendicite, la sigmoïdite et les infections postopératoires.
En dehors du diverticule de Meckel, les diverticules de l'intestin grêle sont rares. Comme pour les diverticules du côlon, ils peuvent se compliquer d'hémorragie ou de perforation à l'origine d'un abcès mésentérique, d'une péritonite cloisonnée ou généralisée.
Le traitement de la pyléphlébite repose sur l'association d'une anti-coagulation et d'un traitement antibiotique. La régression assez lente des symptômes a fait pratiquer ici une résection iléocœcale chirurgicale.

RÉFÉRENCE

• BARIL N *et al.* The role of anticoagulation in pylephlebitis. *Am J Surg 1996; 172: 449-53.*

CAS 2

Cet homme de 48 ans, porteur du virus de l'hépatite C est hospitalisé pour des douleurs abdominales et une altération de l'état général.
Un scanner hépatique est réalisé dont sont extraites deux coupes réalisées au temps artériel.

1. Quelles sont les anomalies hépatiques mises en évidence ?
2. Quelles sont les anomalies vasculaires relevées ?
3. Comment interprétez-vous le rehaussement des branches portales, notamment sur la coupe la plus haut située ?
4. Comment expliquer ce rehaussement portal inhabituel ?

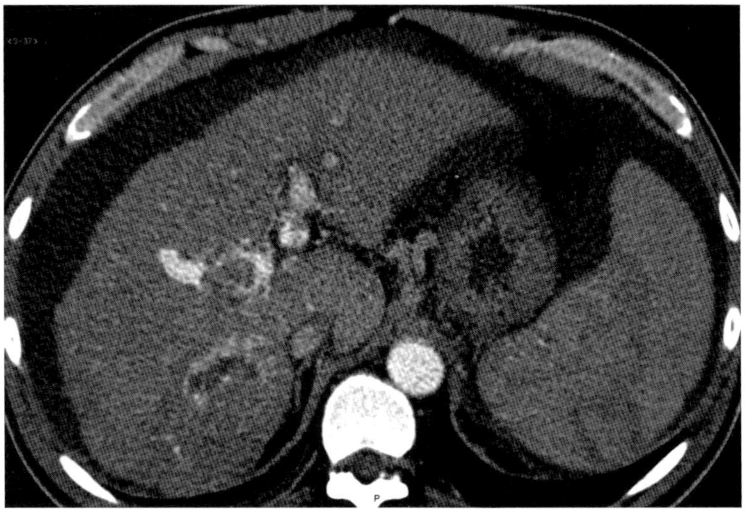

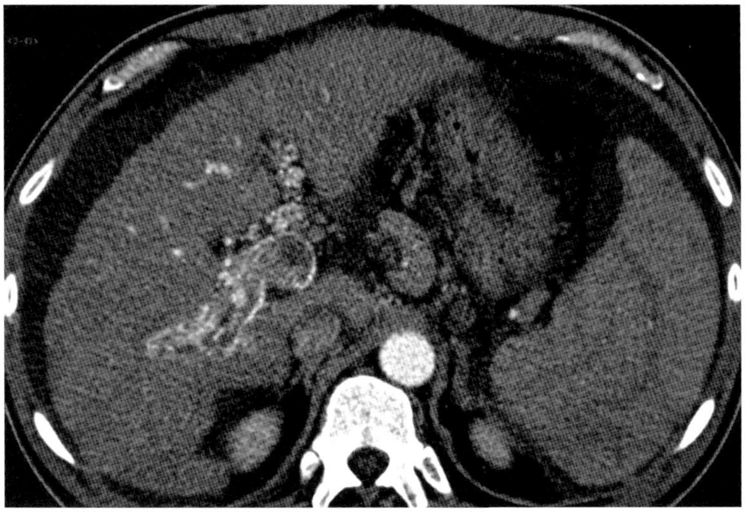

CAS 2 : CARCINOME HÉPATOCELLULAIRE RESPONSABLE D'UNE FISTULE ARTÉRIO-PORTE TUMORALE

1. Le foie est dysmorphique, il existe une perte de volume du lobe gauche, une hypertrophie du segment I.
   A cette dysmorphie hépatique s'associent des anomalies des contours du foie qui présente de petites bosselures qui sont bien visualisées du fait de l'excellent contraste existant entre le parenchyme hépatique rehaussé et l'épanchement intrapéritonéal périhépatique. Il existe une splénomégalie.

2. Il existe plusieurs anomalies vasculaires. Il existe une dilatation très nette de la veine gastrique gauche et de ses branches de division en regard de la petite courbure de l'estomac.
   Les branches portales intrahépatiques présentent un rehaussement très hétérogène.

3. Il existe un rehaussement très marqué de la branche portale sectorielle antérieure droite, très inhabituel au temps artériel de l'injection de produit de contraste. Ce rehaussement très marqué contraste avec le rehaussement très peu marqué au niveau des voies de dérivation gastriques gauches qui sont généralement mieux opacifiées que les branches portales intrahépatiques en cas d'hypertension portale.
   La branche portale sectorielle postérieure droite semble occupée par un matériel tissulaire lui-même rehaussé par de petites artères parallèles réalisant un aspect en rails.

4. Le rehaussement massif de certaines branches portales dès le temps artériel ne peut s'expliquer que par une fistule artérioporte. L'association à cette fistule artérioporte d'une lésion tissulaire développée au sein de la branche portale sectorielle postérieure droite permet d'effectuer le diagnostic de carcinome hépatocellulaire ayant envahi le réseau porte et responsable d'une fistule artérioporte d'origine tumorale.

COMMENTAIRE

Les fistules artérioportes sont définies par l'existence d'une communication anormale entre le réseau artériel hépatique et le réseau porte. La cause la plus fréquente des fistules artérioportes est iatrogène, dominée par la ponction biopsie hépatique. Ces fistules artérioportes sont généralement de petit volume et évoluent spontanément vers la fermeture.
Il existe également des fistules artérioportes spontanées, en l'absence de tout facteur de risque, ou plus souvent chez les malades atteints de cirrhose avec hypertension portale.
Par ordre de fréquence, la troisième cause de fistule artérioporte est provoquée par des tumeurs hépatiques envahissant le système porte et faisant ainsi communiquer le réseau artériel hépatique et le réseau portal. Le carcinome hépatocellulaire est beaucoup plus fréquemment responsable de fistule artérioporte tumorale que le cholangiocarcinome ou les métastases hépatiques.
Dans tous les cas, le diagnostic est facilement porté sur le rehaussement d'une structure portale dès le temps artériel. En cas de fistule artérioporte tumorale on visualise au sein des structures portales un matériel tissulaire généralement rehaussé au temps artériel.

RÉFÉRENCE

• KENSAKU M *et al.* Arterioportal shunts in cirrhotic patients: evaluation of the difference between tumorous and nontumorous arterioportal shunts on MR imaging with superparamagnetic iron oxide. *AJR 2000; 175: 1659-1664.*

CAS 3

Cet homme de 70 ans consulte aux urgences pour des douleurs de l'hypochondre droit.
A l'examen clinique, il existe un placard inflammatoire douloureux au niveau de l'hypochondre droit. Il est fébrile. Un examen tomodensitométrique est réalisé.

1. Existe-t-il des arguments en scanner pour expliquer la symptomatologie clinique ?
2. Quelles sont les anomalies vasculaires relevées ?
3. Quelles sont les hypothèses à envisager pour expliquer la cause des anomalies ?

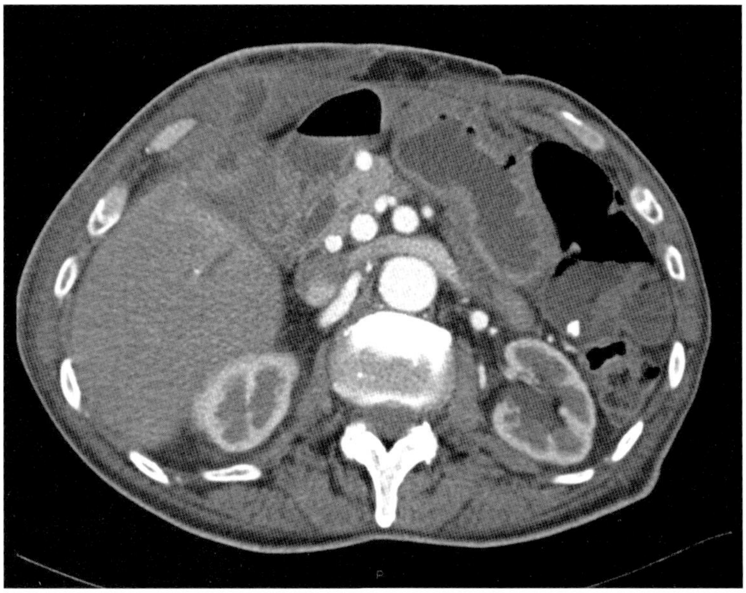

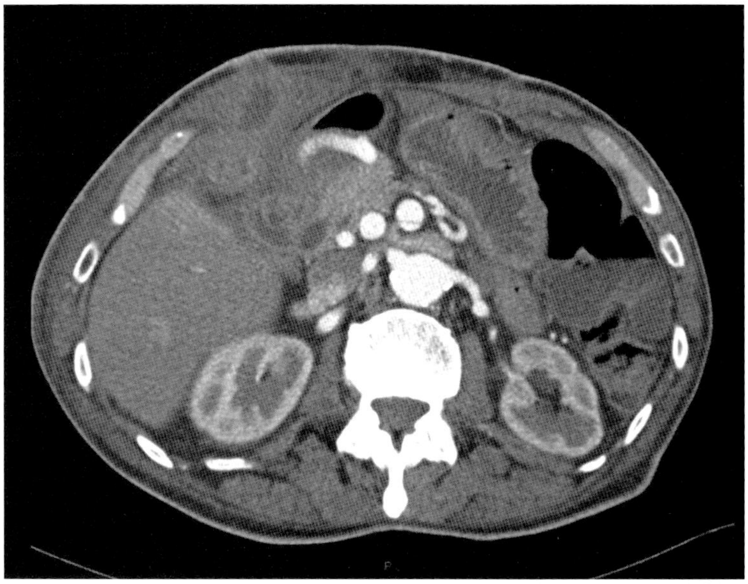

CAS 3 : ANÉVRYSME PAR HYPERDÉBIT DE L'ARTÈRE MÉSENTÉRIQUE SUPÉRIEURE

1. Il existe effectivement en regard de l'hypochondre droit, une volumineuse masse oblongue, développée juste sous la paroi, il existe une zone arrondie hypodense au sein de cette masse.
   Cette masse inflammatoire est abcédée et paraît au moins en contact avec une vésicule biliaire dont la paroi est très épaissie. Le diagnostic de cholécystite perforée doit être envisagé de première intention.

2. Il existe une nette dilatation de l'artère mésentérique supérieure, de l'artère gastro-duodénale et des arcades duodéno-pancréatiques.

3. Il n'est pas utile d'analyser les coupes à l'origine du tronc cœliaque. La dilatation concomitante de l'artère mésentérique supérieure, de l'artère gastro-duodénale et des arcades duodéno-pancréatiques permet d'effectuer le diagnostic de thrombose ou d'absence de tronc cœliaque qui est rechargé par l'artère gastro-duodénale qui fonctionne à contre-courant, elle-même rechargée par les arcades duodéno-pancréatiques issues de l'artère mésentérique supérieure.
   L'hyperdébit au sein des arcades duodéno-pancréatiques et de l'artère mésentérique supérieure crée les conditions d'une athéromatose expérimentale. On voit s'installer au niveau du système mésentérique et des arcades duodéno-pancréatiques les complications de la maladie athéromateuse – plaque lipidique, plaque calcique, occlusion artérielle, dilatation artérielle et dissection.

COMMENTAIRE

Les anévrysmes des artères splanchniques peuvent être de différentes origines. L'athérome reste la première cause, mais il existe également l'ensemble des affections du tissu musculaire, telles que le syndrome d'Ehlers-Danlos, la maladie de Marfan, la dysplasie fibro-musculaire. Il existe des anévrysmes au cours de certaines vascularites telles que la maladie de Behçet, la périartérite noueuse et les anévrysmes d'hyperdébit ne sont pas rares. Ils sont généralement observés au niveau des arcades duodéno-pancréatiques lorsqu'il existe une occlusion du tronc cœliaque. Il existe parallèlement des anévrysmes de l'artère splénique par hyperdébit, liés à un hypersplénisme.
Il faut plutôt employer le terme de pseudoanévrysme pour les pseudoanévrysmes observés lors des complications des pancréatites aiguës, des traumatismes, des manœuvres iatrogènes ou en cas d'anévrysmes infectieux qui sont généralement des pseudoanévrysmes.

RÉFÉRENCE

• HORTON KM *et al.* MDCT and 3D CT Angiography of splanchnic artery aneurysms. *AJR 2007; 189: 641-647.*

CAS 4

Cette malade de 60 ans, traitée dans le service d'oncologie médicale, est réadmise aux urgences dans un tableau de douleurs abdominales intenses avec syndrome occlusif et état de choc. L'examen clinique montre chez une malade fatiguée que l'ensemble de l'abdomen est douloureux. Il existe des marbrures et une hypotension artérielle.
Un scanner abdominal est réalisé.

1. Quelles sont les anomalies hépatiques relevées ?
2. Peut-on, sur ce scanner, identifier la tumeur pour laquelle cette patiente est traitée en oncologie médicale ?
3. Quelles sont les anomalies vasculaires relevées ?
4. Comment intégrer l'ensemble des signes et symptômes pour expliquer le tableau observé ?

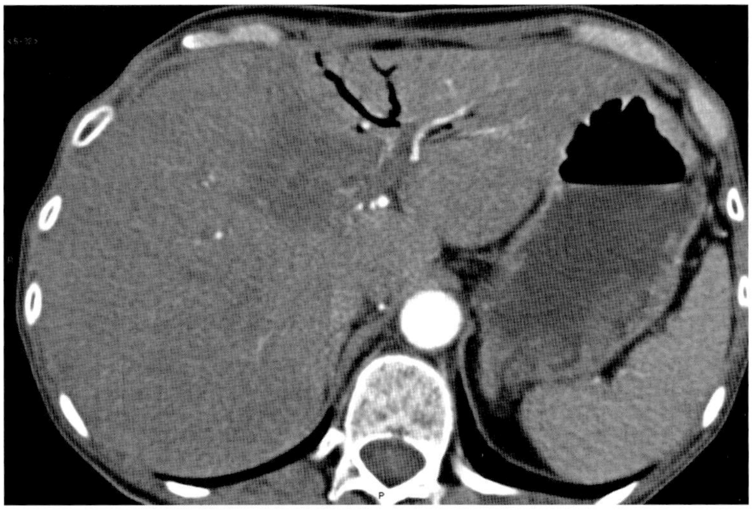

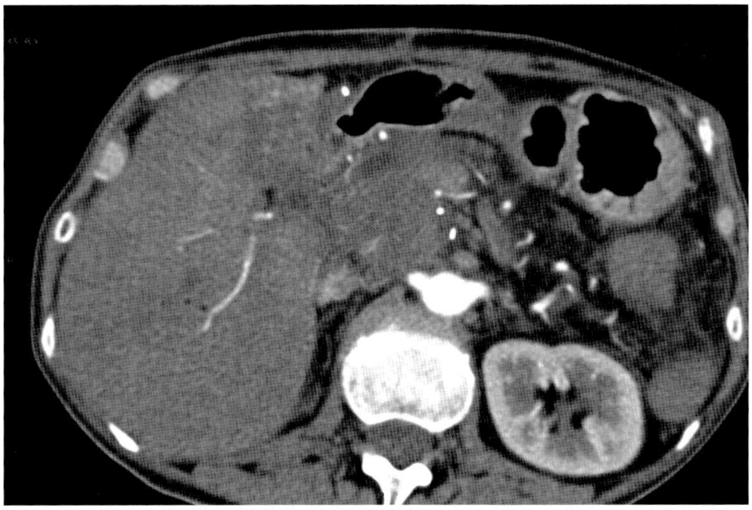

CAS 4 : ADÉNOCARCINOME PANCRÉATIQUE AYANT OCCLUS L'ARTÈRE MÉSENTÉRIQUE SUPÉRIEURE

1. Il existe des anomalies du rehaussement hépatique qui correspondent vraisemblablement à des troubles de perfusion qui peuvent faire envisager un obstacle sur la circulation portale. D'autre part, il existe des structures tubulaires qui contiennent de l'air. Il existe une extension très distale du contenu aérique et la localisation correspond à des branches portales. Il s'agit donc d'une aéroportie.

2. Sur la coupe la plus bas située, il existe une volumineuse masse arrondie qui refoule en avant le tronc porte qui va jusqu'au contact de l'origine de l'artère rénale droite.
   Cette masse est limitée en avant par une structure dilatée qui correspond à une dilatation du conduit pancréatique principal.
   On visualise des clips chirurgicaux et surtout une artère mésentérique supérieure de tout petit calibre.
   Il est donc vraisemblable qu'il s'agisse d'un volumineux adénocarcinome pancréatique.

3. Les anomalies vasculaires incluent donc une aéroportie et une sténose extrêmement serrée de l'artère mésentérique supérieure qui est englobée par la tumeur. Il existe vraisemblablement un refoulement, un effet de masse, une compression du tronc porte.

4. L'existence d'une sténose ou d'une interruption complète de l'artère mésentérique supérieure par le processus tumoral et la constatation d'une aéroportie font penser que l'envahissement de l'artère mésentérique supérieure s'est compliqué d'un infarctus du mésentère dont témoigne l'aéroportie.

COMMENTAIRE

L'aéroportie doit être distinguée de l'aérobilie. L'aéroportie est beaucoup plus distale alors que l'aérobilie est principalement visualisée au niveau du hile hépatique.
L'aéroportie est la traduction d'une pneumatose pariétale secondaire à la nécrose de la paroi digestive lors d'une ischémie artérielle.
L'adénocarcinome pancréatique a effectivement une agressivité sur les vaisseaux veineux qui sont fréquemment obstrués, mais également sur les structures artérielles, qu'il s'agisse du tronc cœliaque ou de l'artère mésentérique supérieure. Ceci dit, il n'est pas très fréquent que ces structures artérielles soient envahies au point qu'elles soient complètement obstruées.
Dans cette observation, l'existence d'une volumineuse masse pancréatique gênait également le développement d'une circulation de collatéralité par les arcades duodénopancréatiques.

RÉFÉRENCE

• WIESNER W *et al.* CT of acute bowel ischemia. *Radiology 2003; 226: 635-650.*

CAS 5

Cette femme de 49 ans présente, dans les suites d'une chirurgie de résection digestive pour une maladie inflammatoire du côlon et de l'intestin, une altération du bilan hépatique.
Vous disposez d'une IRM abdominale et d'un scanner.

1. Quelles sont les anomalies digestives relevées ?
2. Quel est le diagnostic le plus probable ?
3. Quelles sont les anomalies vasculaires mises en évidence ?
4. Quelles sont les conséquences de ces anomalies vasculaires sur les voies biliaires ?

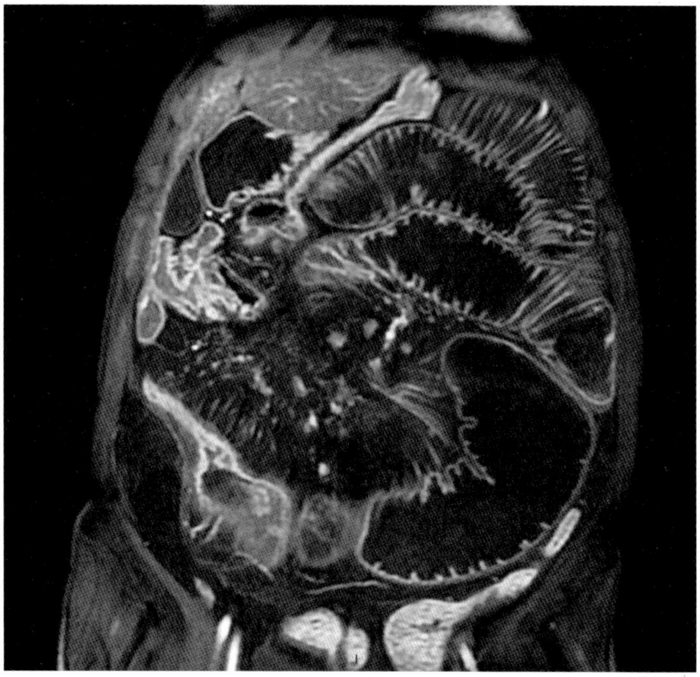

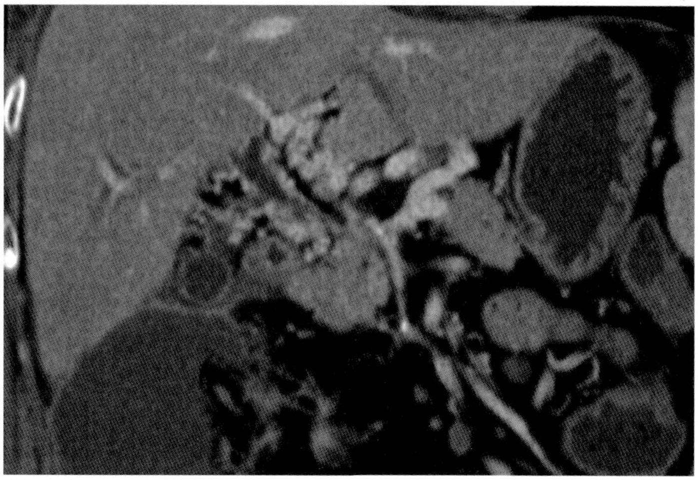

CAS 5 : MALADIE DE CROHN COMPLIQUÉE D'UNE THROMBOSE PORTALE

1. Il existe principalement une dilatation très marquée de plusieurs anses grêles. Cette dilatation se fait en amont d'une sténose longue, serrée, de la dernière anse grêle. Il s'associe à cette sténose serrée une prise de contraste très nette de l'ensemble de la paroi, sans nette différenciation muqueuse/sous-muqueuse.
   Il existe de plus une zone arrondie, mésentérique, refoulant à sa périphérie les anses grêles. Au sein de cette zone, on observe une dilatation des structures vasculaires et de nombreux petits ganglions. Il s'agit d'une zone de sclérolipomatose mésentérique.

2. Le diagnostic le plus probable est celui de maladie de Crohn sur la sténose longue, l'aspect en partie inflammatoire de la dernière anse grêle, associée à une sclérolipomatose, ce qui traduit le caractère chronique de la maladie.

3. Il existe au niveau du hile du foie, de multiples structures vasculaires.
   Le tronc porte n'est pas visualisé. La terminaison de la veine mésentérique supérieure paraît extrêmement rétrécie ainsi que la terminaison de la veine splénique.
   Il s'agit donc d'une thrombose splénomésentéricoportale ancienne suppléée par un cavernome portal extrêmement proliférant.

4. On visualise au niveau du foie, de petites dilatations des voies biliaires, mais surtout au niveau du hile hépatique on se rend compte que les veines biliaires très dilatés qui participent largement au cavernome réalisent de véritables empreintes sur la paroi de la voie biliaire pouvant être responsables localement de compression biliaire.

COMMENTAIRE

La maladie de Crohn, comme la rectocolite hémorragique sont des maladies intestinales du côlon et de l'intestin (MICI) qui constituent, en tant que telles, un facteur de risque de thrombose vasculaire. De plus, les poussées abdominales de cette maladie constituent un facteur surajouté local qui favorise l'existence et la survenue de thrombose portale.
Dans ces conditions, il n'est pas rare d'observer des thromboses portales qui peuvent être localisées ou étendues chez les malades porteurs de maladie de Crohn évolutive.
La thrombose portale est généralement suppléée par un cavernome portal. Les veines constitutives du cavernome portal au niveau du hile du foie sont principalement les vaisseaux participant à la circulation veineuse des voies biliaires. C'est la raison pour laquelle en cas de développement d'un volumineux cavernome portal, il arrive que les voies biliaires se trouvent comprimées par le développement de ces anastomoses veineuses. Il est possible d'observer une cholestase anictérique et une dilatation discrète des voies biliaires intrahépatiques.

RÉFÉRENCE

• GALLEGO C *et al.* Congenital and acquired anomalies of the portal venous system. *RadioGraphics 2002; 22: 141-159.*

CAS 6

Cet homme de 54 ans bénéficie d'un examen tomodensitométrique réalisé 10 jours après une duodénopancréatectomie céphalique pour adénocarcinome pancréatique. Il se plaint en effet de douleurs hépatiques et il existe des altérations du bilan hépatique à type de cholestase et de cytolyse.
On dispose d'une reconstruction MPR épaisse, un autre scanner vous est montré, réalisé 30 jours plus tard.

1. Quelles sont les anomalies vasculaires visibles sur le premier scanner ?
2. Quelles sont les anomalies visibles sur le scanner réalisé un mois plus tard ?
3. Comment peut-on expliquer et relier les deux séries d'anomalies ?

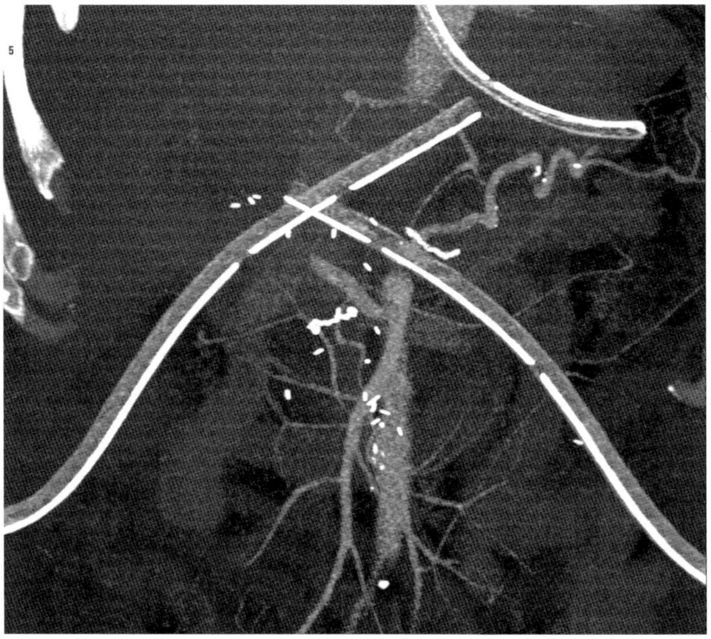

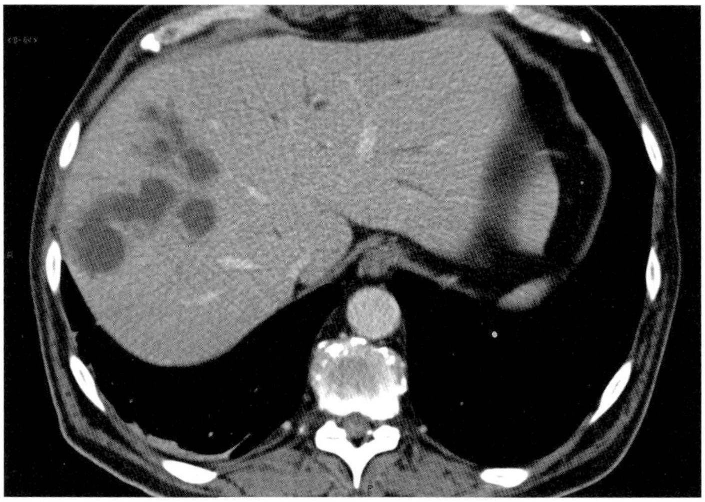

CAS 6 : CHOLANGITE ISCHÉMIQUE APRÈS OCCLUSION DE L'ARTÈRE HÉPATIQUE

1. Sur cette reconstruction MPR épaisse, on se rend compte que la vascularisation du foie est assurée par une artère hépatique gauche issue de l'artère gastrique gauche qui paraît normalement perméable et par une artère hépatique droite issue de l'artère mésentérique supérieure dont on voit parfaitement les trois premiers centimètres puis qui s'interrompt brutalement.
Les volumineux drains sous-hépatiques sont bien visualisés ainsi que les clips ayant été mis en place lors de la duodénopancréatectomie céphalique.

2. Sur le scanner réalisé un mois plus tard, il existe une trop bonne visualisation des voies biliaires distales dans le segment IV et dans le lobe gauche, mais il existe surtout, notamment au niveau du segment VIII, des images arrondies très hypodenses, assez mal limitées se bifurquant, qui correspondent à de monstrueuses dilatations des voies biliaires du segment VIII.

3. La dissection peropératoire de l'artère hépatique droite, associée aux conditions opératoires pouvant être à l'origine d'une hypoperfusion portale explique les conditions expérimentales d'une ischémie prolongée des voies biliaires. On peut, dans ces conditions, observer une cholangite ischémique, comme celle qui est observée chez le transplanté hépatique lorsqu'il existe une thrombose de l'artère hépatique.
Ces cholangites ischémiques peuvent évoluer sous la forme d'une véritable nécrose des voies biliaires.

COMMENTAIRE

Les cholangites ischémiques sont principalement observées chez le transplanté hépatique lorsqu'il existe une occlusion de l'artère. Effectivement, chez le transplanté le foie est isolé de son environnement et la reprise collatérale artérielle se fait plus difficilement.
Chez le malade non transplanté, l'occlusion de l'artère hépatique a en général des conséquences moins importantes, mais lorsqu'elle survient en peropératoire chez un malade pour lequel la circulation portale peut être elle-même ralentie, une cholangite ischémique peut être observée.
La cholangite ischémique peut se limiter à de discrètes irrégularités des voies biliaires, ou à des sténoses généralement multiples et proximales. Dans les cas les plus graves, on peut observer une véritable nécrose des voies biliaires. La paroi des voies biliaires est véritablement complètement nécrosée et ces voies biliaires communiquent librement avec de volumineux abcès biliaires.
Le pronostic de ces nécroses des voies biliaires est assez fréquemment défavorable.

RÉFÉRENCE

• WATANABE Y *et al.* MR imaging of acute biliary disorders. *RadioGraphics 2007; 27: 477-495.*

CAS 7

Cet homme de 25 ans consulte pour des douleurs abdominales chroniques. L'examen clinique est normal. Aucune masse abdominale n'est perçue. Le bilan biologique ne montre pas d'anomalie. Une échographie abdominale parle d'une masse kystique. Cette échographie est complétée par un scanner et par une IRM.

1. Décrivez l'anomalie visualisée en tomodensitométrie.
2. Quelle est la technique utilisée en IRM ?
3. Quelles sont les anomalies relevées en IRM ?
4. Quel est votre diagnostic ?

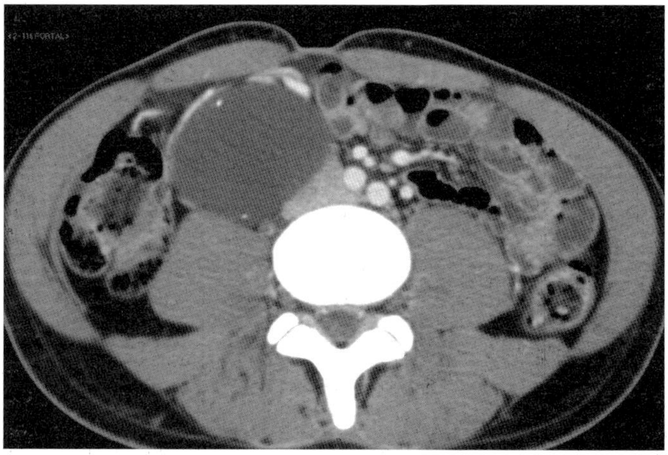

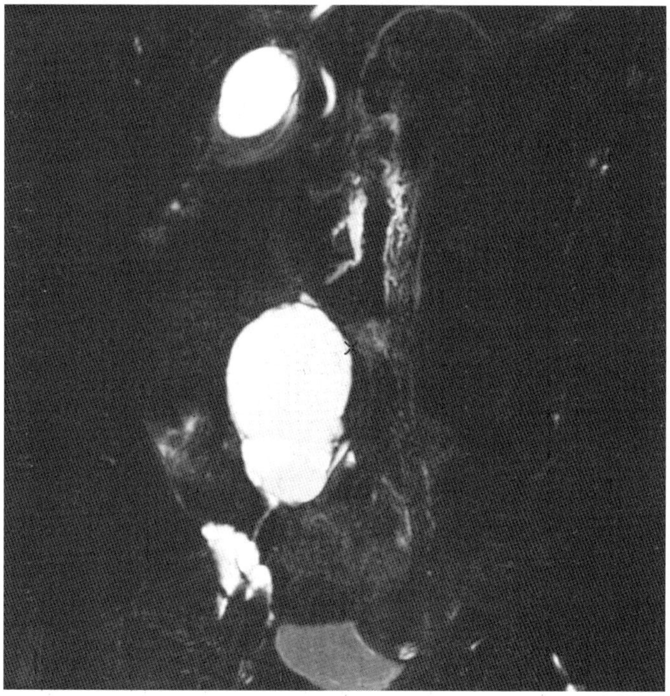

CAS 7 : DILATATION ANÉVRYSMALE LYMPHATIQUE RÉTROPERITONÉALE

1. Il existe une formation arrondie, bien limitée, très hypodense développée à la partie droite du rétropéritoine.
   A la périphérie de cette formation kystique, il existe plusieurs petites calcifications qui font penser à l'existence de cloisons calcifiées.

2. Cette IRM est réalisée avec la technique de séquences privilégiant le signal des liquides stationnaires. C'est ce type de séquence dont on se sert pour analyser les voies biliaires, le conduit pancréatique, les voies rénales. Sur cette séquence on visualise la vésicule biliaire, à la partie haute de l'image, une portion de la vessie à la partie basse de l'image et des structures kystiques arrondies, reliées entre elles.

3. La structure la plus volumineuse correspond à celle qui était visualisée sous la forme d'une masse kystique en tomodensitométrie. Cette structure est prolongée en haut et en bas par de petites structures canalaires qui présentent des valvules. Il existe de plus, en paralombaire droit et paralombaire gauche, plusieurs vaisseaux canalaires eux aussi munis de valvules qui correspondent à des troncs lymphatiques rétropéritonéaux dilatés.
   A la partie basse de la formation kystique principale, il existe une formation canalaire, valvulée, qui relie la formation principale à une formation annexe qui correspond également à la dilatation de formations lymphatiques.

4. Il s'agit donc de deux dilatations anévrysmales de structures canalaires lymphatiques rétropéritonéales. C'est ce qu'on appelle généralement le lymphangiome kystique rétropéritonéal. Nous préférons à ce terme de lymphangiome qui présente une connotation tumorale évidente, le terme de dilatation lymphatique anévrysmale.

COMMENTAIRE

Les dilatations lymphatiques anévrysmales ne sont pas rares. Elles sont les plus fréquentes au niveau cervical et au niveau médiastinal. Elles peuvent être observées au niveau rétropéritonéal.
On distingue des dilatations lymphatiques de type capillaire, caverneux ou kystique. Il existe en fait, une fréquente association entre ces trois types de dilatations qui sont classiquement regroupées sous le terme de lymphangiome kystique.
Ces lymphangiomes kystiques sont généralement la conséquence d'anomalies de développement du système canalaire lymphatique qui isolent des poches lymphatiques communiquant mal avec le reste du réseau lymphatique rétropéritonéal.

RÉFÉRENCES

• ZADVINSKIS DP *et al.* Congenital malformation of the cervicothoracic lymphatic system, embryology and pathogenesis. *RadioGraphics 1992; 12: 1175-89.*

• ARRIVÉ L *et al.* MR lymphography of abdominal and retroperitoneal lymphatic vessels. *AJR 2007; 18: 1051-8.*

PATHOLOGIE VISCERALE

L. AZIZI, C. HOEFFEL

CAS 1

Patiente de 64 ans, aux antécédents de fibromes utérins et d'annexectomie droite il y a plusieurs années, est hospitalisée pour syndrome occlusif. La biologie est normale.
Un scanner est réalisé en urgence.
Le syndrome occlusif évoluant favorablement sous aspiration gastrique, la patiente a bénéficié d'une IRM pelvienne quelques jours après.

1. Le scanner vous oriente-t-il sur la cause possible de l'occlusion ?
2. L'IRM vous aide-t-elle à confirmer le diagnostic final ?

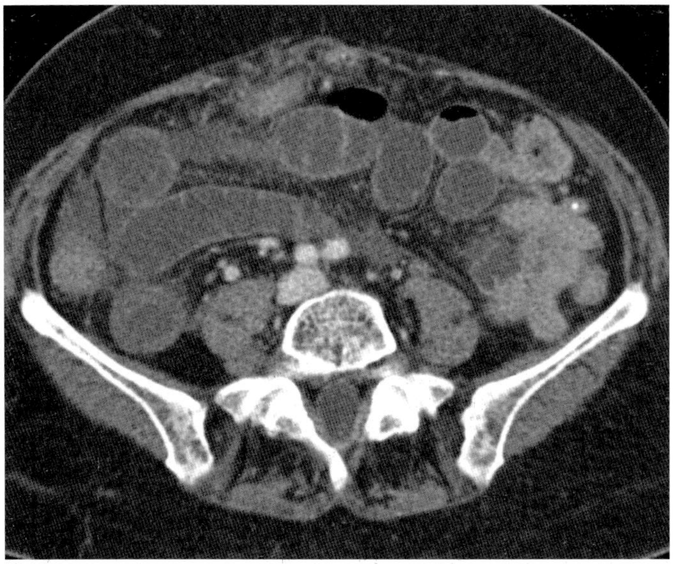

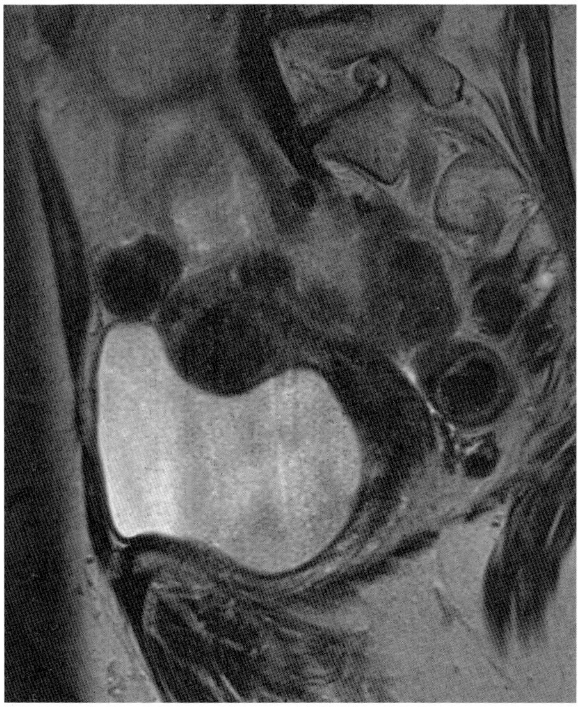

CAS 1 : LEIOMYOMATOSE PÉRITONÉALE DISSÉMINÉE

1. Le scanner montre une occlusion organique du grêle, puisqu'il existe du grêle dilaté à droite et du grêle "plat" à gauche. Il s'y associe des anomalies péritonéales à type d'épanchement liquidien en FID, une densification nodulaire du grand épiploon et un petit nodule contenant une calcification centrale en FIG. Le premier diagnostic qu'il faut évoquer est celui de carcinose péritonéale responsable d'une occlusion du grêle.

2. L'IRM effectuée dans le but de rechercher une cause gynécologique à la carcinose péritonéale montre, sur cette coupe parasagittale en pondération T2, un utérus myomateux avec un fibrome mural antérieur en fort hyposignal ainsi qu'un nodule centimétrique pararectal, dont le signal est identique à celui du myome. Les autres séquences d'IRM ne retrouvaient pas de processus tumoral ovarien.
   Le diagnostic final de léiomyomatose péritonéale disséminée a été porté lors de la cœlioscopie exploratrice.

COMMENTAIRE

La léiomyomatose péritonéale disséminée (LPD) est rare. Elle est caractérisée par la présence de multiples léiomyomes développés le long du tissu sous-mésothélial du péritoine abdomino-pelvien. La pathogenèse est controversée mais il semble que la LPD soit liée à des facteurs hormonaux, puisqu'elle a été décrite en association avec la grossesse, l'utilisation prolongée des contraceptifs oraux et occasionnellement avec des tumeurs des cellules de la granulosa de l'ovaire.

La LPD est le plus souvent découverte fortuitement lors d'une césarienne ou lors d'une laparotomie réalisée pour une autre cause. Plus rarement, elle peut s'accompagner d'une symptomatologie aspécifique comme des douleurs abdominales, une pesanteur pelvienne ou des métrorragies.

Le diagnostic positif est le plus souvent fait par laparotomie exploratrice avec biopsie, l'imagerie n'étant pas typique.

Au scanner, la LPD se présente sous la forme de nodules péritonéaux homogènes ou non, se rehaussant de façon variable après injection de produit de contraste.

En IRM, les nodules ont un signal proche de celui des muscles en T1 et en T2.

Le principal diagnostic différentiel est la carcinose péritonéale qui se manifeste typiquement par une altération de l'état général et une perte de poids.

Les autres diagnostics différentiels sont le mésothéliome péritonéal, le lymphome, la tuberculose péritonéale et les tumeurs desmoïdes.

L'évolution de la LPD est le plus souvent bénigne, toutefois quelques cas de transformation sarcomateuse ont été rapportés, pour cela une surveillance radiologique est préconisée.

RÉFÉRENCES

• FASIJ J *et al.* Leiomyomas beyond the uterus: unusual locations, rare manifestations. *Radiographics 2008; 28: 1931-48.*

• PAPADATOS D *et al.* CT of leiomyomatosis peritonealis disseminate mimicking peritoneal carcinomatosis. *AJR 1996; 167: 475-6.*

CAS 2

Patiente de 41 ans, sans antécédents notables, chez qui l'on découvre, lors d'un examen gynécologique systématique, une masse latéro-utérine gauche.
Une IRM pelvienne est réalisée pour explorer cette masse. Le rectum est opacifié par du gel d'échographie.

1. Après avoir décrit les rapports anatomiques de la masse, préciser son point de départ.
2. Au vu du signal T2 de la masse, quelle est la composition de la masse et quel diagnostic faut-il évoquer ?
3. Faut-il opérer cette patiente ?

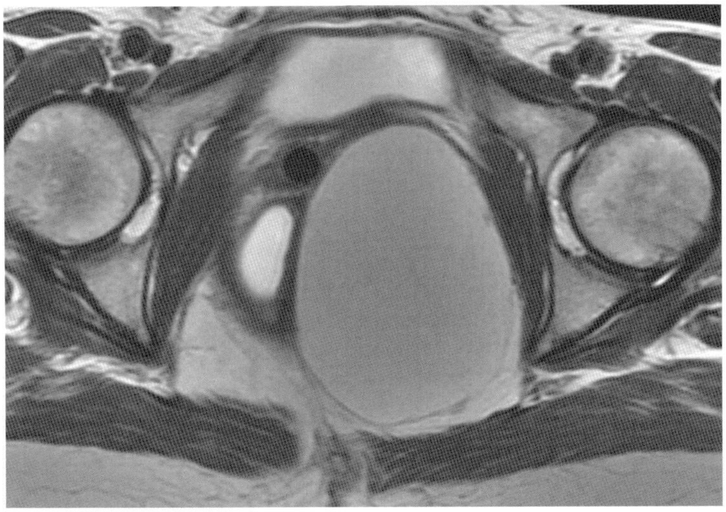

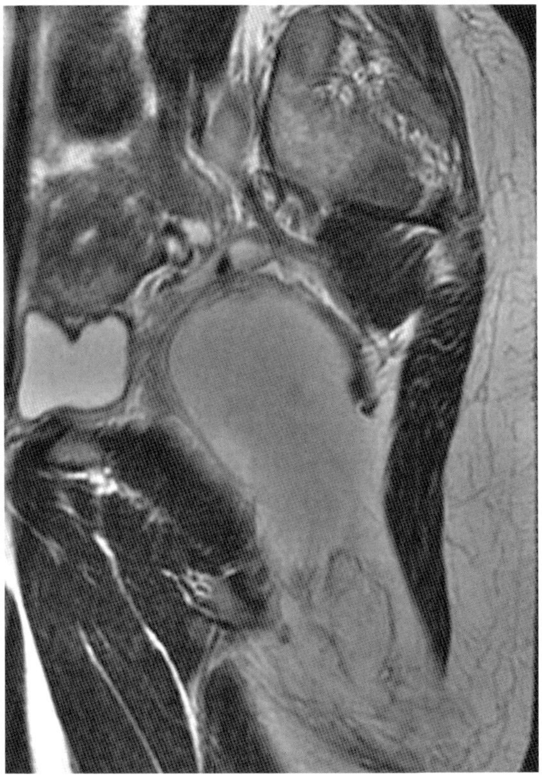

CAS 2 : LIPOME DE LA FOSSE ISCHIO-RECTALE

1. Il s'agit d'une masse de grande taille, bien limitée, développée dans la fosse ischio-rectale gauche. Elle refoule le rectum et le vagin (siège d'un tampon) vers la droite, le muscle releveur de l'anus gauche vers la droite, en haut et en avant. Le muscle obturateur gauche est laminé, non déplacé.

2. Il s'agit donc d'une masse "molle" non agressive, respectant et refoulant les structures anatomiques pelvi-périnéales suscitées, en hypersignal T2, comparable à celui de la graisse sous-cutanée, moins hyperintense que le signal de la vessie ou du gel d'échographie intrarectal. Sur l'image 2b, on individualise des travées en hyposignal au pôle inférieur de la masse. Le diagnostic à évoquer est celui de lipome.

3. Oui, il faut réséquer cette masse, d'une part car elle est volumineuse et peut à long terme devenir inconfortable pour la patiente, d'autre part car l'imagerie ne peut différencier un lipome d'un liposarcome de bas grade.

COMMENTAIRE

Le lipome est la tumeur bénigne des parties molles la plus fréquente. Elle est constituée d'adipocytes matures.
Classiquement, les lipomes sont localisés exclusivement dans les tissus graisseux. Quand ils siègent dans des régions non graisseuses (muscle, gaine tendineuse, nerf), ils sont dits hétérotopiques. La localisation dans la fosse ischio-rectale est rare.
L'imagerie, scanner ou IRM, est typique. En IRM, le signal du lipome est identique à celui de la graisse sous-cutanée sur toutes les séquences, en hypersignal T1 et T2, en hyposignal sur les séquences après saturation de la graisse.
De fins septas fibreux, hypointenses T1, rehaussés ou non après injection, peuvent être visibles au sein de la masse graisseuse.
Il n'y a pas de diagnostic différentiel, l'imagerie étant caractéristique.
Le traitement consiste en une résection complète de la masse, l'imagerie étant incapable de différencier un lipome d'un liposarcome de bas grade.
La récidive est exceptionnelle et la transformation maligne jamais décrite.

RÉFÉRENCES

- HOEFFEL C *et al.* Magnetic resonance imaging of the ischiorectal fossa: spectrum of disease. *JCAT 2007; 31: 251-7.*
- LLAUGER J *et al.* The normal and pathologic ischiorectal fossa at CT and MR imaging. *Radiographics 1998; 18: 61-82.*

CAS 3

Patiente de 33 ans aux antécédents de résection iléo-cæcale pour maladie de Crohn, se présente aux urgences dans un tableau de douleurs abdominales fébriles, évoluant depuis quelques heures. L'examen clinique retrouve une défense en FID. La CRP est modérément élevée.
Un scanner puis une IRM sont réalisés en urgence.

1. Décrire les anomalies radiologiques.
2. Quel est le point de départ de l'anomalie principale ?
3. Quel est votre diagnostic ?

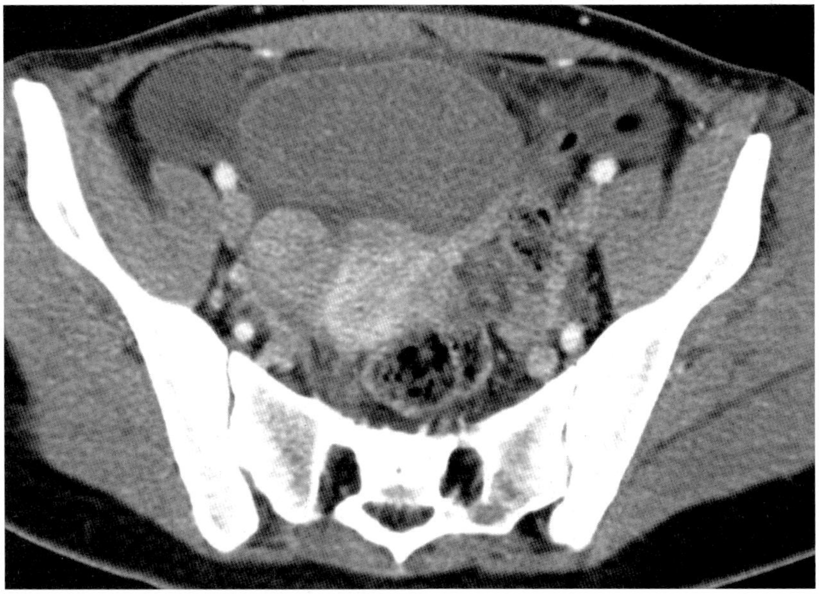

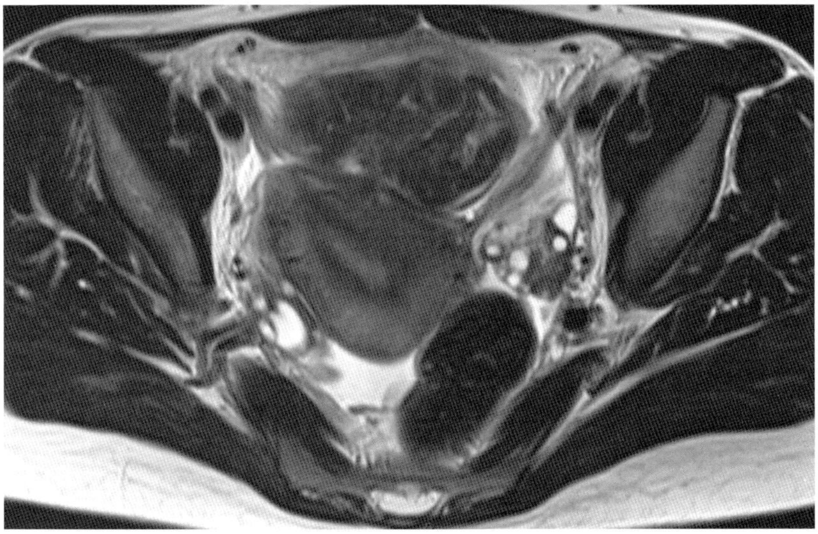

CAS 3 : TORSION AIGUË D'UN MYOME UTÉRIN SOUS-SEREUX

1. Les deux images proposées montrent une masse pelvienne située en avant de l'utérus qui est le siège d'un myome de la corne droite (3a). Cette masse est hypodense au scanner, à l'origine d'un hyposignal hétérogène sur la séquence T2 (3b). De plus, on note une importante réaction péritonéale avec un épanchement liquidien et un épaississement péritonéal antérieur, bien visibles sur la coupe de scanner.

2. Le point de départ de la masse est difficilement identifiable sur le scanner, en revanche, l'IRM permet de bien séparer cette masse des ovaires normaux qui sont à distance.

3. En résumé, il s'agit d'une masse pelvienne indépendante des ovaires, au contact d'un utérus myomateux, accompagnée d'une réaction péritonéale marquée. L'hypothèse la plus probable est celle de nécrose aiguë d'un myome sous-séreux.
   Le diagnostic final, posé lors de la chirurgie, était celui de torsion d'un myome sous-séreux compliqué d'une nécrose ischémique.

COMMENTAIRE

Bien que l'échographie soit le premier examen à réaliser, le scanner en urgence prend une place de plus en plus importante dans l'exploration de douleurs pelviennes aiguës chez la jeune femme, surtout si une cause gynécologique n'est pas initialement suspectée.

Le myome est la tumeur bénigne la plus fréquente chez la femme en âge de procréer puisqu'elle est retrouvée chez 20 à 30 % des femmes de plus de 30 ans, avec une prédominance chez les patientes de race noire.

30 % des patientes porteuses de myomes présentent des douleurs aiguës qui sont attribuées à une dégénérescence aiguë.

Les myomes sous-séreux sont le plus souvent asymptomatiques, cependant quand ils sont pédiculés, ils peuvent se "tordre" autour de leur axe. Les symptômes cliniques varient alors en fonction du degré de rotation et de la vitesse d'installation de la torsion.

Si la torsion du pédicule est complète, il en résulte une stase circulatoire veineuse avec œdème et congestion, qui, secondairement va entraîner une compression artérielle ayant pour conséquence une nécrose hémorragique du myome.

Les signes radiologiques (scanner et IRM) reflètent parfaitement cette pathogenèse et permettent ainsi d'évoquer le diagnostic. L'absence de rehaussement du myome indique sa nécrose. La prise de contraste observée en périphérie du myome correspond soit à l'obstruction des veines soit à une dilatation des vaisseaux lymphatiques.

La mise en évidence de la torsion du pédicule vasculaire et de la continuité de la masse avec l'utérus sont les deux signes radiologiques pertinents en faveur du diagnostic de torsion de myome sous-séreux, ils sont souvent difficiles à retrouver.

L'association de douleurs abdominales à une masse pelvienne doit faire évoquer d'autres diagnostics : torsion d'annexe, tumeur ovarienne, torsion utérine.

La torsion aiguë d'un myome sous-séreux est rare, c'est une urgence chirurgicale peu fréquemment diagnostiquée en préopératoire.

Le diagnostic peut être fait au scanner, l'échographie étant beaucoup moins sensible.

RÉFÉRENCE

• ROY C *et al.* Acute torsion of uterine leiomyoma: CT features. *Abdominal Imaging 2005; 30; 120-3.*

CAS 4

Patiente de 34 ans, consulte en gynécologie pour des douleurs pelviennes non fébriles.
La biologie retrouve une CRP à 110 et une hyperleucocytose à 13000 GB.
La patiente signale la présence d'un kyste pelvien diagnostiqué par échographie il y a 3 ans.
Une IRM est réalisée pour caractériser la lésion kystique pelvienne. Vous disposez de séquences T2 et T1 sans injection de produit de contraste.

1. Où est localisée la lésion ?
2. Comment analyseriez-vous son signal sur les différentes séquences ?
3. Quels sont les diagnostics que l'on peut évoquer ?

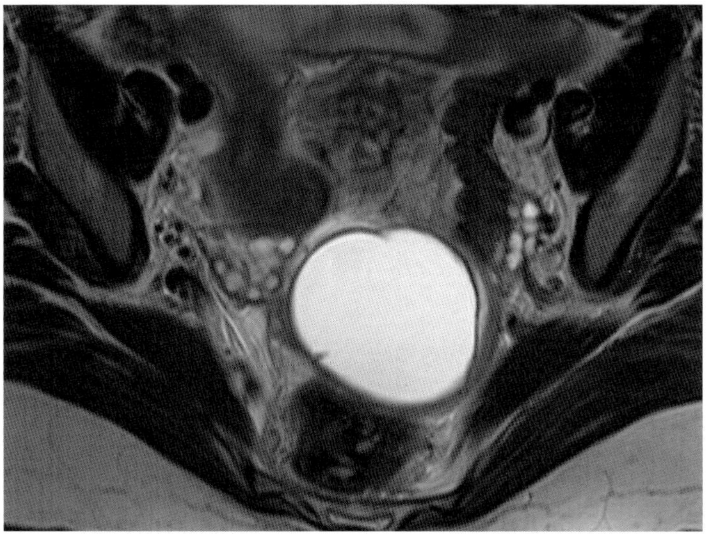

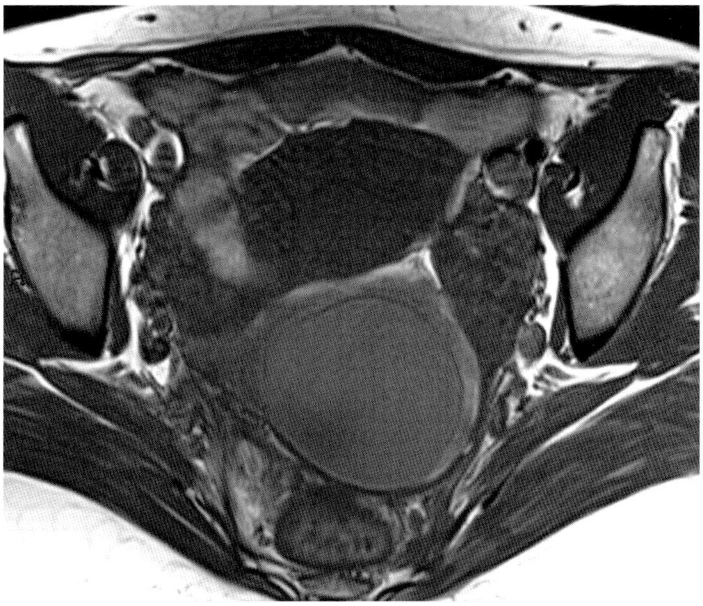

CAS 4 : KYSTE MÉSOTHELIAL BÉNIN DU CUL-DE-SAC DE DOUGLAS

1. Sur l'image 4a, coupe axiale T2, les deux ovaires sont parfaitement individualisés, ils sont le siège de follicules banals et ils sont séparés de la masse kystique. Sur l'image 4b, coupe axiale T1 à un niveau supérieur, la masse est indépendante de l'utérus et du rectum, ce dernier est discrètement refoulé en arrière (image 4a). Cette masse pelvienne médiane siège donc dans le cul-de-sac de Douglas.

2. La lésion est uniloculaire, bien limitée, à paroi fine et régulière. Elle est à l'origine d'un hypersignal T2, d'un signal intermédiaire (plus élevé que le signal habituel de la vessie) en T1, il s'agit donc d'un contenu riche en protéines ou hémorragique.

3. La gamme diagnostique est celle des lésions kystiques péritonéales : lymphangiome kystique, duplication digestive, kyste entérique, kyste mésothélial, hématome, abcès, pseudokyste péritonéal.
   Le diagnostic anatomopathologique était celui de kyste mésothélial bénin à contenu hémorragique.

COMMENTAIRE

Le mésothéliome kystique bénin ou kyste mésothélial bénin est une tumeur péritonéale rare décrite pour la première fois en 1979 et touche les femmes jeunes (moyenne de 37 ans).

Il s'agirait d'une forme intermédiaire de tumeur d'origine mésothéliale entre la tumeur adénomatoïde du péritoine et le mésothéliome péritonéal malin. Contrairement à ce dernier, le mésothéliome kystique bénin n'est pas associé à une exposition à l'amiante. Il peut être uni ou multiloculaire (forme la plus fréquente) et se développe sur les feuillets péritonéaux.

Le traitement est chirurgical et le diagnostic positif est immunohistochimique.

La récidive n'est pas rare.

Les autres diagnostics à évoquer devant une lésion kystique péritonéale sont :

- Le lymphangiome kystique : tumeur kystique la plus fréquente du mésentère et du péritoine d'origine lymphatique. Elle a habituellement un contenu liquidien homogène et des cloisons lui donnant un aspect multiloculaire.
- La duplication digestive dont la paroi est habituellement épaisse, identique à la paroi digestive.
- Le kyste entérique dont la paroi est fine, formée par un épithélium cylindrique.
- Les hématomes, les abcès ou les pseudokystes séquellaires d'un hématome ou d'un abcès.
- Le tératome kystique au sein duquel il existe souvent des calcifications et un contingent graisseux.
- Le pseudokyste péritonéal, souvent développé dans le pelvis, secondaire à une chirurgie ou une infection pelvienne.

RÉFÉRENCES

- TAOUREL P *et al.* Le péritoine acteur de la pathologie abdominale. *J Radiol 2004; 85 : 574-90.*
- ISRAFILBAYLI F *et al.* Benign cystic mesothelioma presentinf as a solitary non-attached cyst in the pouch of Douglas. *Gynecol Surg 2008; 5: 151-3.*
- O'NEIL JD *et al.* Cystic mésothéliome of the peritoneum. *Radiology 1989; 170: 333-7.*

CAS 5

Patiente de 24 ans, aux antécédents de fistules périnéales dans un contexte de maladie de Crohn, consulte pour ce qu'elle décrit comme une émission de selles liquides par l'urèthre. L'examen clinique est difficile en raison de la sténose de l'anus. Le gastro-entérologue vous demande donc de réaliser une IRM pelvienne à la recherche de fistule.

1. Pensez-vous qu'il s'agisse vraiment d'une fécalurie telle que l'a décrit la patiente ? Quelle est votre conclusion d'après ces deux images pondérées en T2 sans suppression de la graisse centrées sur l'anomalie ?
2. Avez-vous besoin d'autres séquences ? Que précisez-vous dans votre compte rendu ?
3. Quelle est l'étiologie vraisemblable de/des anomalies constatées sur l'IRM ?

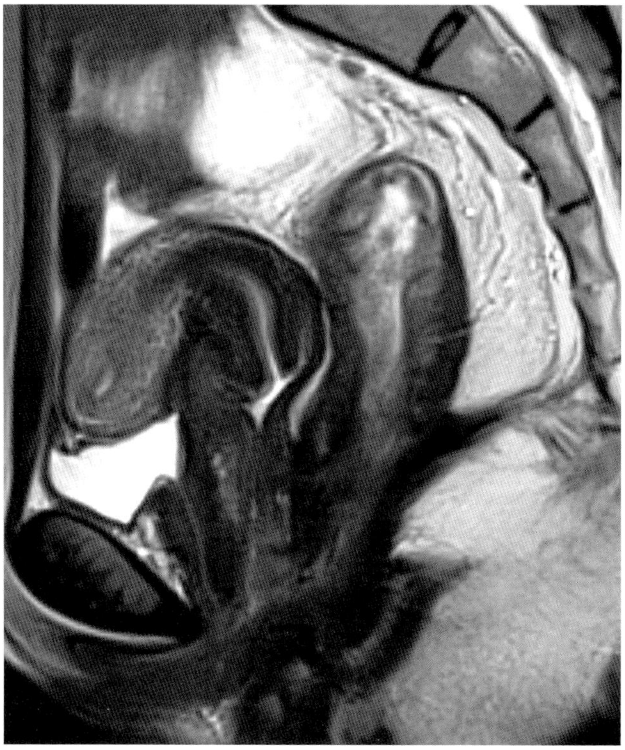

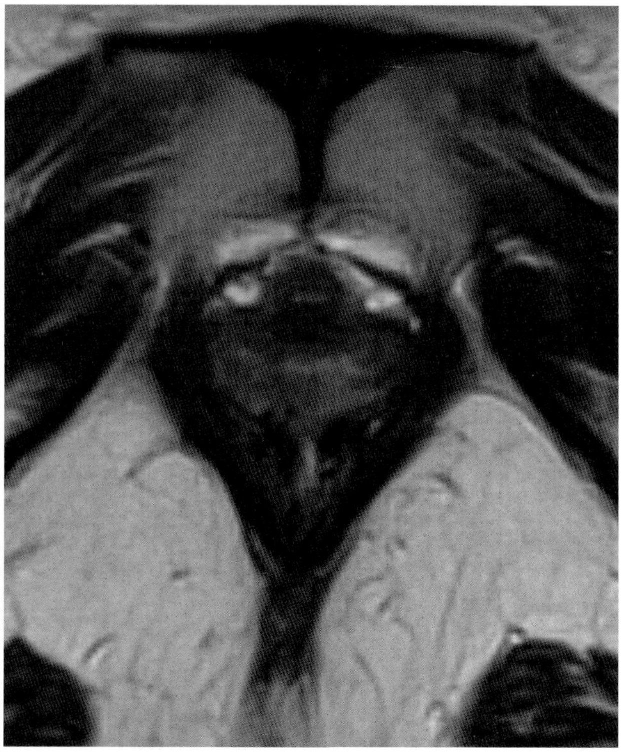

CAS 5 : COMMUNICATION ENTRE LE CANAL ANAL ET LA PARTIE BASSE DU VAGIN SANS FISTULE ACTIVE

1. Il ne s'agit *a priori* pas d'une fécalurie puisqu'aucune fistule n'est visible entre le système urinaire et les anses digestives. Il n'existe pas d'air dans la vessie, en revanche on visualise une bulle d'air dans le vagin sur la coupe sagittale pondérée T2. Il existe, entre autres, une communication entre le canal anal et la partie basse du vagin, puisque l'on ne visualise plus la partie antérieure du canal anal sur environ 1 cm. L'anomalie clinique est plutôt une émission de selles liquides par le vagin.

2. Des séquences axiales STIR et/ou après injection de gadolinium en coupes fines sont souhaitables pour s'assurer de l'absence de fistule active, compte tenu de leur meilleure sensibilité pour la détection de fistules. Il faut préciser dans le compte rendu l'état du complexe sphinctérien, dont le sphincter interne qui, en l'occurrence, est très altéré sur toute sa circonférence et a disparu sur son versant antérieur.

3. Cette communication anovaginale est vraisemblablement liée à des antécédents de fistules périnéales et recto-vaginales peu ou mal traitées.

COMMENTAIRE

Les fistules périnéales sont une complication classique de la maladie de Crohn, qui est en recrudescence actuellement dans les pays industrialisés. L'IRM pelvienne est l'examen d'imagerie le plus adapté pour en faire le bilan, elle est bien supérieure à l'examen clinique. L'IRM pelvienne permet, outre la détection des fistules, leur caractérisation et leur cartographie, le bilan des complications éventuelles et de l'état du complexe sphinctérien.

Références

- HOEFFEL C *et al.* Magnetic resonance imaging of the ischiorectal fossa: spectrum of disease. *JCAT 2007; 31: 251-7.*
- CUENOD CA *et al.* MR imaging of ano-perineal suppurations. *J Radiol 2003, 84: 516-28.*

CAS 6

Femme de 38 ans, ayant subi une annexectomie gauche huit mois auparavant pour une masse ovarienne de découverte fortuite, dont le diagnostic anatomopathologique était : localisation ovarienne de mélanome. Cette patiente ne présente pas de lésions cutanées, mais elle aurait présenté une lésion pigmentée d'évolution nodulaire suivie d'une régression sur la cuisse droite vers l'âge de 25 ans. Le bilan d'extension réalisé au décours de l'intervention (PETscan-IRM pelvienne-scanner thoraco-abdomino-pelvien) conclut à la présence de fixations de petite taille au niveau abdominal ainsi qu'au niveau pelvien droit, et à un foyer hypermétabolique intramusculaire sous l'épine iliaque antérosupérieure droite. La patiente est mise sous traitement par interféron et elle est suivie par scanner TAP tous les deux-trois mois et PET scan tous les six mois. On vous soumet les clichés de scanner TAP injecté récent en vous rappelant les données du PET scan concomitant, non disponible qui conclut à la stabilité des foyers hypermétaboliques constatés 6 mois auparavant.

1. Que pensez-vous du scanner ? Que préconisez-vous et pourquoi ?
2. Vous réalisez l'IRM pelvienne chez cette patiente en fin de cycle sans avoir vu le PET scanner. Qu'en pensez-vous en sachant que la prise de contraste des lésions est quasiment inexistante, en dehors d'un discret rehaussement périphérique (séquence T1 gado fat sat) ? Quel est votre diagnostic différentiel ?
3. On vous communique le dossier de cette patiente. Que regardez-vous pour préciser votre diagnostic ?
4. Que pourrait-on proposer comme imagerie alternative au suivi morphologique classique dans le cas de cette patiente ?

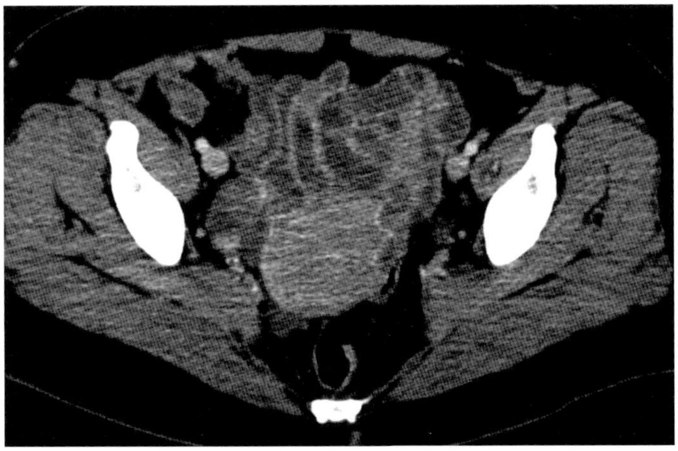

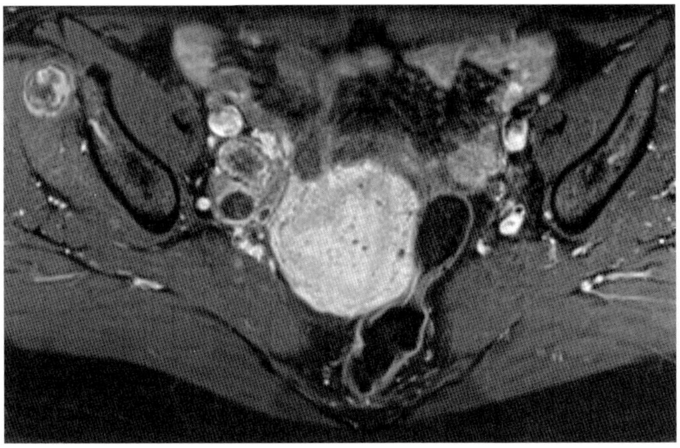

CAS 6 : LOCALISATIONS OVARIENNE ET MUSCULAIRE DE MÉLANOME MALIN

1. Le scanner ne montre pas d'anomalies en dehors de la présence d'un gros ovaire droit. Compte tenu de la notion de fixations anormales au PET scan, il paraît logique d'essayer de préciser cette discordance entre le PETscan et le scanner en effectuant une IRM pelvienne. Vous demandez à cette occasion de pouvoir consulter le dossier et notamment le PETscan.

2. Cette coupe axiale T1 Fsat après injection de gadolinium montre une lésion hétérogène arrondie du petit fessier, globalement en hypersignal, avec une couronne en hyposignal et un discret rehaussement périphérique. Cette lésion n'est visible que sur cette séquence dont le champ de vue inclut les muscles fessiers, contrairement aux séquences pondérées en T2. N'ayant pas pu voir le PET scan avant l'IRM, celle-ci n'a pu être ajustée et guidée par les résultats du PET scan qui montrait bien une fixation importante dans le petit fessier droit. On conclut donc à une lésion secondaire musculaire de mélanome malin. La lésion ovarienne est d'interprétation plus difficile et le diagnostic différentiel en est le kyste du corps jaune. La fixation au PET scanner n'est pas un argument pour la malignité car il existe des faux positifs du PET scanner en cas de kyste du corps jaune.

3. Il faut analyser le PET scanner pour vérifier que les fixations décrites correspondent aux anomalies de l'IRM et vérifier s'il existe ou non d'autres fixations. Il est intéressant de reprendre les IRM précédentes, sur lesquelles on constate que la lésion ovarienne droite existait déjà au même endroit, identique, six mois auparavant et avant l'intervention, ce qui élimine l'éventualité d'un corps jaune.

4. On pourrait proposer pour le suivi des mélanomes malins, dans un avenir proche, un suivi par IRM corps entier avec séquences de diffusion-scanner thoracique. La sensibilité de l'IRM corps entier avec séquences de diffusion serait en effet supérieure à celle du scanner, sauf pour le poumon et au moins égale à celles du TEP scanner.

COMMENTAIRE

L'exérèse des lésions a confirmé le diagnostic de localisations de mélanome, nécrotico-hémorragiques, expliquant le faux négatif du scanner, puisque la prise de contraste était quasiment absente. En reprenant l'ensemble du dossier, on s'aperçoit qu'aucune des IRM pelviennes réalisées n'explorait le nodule du petit fessier, les champs de vue étant toujours trop petits. En outre, la localisation ovarienne droite existait déjà avant l'intervention mais n'avait jamais été signalée. Ce dossier illustre donc l'intérêt d'une collaboration étroite avec les médecins nucléaires lors des RCPs, ou à défaut, la nécessité de visualiser les images de PET scanner avant d'interpréter l'IRM.

RÉFÉRENCES

• AMES J *et al.* 18F-FDG uptake in an ovary containing a hemorrhagic corpus luteal cyst: false-positive PET/CT in a patient with cervical carcinoma. *AJR 2005; 185: 1057-9.*

• LAURENT V *et al.* Comparative study of two whole-body imaging techniques in the case of melanoma metastases: advantages of multicontrast MRI examination including a diffusion-weighted sequence in comparison with PET-CT. *Eur J Radiol 2009, epub ahead of print.*

CAS 7

On vous demande une IRM pelvienne pour une enfant de 11 ans porteuse d'une neurofibromatose de type I (maladie de Von Reckling-Hausen).

1. Décrivez les images IRM.
2. Quel est votre diagnostic ? Quel serait l'aspect de ces lésions à l'échographie ?
3. Quel est l'intérêt de faire une IRM pelvienne chez ces enfants ? Doit-on envisager un suivi d'imagerie ? Si oui, lequel ?

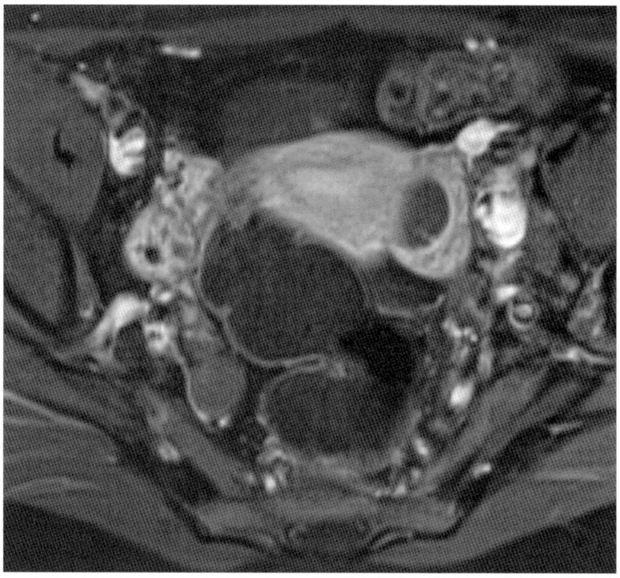

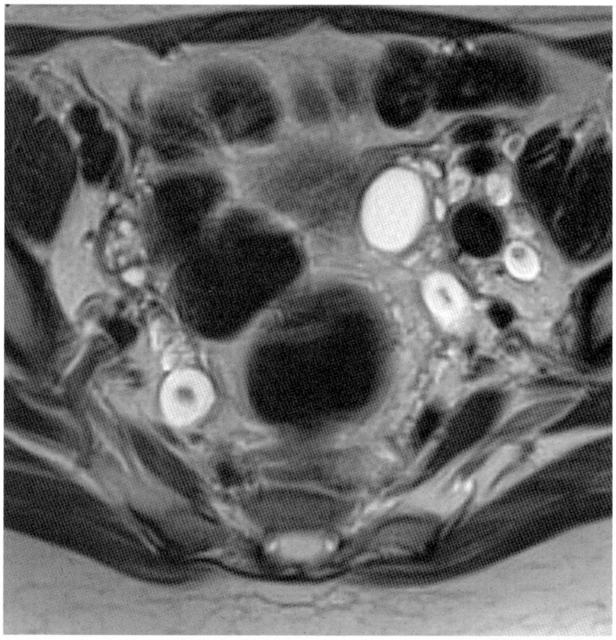

CAS 7 : NEUROFIBROMES PLEXIFORMES

1. Il s'agit de lésions arrondies avec un aspect en cible (hypersignal T2 entouré d'un hypersignal encore plus marqué), se rehaussant après injection de produit de contraste. Ces lésions siègent dans les espaces pelviens sous et extrapéritonéaux et sont disposées en chapelet.

2. Il s'agit de névromes plexiformes typiques. Ils ressemblent volontiers à des adénopathies en échographie.

3. l'IRM pelvienne va servir d'examen morphologique de référence. En effet, ces névromes plexiformes peuvent dégénérer sous la forme de tumeur maligne des gaines nerveuses. Même s'il n'existe pas de recommandations basées sur des niveaux de preuve pour la surveillance par IRM, ni de critères fiables permettant le diagnostic précoce de dégénérescence, une surveillance régulière permet de déceler des changements morphologiques ou de prise de contraste qui pourront alors orienter vers la réalisation d'un PET scan.

COMMENTAIRE

Les neurofibromes sont des tumeurs bénignes des gaines nerveuses. Ils sont isolés ou surviennent dans le cadre d'une neurofibromatose. Il s'agit d'une prolifération de cellules des gaines nerveuses associée à du collagène voire à un degré variable de dégénérescence myxoïde. Leur aspect en cible en IRM correspond, lorsqu'il existe, à la présence d'une dégénérescence myxoïde périphérique. La neurofibromatose de type I est héréditaire, et affecte de façon préférentielle la peau (taches café au lait) et le système nerveux périphérique avec des nodules le long de ces nerfs. Presque tous les patients qui ont des neurofibromes multiples ou des névromes plexiformes ont une NF1, et 30 % des patients qui ont des neurofibromes isolés ont une NF1. Les NF1 avec manifestations abdominopelviennes concernent les ganglions abdominaux rétropéritonéaux, mésentériques, paraspinaux. Dans le pelvis, ils sont présacrés ou dans les régions glutéales. Le risque de développer une tumeur maligne des nerfs périphériques chez les patients porteurs d'une neurofibromatose de type I est de 10 %. A l'IRM, des signes tels qu'un rehaussement plus hétérogène ou une augmentation de taille d'une lésion peuvent aider à détecter cette transformation.

RÉFÉRENCES

- RHA SE *et al.* Neurogenic tumors in the abdomen: tumor types and imaging characteristics. *Radiographics 2003; 23: 29-43.*
- PICKHARDT PJ *et al.* Primary neoplasms of peritoneal and subperitoneal origin: CT findings. *Radiographics 2005; 25: 983-995.*

PATHOLOGIE NEUROLOGIQUE

P. BIENVENOT, B. HAMMEL

CAS 1

Ce patient de 30 ans présente des céphalées depuis plusieurs mois. Une IRM cérébrale est prescrite. Vous disposez d'une coupe axiale et d'une coupe sagittale reconstruites après une acquisition 3D volumique T1 après injection de Gadolinium.

1. Décrivez l'anomalie sur l'image 1. Quelles sont les deux lésions les plus fréquentes à cette localisation ?
2. Décrivez l'anomalie sur l'image 2. Quelles sont les deux tumeurs les plus fréquentes à cette localisation ?
3. Ce patient est suivi pour de multiples kystes des reins et du pancréas. Quel est votre diagnostic ?

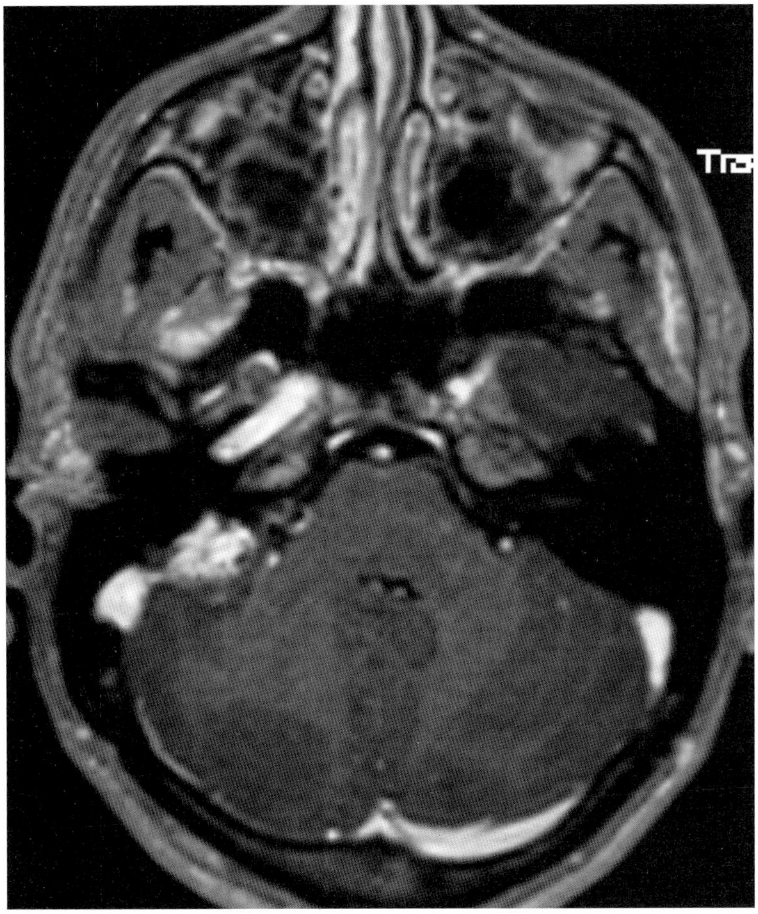

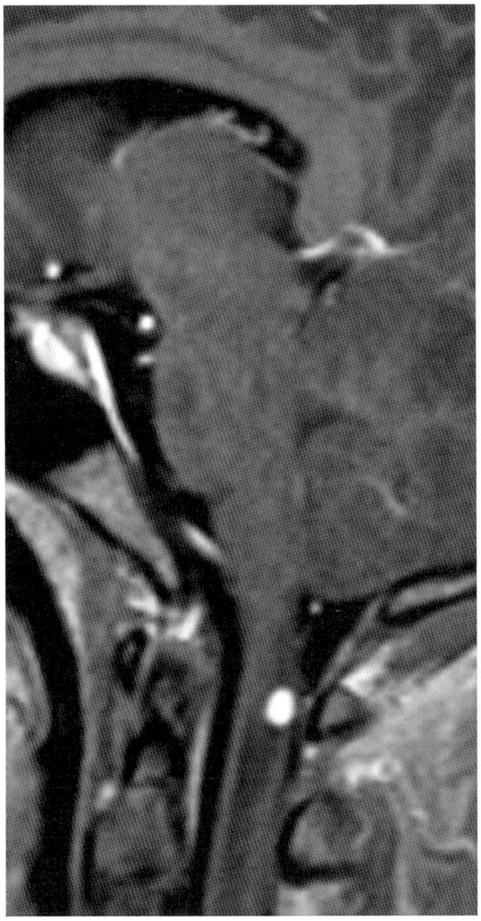

CAS 1 : HÉMANGIOBLASTOMES DANS LE CADRE D'UNE MALADIE DE VON HIPPEL-LINDAU

1. Il s'agit d'une lésion tissulaire de l'angle pontocérébelleux droit, qui est hyperintense sur la séquence T1 après injection (traduisant ici un rehaussement).
   Les deux principales lésions de l'angle pontocérébelleux sont le schwannome et le méningiome (représentant à elles deux 85 à 90 % des lésions).
2. Il s'agit d'une lésion tumorale intramédullaire, hétérogène avec :
   - une composante solide visualisée sous la forme d'un nodule hyperintense sur la séquence T1 après injection (traduisant ici un rehaussement) ;
   - une large composante kystique, étendue en hauteur (en hyposignal et sans rehaussement après injection).

   Les deux tumeurs intra-médullaires les plus fréquentes sont l'épendymome et l'astrocytome.
3. L'ensemble du tableau évoque des hémangioblastomes de l'angle pontocérébelleux et de la moelle, dans le cadre d'une maladie de Von Hippel-Lindau (VHL).

COMMENTAIRE

Les hémangioblastomes du système nerveux central sont des tumeurs bénignes à croissance lente. Ils sont sporadiques dans 75 % des cas et surviennent alors chez l'adulte de 40-60 ans. Dans 25 % des cas, ils s'inscrivent dans le cadre de la maladie de VHL, avec un âge moyen de survenue plus jeune (25 ans).

Leur localisation principale est la fosse postérieure (en particulier les hémisphères cérébelleux) mais d'autres localisations sont possibles. La moelle épinière est également une localisation habituelle, plus fréquemment associée au VHL. L'atteinte supratentorielle est rare. Citons enfin l'hémangioblastome rétinien, présent dans près de la moitié des cas des VHL et d'apparition précoce.

Ces lésions sont hypervasculaires. En IRM, elles se composent d'un nodule se rehaussant de manière intense et associé à une composante kystique avasculaire ou à un syrinx en cas de lésion médullaire (60 % des cas). Les formes solides pures sont moins fréquentes (40 % des cas). Des flow voids peuvent être visibles en périphérie. Le caractère hypervasculaire de ces nodules est un élément important du diagnostic positif, on pourra s'aider ainsi des séquences de perfusion ou à défaut d'angio-IRM au temps artériel pour mettre en évidence cette composante.

Le traitement est chirurgical, éventuellement précédé d'une embolisation préopératoire.

Le pronostic est réservé dans les cas de VHL, en raison d'un fort risque de récidive, ce qui justifie un suivi régulier.

La maladie de Von Hippel-Lindau est une affection génétique rare, de transmission autosomique dominante. Elle se caractérise par une atteinte multiviscérale, avec développement de tumeurs bénignes et malignes. Le pancréas et les reins sont des organes fréquemment atteints. L'adénocarcinome rénal et les hémangioblastomes du système nerveux central sont les principales causes de décès (médiane de survie de 50 ans).

RÉFÉRENCE

• LEUNG SA *et al.* Imaging features of Von Lippel-Lindau disease. *Radiographics 2008, 28: pages 65-79*

CAS 2

Une IRM cérébrale est prescrite chez ce patient de 40 ans pour crises d'épilepsie partielles et céphalées d'apparition récente.
Vous disposez d'une coupe axiale diffusion et coronale T1 après injection de Gadolinium.

1. Décrivez l'anomalie.
2. Quel est votre diagnostic ? Comment sera le coefficient d'ADC ?
3. Quel sera le signal de la lésion sur la séquence FLAIR ?

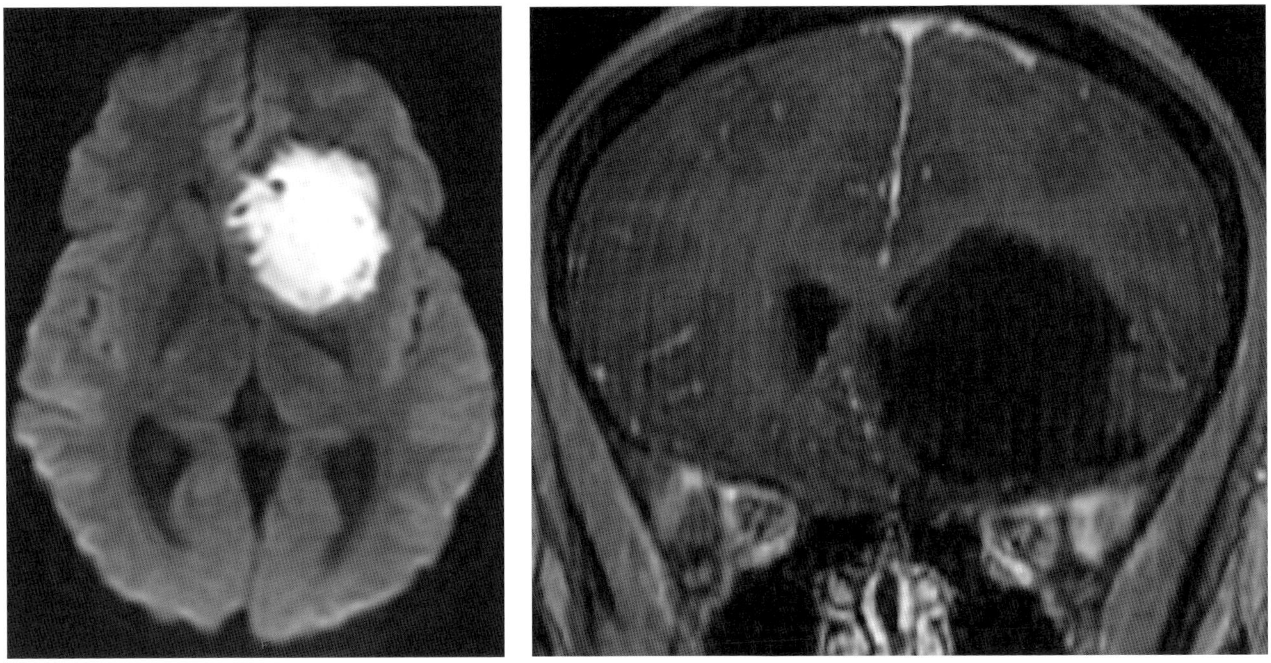

CAS 2 : KYSTE ÉPIDERMOÏDE

1. Il s'agit d'une lésion frontotemporale gauche de localisation extra-axiale : sa base d'implantation à la voûte crânienne est large. Ses contours sont polylobés. Sur la séquence T1 après injection, elle est en hyposignal, sans rehaussement. La séquence de diffusion révèle un franc hypersignal. Enfin, elle est responsable d'un effet de masse sur le ventricule latéral gauche et d'une déviation des structures médianes vers la droite.

2. La localisation extra-axiale, la forme polylobée, le signal "pseudo-kystique" avec notamment l'absence de rehaussement et l'hypersignal sur la séquence de diffusion sont en faveur d'un kyste épidermoïde. Le coefficient d'ADC sera diminué (restriction).

3. Le kyste épidermoïde est un kyste d'inclusion, son signal ne se comporte donc pas comme celui de LCR : ainsi sur la séquence FLAIR, son signal sera imparfaitement supprimé.

COMMENTAIRE

Le kyste épidermoïde résulte de l'inclusion d'éléments ectodermiques lors de la fermeture du tube neural. Il peut également se développer après un traumatisme ou un acte chirurgical.
Il contient des cristaux de cholestérol et des débris de kératine. C'est une masse lobulée, à croissance lente et infiltrante (elle s'insinue dans les sillons et englobe les structures vasculonerveuses). Sa situation est le plus souvent intra-durale.
Longtemps asymptomatique, le kyste épidermoïde se manifeste en général entre 20 et 60 ans et la symptomatologie dépend évidemment de sa localisation. La grande majorité siège dans la fosse postérieure (75 % des cas dans l'angle pontocérébelleux et 20 % des cas dans le 4e ventricule). Il se situe habituellement en dehors de la ligne médiane, contrairement au kyste dermoïde.
En IRM, l'intensité du signal sur les séquences T1 et T2 est en général légèrement supérieure à celui du LCR. Il n'y a pas de rehaussement après injection (les parois peuvent présenter un rehaussement modeste). Ce signal proche de celui du LCR et l'absence de rehaussement seront des éléments importants contre certains diagnostics différentiels (tumeur kystique et abcès).
Le principal diagnostic différentiel est le kyste arachnoïdien et les séquences Flair et diffusion seront ici indispensables ; le kyste épidermoïde ne contient pas de LCR : contrairement au kyste arachnoïdien, son signal sera imparfaitement supprimé sur la séquence FLAIR et sera en hypersignal sur la séquence de diffusion (phénomène de restriction).
Sa forme polylobée aide également au diagnostic.
Le traitement est chirurgical et le pronostic directement dépendant de la qualité d'exérèse.

RÉFÉRENCE

• EPIDERMOID CYST. In Diagnostic Imaging Brain Osborn 2004. *Amirsys - partie I-7 p 16-19.*

CAS 3

Cette patiente de 45 ans a présenté un déficit brutal du membre supérieur droit, complètement régressif en l'espace de 3 heures.
Voici son IRM cérébrale réalisée deux heures après la régression des symptômes. Vous disposez de deux coupes axiales FLAIR.

1. Décrivez les anomalies.
2. A l'interrogatoire, vous retrouvez des céphalées chroniques et un épisode spontanément résolutif d'hémiparesthésie de l'hémicorps gauche il y a un an et ayant duré quelques minutes. L'oncle maternel de la patiente est décédé à l'âge de 60 ans après de nombreuses "attaques cérébrales". Sa sœur est suivie pour des migraines avec aura et a présenté plusieurs troubles sensitivo-moteurs résolutifs.
   Quel est votre diagnostic ?
3. Comment le confirmez-vous ?

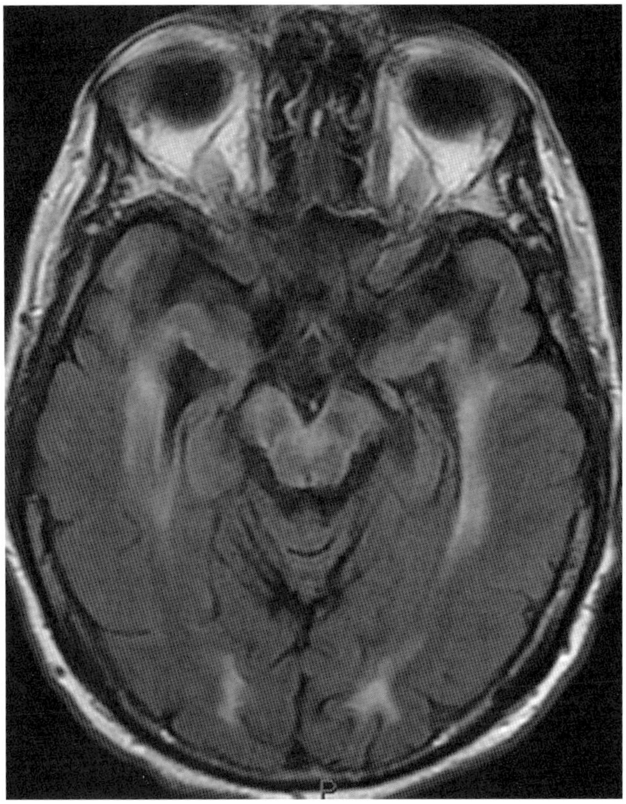
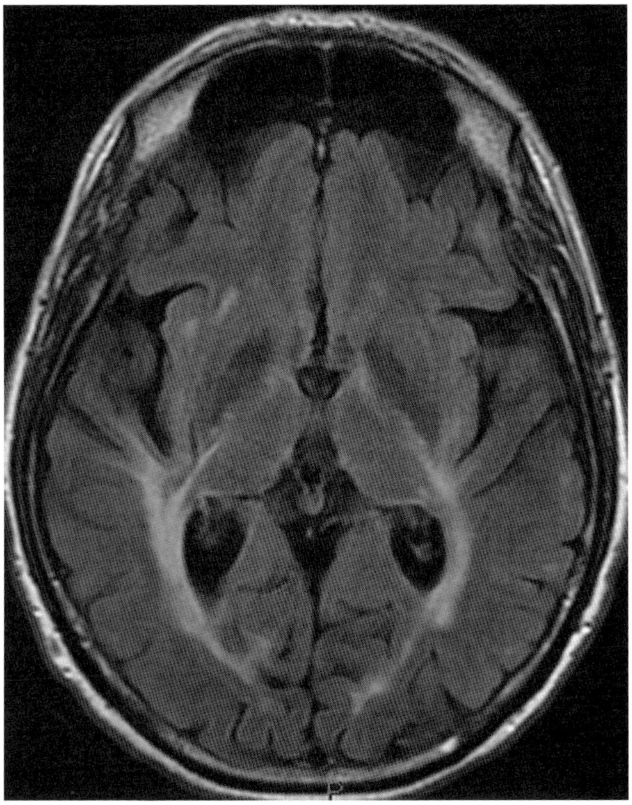

CAS 3 : CADASIL

1. Il existe une importante leucopathie avec de larges anomalies de signal de la substance blanche périventriculaire et profonde, symétriques, prédominant à la partie antérieure des lobes temporaux. Le tronc est également atteint.
2. Un contexte familial d'ischémie récurrente chez le sujet d'âge moyen est ici mis en évidence. Associé à l'aspect IRM de leucopathie étendue, il doit nous faire évoquer un CADASIL
3. C'est l'enquête familiale avec analyse génétique (recherche de la mutation du gène Notch 3 sur le chromosome 19) qui permettra d'affirmer le diagnostic.

COMMENTAIRE

Le CADASIL *(Cerebral Autosomal Dominant Arteriopathy with Subcortical Infarct and Leucoencephalopathy)* est une artériolopathie cérébrale, sans rapport avec l'athérosclérose ou l'angiopathie amyloïde. Il est lié à la mutation du gène Notch 3 sur le chromosome 19 et son mode de transmission est autosomique dominant.

Cette atteinte diffuse des petits vaisseaux de la substance blanche se caractérise par un épaississement de la média par une substance granulaire éosinophile non amyloïde, d'origine inconnue.

Cliniquement, il se manifeste chez l'adulte jeune ou d'âge moyen par des accidents ischémiques récurrents de petite taille, d'abord transitoires puis constitués. Ces épisodes ischémiques vont conditionner le pronostic et peuvent aboutir à une démence Des migraines avec auras atypiques, des troubles de l'humeur et des crises convulsives sont également observés. Un contexte familial doit être recherché à l'interrogatoire.

L'IRM met en évidence des petits infarctus, récents ou anciens, localisés dans la substance blanche, les noyaux gris centraux et le tronc. Il s'y associe une importante leucopathie avec de larges anomalies de signal de la substance blanche, confluentes et symétriques, respectant les fibres en U et prédominant dans les régions temporales antérieures et les capsules externes.

Cette leucopathie est un point essentiel du diagnostic, elle est toujours présente chez les patients atteints, même chez les sujets asymptomatiques avant l'âge de 30 ans.

Sa découverte en IRM doit faire évoquer le CADASIL, d'autant plus que le sujet est jeune et qu'il y a un contexte d'infarctus cérébral récidivant. Une enquête familiale et une analyse génétique seront alors pratiquées.

Référence

• CHAWDA SJ *et al.* Diagnosing CADASIL using MRI: Evidence from Families with Known Mutation of Notch 3 Gene. *Neuroradiology 2000, 42: 249-55.*

CAS 4

Mr P... 67 ans, adressé pour difficulté à la marche et brûlures des deux pieds depuis plusieurs mois. Antécédent de cancer pulmonaire traité par radio-chimiothérapie en 2007.

1. Décrivez les anomalies visibles.
2. Quel est votre diagnostic ?

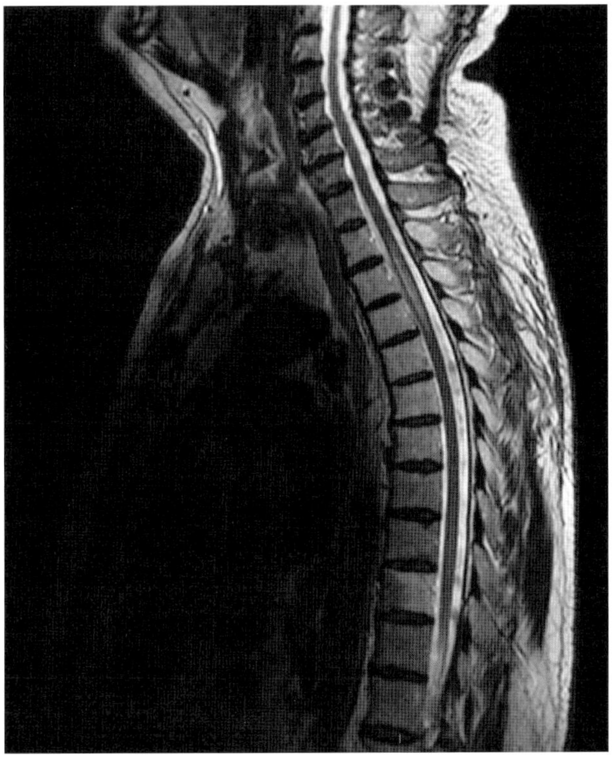

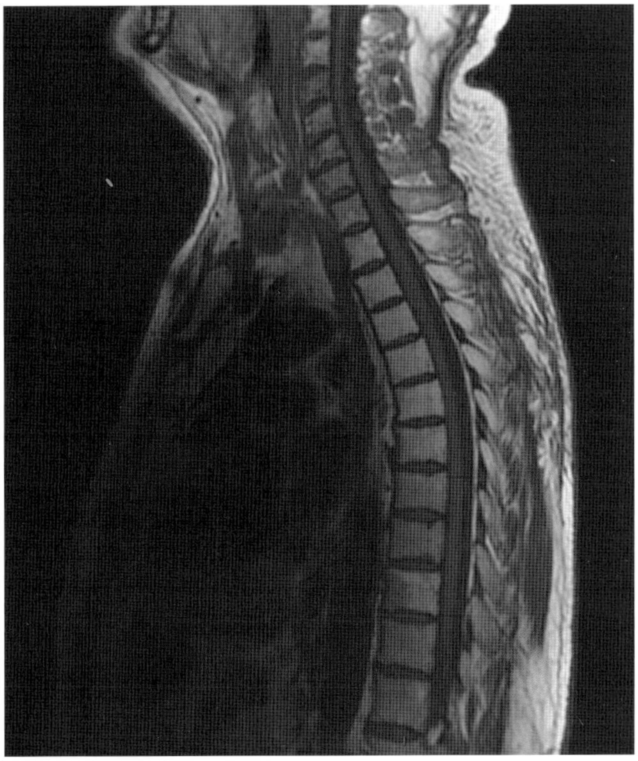

CAS 4 : MYÉLITE RADIQUE

1. L'IRM montre une lésion centromédullaire fusiforme en hyposignal T1, hypersignal T2 en regard de T9 et T10 avec tuméfaction médullaire.
   Il existe une conversion graisseuse des corps vertébraux en regard sous la forme d'un hypersignal T1 bien délimité par le champ d'irradiation.

2. Au vu de l'anomalie médullaire en regard du champ d'irradiation, on doit évoquer en premier une myélite post-radique. Le principal diagnostic différentiel est une récidive néoplasique sous la forme d'une métastase médullaire.

COMMENTAIRE

La myélite radique est une complication rare mais grave de la radiothérapie.
Elle intéresse en premier lieu la moelle cervicale au décours de l'irradiation des cancers ORL. La moelle thoracique est moins souvent atteinte malgré la fréquence des irradiations des tumeurs médiastinales ou pulmonaires.
La pathogénie de la myélite radique fait intervenir des lésions gliales de la substance blanche nettement prédominantes et plus précoces (pic de survenue à un an) et des lésions vasculaires de la substance grise, plus tardives (pic de survenue à 2 ans)
Les signes cliniques peuvent apparaître durant une période comprise entre 3 et 40 mois. Le début est marqué par l'apparition de signes sensitifs aux membres inférieurs, puis d'une symptomatologie sensitivo-motrice évoluant régulièrement pendant quelques mois pour aboutir à un tableau de tétraplégie ou de paraplégie.
Il existe des formes aiguës aboutissant en 1 à 2 mois à un signe de Lhermitte.
L'IRM permet de mettre en évidence la myélite radique dont il existe deux formes principales :

- *La forme pseudo-tumorale* représentée par une lésion en hyposignal T1 et hypersignal T2 à limites floues, prenant le gadolinium, associée à une tuméfaction du cordon médullaire et qui pose le problème de diagnostic différentiel avec une métastase intramédullaire, un syndrome paranéoplasique voire une tumeur primitive.
  Les signes en faveur d'une myélite radique sont l'absence de kyste médullaire, le respect relatif de la substance grise dans le plan axial, une prise de contraste périphérique partielle mal limitée ou systématisée à un ou plusieurs faisceaux de substance blanche, et les modifications osseuses associées secondaires à l'irradiation.
- *La forme atrophique* peut constituer l'évolution d'une forme pseudo-tumorale ou être d'emblée atrophique. La moelle apparaît filiforme et aplatie. Il n'y a pas d'anomalie de signal ni de prise de contraste.

Le traitement de la myélite radique est essentiellement préventif. L'irradiation doit respecter la dose de tolérance médullaire estimée à 45 Gy avec des doses de fraction de l'ordre de 2 Gy. L'irradiation doit éviter d'avoir recours à des faisceaux jointifs.
Le traitement de la myélite déclarée fait appel à la corticothérapie à la phase aiguë permettant de lutter contre l'œdème facteur aggravant des lésions médullaires. L'amélioration clinique et radiologique par ce traitement anti-œdémateux confortera par ailleurs le diagnostic.

RÉFÉRENCES

- CALABRÒ F *et al.* MRI of radiation myelitis: a report of a case treated with hyperbaric oxygen. *Eur Radiol 2000; 10, 1079-84.*
- BOU-HAIDAR P *et al.* Differential diagnosis of T2 hyperintense spinal cord lesions: Part A: journal of medical imaging and radiation oncology. *2009; 52, 535-43.*

CAS 5

Patiente de 59 ans se présentant aux urgences pour céphalées persistantes depuis 72 heures avec apparition d'une parésie du membre supérieur droit.

1. Décrivez les anomalies visibles sur ce scanner non injecté. Quelle est votre hypothèse diagnostique ?
2. Quel(s) examen(s) réalisez-vous ?
3. Quelle prise en charge doit-on envisager ?

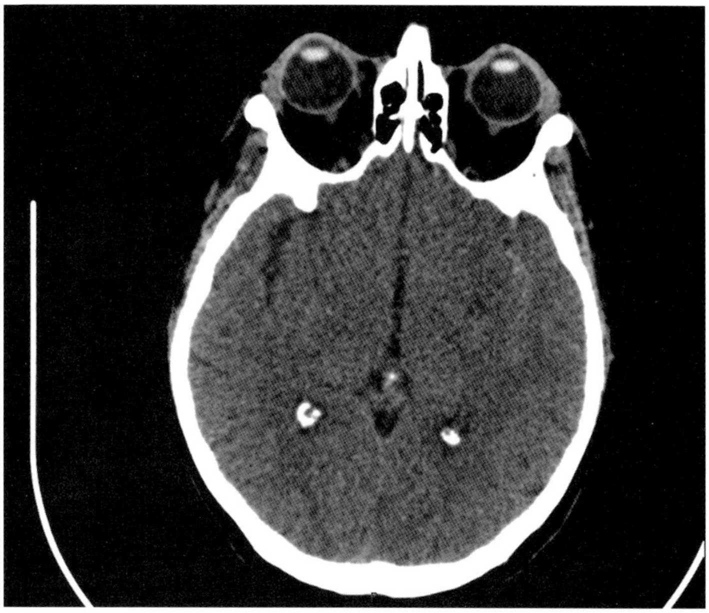

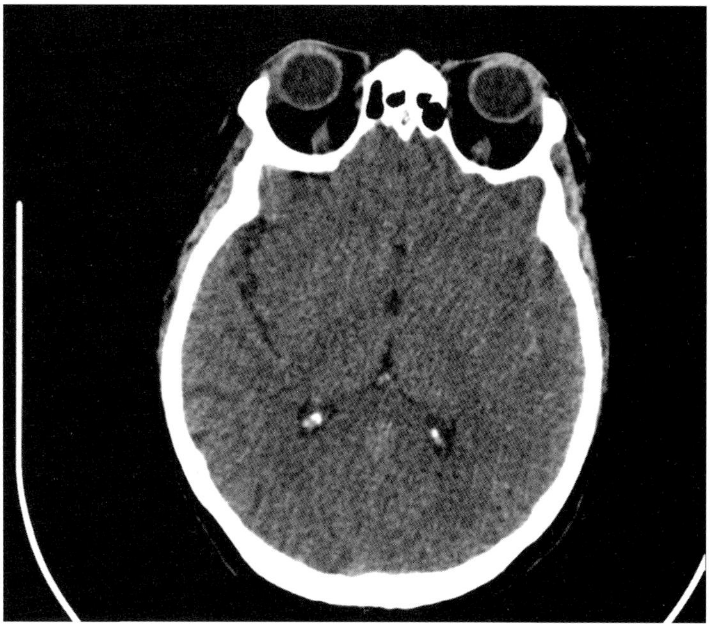

CAS 5 : RUPTURE D'ANÉVRISME DE L'ARTÈRE SYLVIENNE COMPLIQUÉE D'UN AVC ISCHÉMIQUE PAR VASOSPASME

1. Hyperdensité spontanée des espaces sous arachnoïdiens frontaux et de la vallée sylvienne gauche en rapport avec une hémorragie méningée associée à un œdème cortico-sous-cortical avec effacement du ruban insulaire témoignant d'un accident ischémique précoce. On évoque la rupture d'un anévrisme de l'artère cérébrale moyenne compliquée d'un AVC sylvien superficiel par vasospasme.

2. On peut réaliser un angioscanner cérébral ou une angio-IRM.
   Ces deux techniques sont performantes pour visualiser les anévrismes sacciformes > 3 mm. Le compte rendu doit préciser le siège, la taille de l'anévrisme et du collet, d'éventuelles artères perforantes pouvant naître du sommet, les réseaux de suppléance. On recherchera également d'autres anévrismes sur le polygone (20 à 33 % des anévrismes sont multiples).
   L'IRM permet de visualiser l'ischémie sur la diffusion et reste très sensible pour détecter le sang frais en hypersignal FLAIR.

3. Le bilan d'imagerie permettra de choisir entre un traitement chirurgical ou endovasculaire à entreprendre dans les 24 heures. L'artériographie permet l'embolisation du sac anévrismal qui s'impose actuellement comme la technique de choix (mortalité à 5 ans inférieure à la chirurgie).

COMMENTAIRE

Les anévrismes sont la deuxième cause d'hémorragie sous-arachnoïdienne (HSA) derrière les traumatismes. Les dissections artérielles, les malformations vasculaires et les tumeurs sont moins fréquentes.
Lorsque liée à un anévrisme, l'hémorragie touche les citernes supracellaires, sylviennes, interhémisphériques.
Le scanner sans injection est positif dans les 24 premières heures dans 95 % des cas. La sensibilité décroît à 50 % à une semaine. En aigu, la séquence FLAIR est la plus sensible montrant un hypersignal dans les sillons mais ce signe peut aussi se voir dans les méningites, l'anesthésie au PROPOFOL, la présence de gadolinium dans le LCS (insuffisance rénale) et certains artefacts.
L'hyposignal en T2 écho de gradient lié aux dépôts d'hémosidérine est plus spécifique mais visible plus tardivement (après 24 heures).
La recherche de l'anévrisme par angioscanner, IRM ou artériographie se révèle négative dans 15 à 20 % des cas. Elle inclura la recherche d'anévrisme phlycténulaire, saillie vasculaire à large base, le plus souvent sur la grande courbure des carotides internes supraclinoïdiennes, rare mais importante source d'HSA anévrismale, souvent difficile à mettre en évidence.
La première complication de la rupture d'anévrisme est le vasospasme artériel cérébral.
Son pic de survenue se situe entre les 4e et 12e jours, avec un déficit neurologique associé dans 50 % des cas. Il augmenterait de 1.5 à 3 fois la mortalité dans les 15 premiers jours.
Sa physiopathologie impliquerait un déséquilibre de la balance endothéline/monoxyde d'azote et sa prévention en réanimation neurochirurgicale est une priorité.
Le risque de récidive de saignement est lui de 4 % dans les 24 heures, 15 % dans le mois en l'absence de traitement.

RÉFÉRENCES

- OSBORN A *et al.* Aneurysmal subarachnoid hemorrhage. In: Diagnostic imaging: brain. *Amirsys Ed, 2004: I-3-4 et I-3-6.*
- MOLYNEUX AJ. Risk of recurrent subarachnoid haemorrhage, death, or dependence and standardised mortality ratios after clipping or coiling of an intracranial aneurysm in the international subarachnoid aneurysm trial (isat): long-term follow-up. *Lancet neurol. 2009; 8(5): 427-33.*

CAS 6

Patiente africaine de 55 ans, arrivée en France et adressée pour évaluation d'une tumeur cérébrale révélée par des céphalées, traitée par une première cure de chimiothérapie.
Cliniquement elle présente des chutes à répétition depuis quelques jours.

1. Décrivez la lésion.
2. Quel est votre diagnostic ?
3. Quel est le pronostic ?

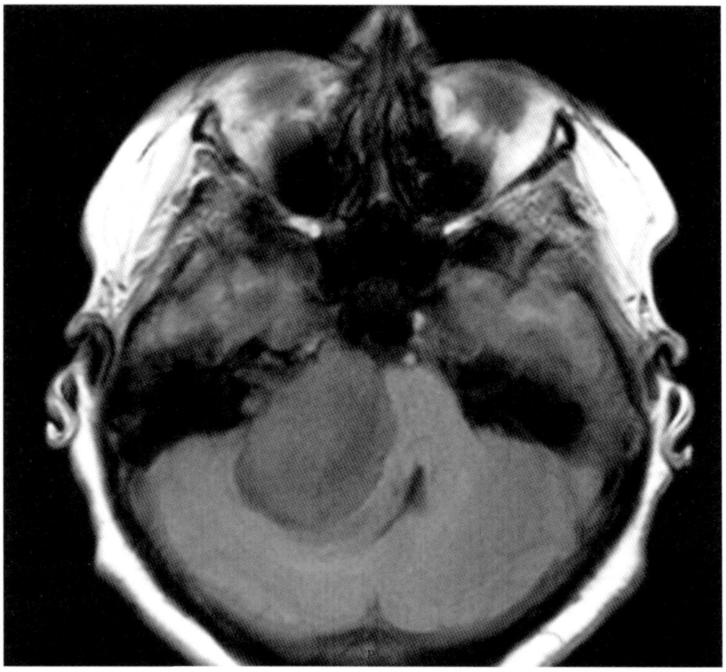

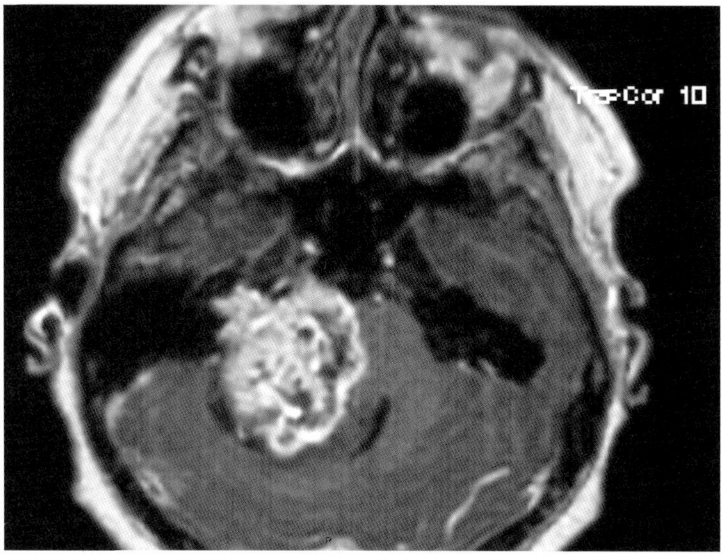

CAS 6 : SCHWANNOME VESTIBULAIRE À COMPOSANTE KYSTIQUE

1. Lésion expansive extra-axiale de l'angle ponto-cérébelleux droit s'étendant dans le conduit auditif interne qui est élargi. La lésion refoule le tronc cérébral à gauche, efface les citernes prépontiques et comprime le 4e ventricule. Ses contours sont nets, sa structure hétérogène en hypo T1 se rehaussant de façon intense après injection avec des portions centrales nécrotiques.

2. Schwannome vestibulaire (SV) à composante kystique exerçant un effet de masse sur le tronc cérébral et le V4.

3. Le pronostic fonctionnel auditif est mauvais.
   De façon générale, le SV est une tumeur bénigne à croissance lente (temps de doublement volumique > 2 ans). Les récidives post-chirurgicales sont rares (< 10 %) et la dégénérescence maligne exceptionnelle.

COMMENTAIRE

Le SV est la plus fréquente des tumeurs de l'angle ponto-cérébelleux (APC) et de la fosse cérébrale postérieure chez l'adulte (80 %). Elle touche l'adulte d'âge moyen vers 50 ans avec une petite prédominance féminine.
C'est une tumeur bénigne développée à partir des cellules de Schwann, naissant sur le nerf vestibulaire toujours dans sa portion intra-méatique, près du porus.
La symptomatologie révélatrice est principalement une hypoacousie de perception unilatérale lentement évolutive. Parfois, il est révélé par des acouphènes ou une surdité brusque.
Les atteintes labyrinthiques, ou du facial sont réservés aux grosses tumeurs.
L'imagerie fait le diagnostic positif et le bilan pré thérapeutique :
Le siège de la lésion doit être parfaitement précisé : intra- et extra-méatique, intra-méatique pur ou extra-méatique pur.
L'extension au MAI est responsable d'un élargissement souvent visible au TDM.
Le signal T1 est peu spécifique. Le signal T2 est hyperintense au tronc cérébral mais toujours hypointense au LCS.
Le rehaussement est intense et homogène.
Le SV kystique est une forme particulière peu fréquente (5 %) secondaire à des zones nécrotiques intratumorales à différencier de pseudokystes arachnoïdiens situés à la périphérie de la tumeur.
Le diagnostic différentiel du Schwannome principal est le méningiome ; 2e tumeur de l'APC, dont la prise de contraste de la méninge adjacente, qui est épaissie, est constante.
Le kyste épidermoïde peut simuler un SV kystique, mais il ne se rehausse pas et présente des caractéristiques particulières en FLAIR et diffusion.
Le bilan pré-thérapeutique comporte systématiquement une étude osseuse scanographique du rocher (pneumatisation de la mastoïde, position du canal semi-circulaire postérieur et du golfe de la jugulaire).
La chirurgie cherche à réaliser une exérèse tumorale optimale en préservant le nerf facial. Plusieurs voies chirurgicales sont proposées en fonction de la taille et la topographie de la tumeur. La radiochirurgie stéréotaxique est l'alternative principale de la microchirurgie en dose unique ou fractionnée.
Chez les patients âgés à l'audition altérée la simple surveillance est proposée.

Références

- SARRAZIN JL *et al.* Pathologie de l'angle pontocérébelleux. *J Radiol 2006; 87: 1765-82.*
- FLICKINGER JC *et al.* fractionation of radiation treatment in acoustics. Rationale and Evidence in Comparison to Radiosurgery. *Neurochirurgie, 2004; 50 :421-426.*

CAS 7

Patient de 63 ans éthylo-tabagique, admis pour troubles de confusion et héminégligence gauche. Cette IRM complète un TDM IV- interprété comme normal.

1. Décrivez les anomalies visibles sur l'IRM.
2. Quelle est votre hypothèse diagnostic ?

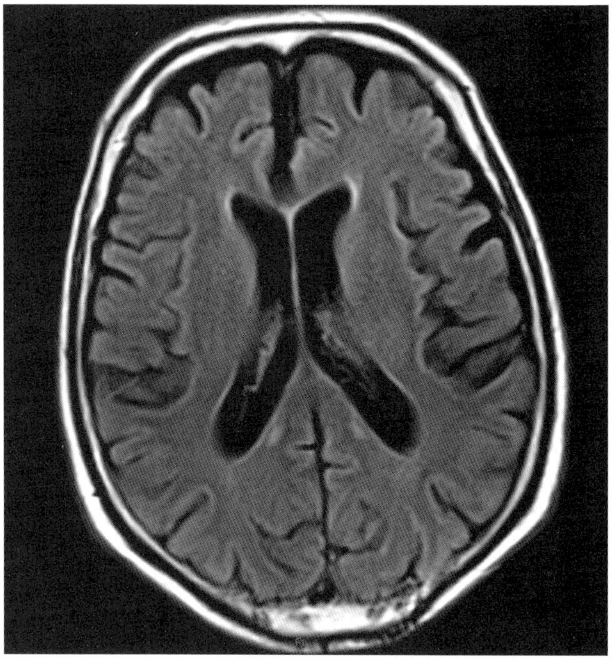

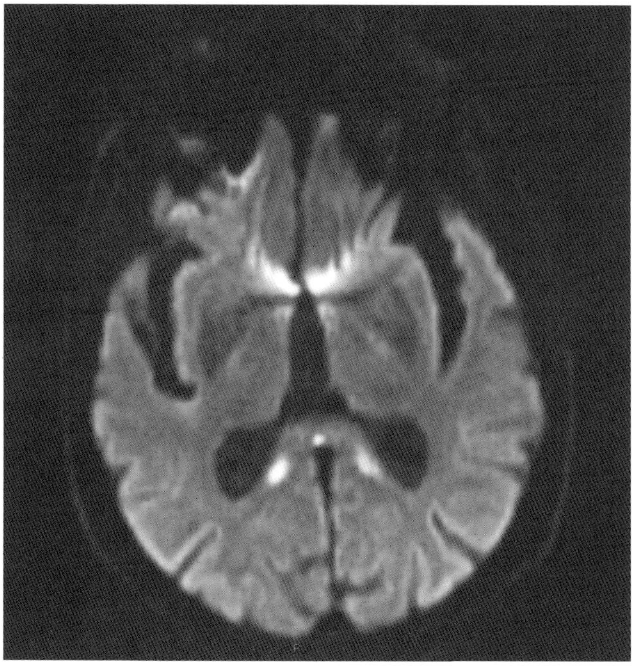

CAS 7 : MALADIE DE MARCHIAFAVA-BIGNAMI

1. L'IRM montre des hypersignaux FLAIR punctiformes touchant le splenium du corps calleux (CC) en hypersignal sur la séquence en diffusion. Elles apparaissaient en hyposignal sur la séquence T1.

2. Devant des hypersignaux FLAIR du CC savoir évoquer :
   - *SEP* (atteinte généralement calloso-septale non isolée).
   - *Syndrome de Susac* (micro-angiopathie rare touchant la partie centrale du CC).
   - *Marchiavafa-Bignami*, surtout si l'atteinte du CC est isolée et centrale et première hypothèse dans ce contexte d'intoxication alcoolique.
   - *Lymphome/AVC.*

COMMENTAIRE

La maladie de Marchiafava-Bignami est une complication rare de l'alcoolisme chronique correspondant à une démyélinisation aiguë qui touche de façon caractéristique le corps calleux. Initialement décrite chez les buveurs de vin rouge, elle serait secondaire à un déficit en vitamine B et a été observée chez des patients non alcooliques.

Les lésions touchent typiquement le corps calleux et prédominent au niveau du genou et du splenium. Des atteintes associées des commissures et de la substance blanche hémisphérique sont possibles avec respect des fibres sous corticales en U. Le CC dégénère en couches avec une nécrose touchant principalement la couche centrale ("layered necrosis").

Dans sa forme chronique, on note l'installation progressive d'un syndrome démentiel avec signes de dysconnection interhémisphérique. Les diagnostics différentiels incluent l'encéphalopathie de Gayet Wernicke, la maladie d'Alzheimer, la démence de Pick et le Korsakoff.
La forme aiguë se caractérise par l'installation brutale de troubles psychotiques sévères, de crises d'épilepsie, et peut conduire rapidement au coma et au décès. Elle peut être confondue ou associée au Gayet Wernicke.
Le scanner montre difficilement des lésions hypodenses à limites floues à la phase aiguë.
En IRM les lésions de démyélinisation apparaissent en hyposignal T1 et hypersignal T2 et FLAIR avec d'éventuelles prises de contraste à la phase aiguë.
La séquence de diffusion peut montrer des hypersignaux en B1000.
Le diagnostic différentiel avec l'encéphalopathie de Gayet Wernicke peut se faire avec l'IRM qui retrouve des hypersignaux bilatéraux et symétriques, touchant les corps mamillaires, les noyaux thalamiques dorsomédians, les régions périaqueducale, ainsi que le plancher du V4.
On recherche également sur les mêmes séquences une possible association lésionnelle avec une myélinolyse osmotique (anciennement centropontine).
Les lésions peuvent évoluer vers la nécrose avec développement de cavités kystiques.
Les lésions aiguës de MB doivent donc être différenciées des autres complications de l'alcoolisme chronique car un diagnostic précoce et un traitement en urgence peuvent conduire à une évolution clinique favorable avec possible régression lésionnelle.

Références

- GAMBINI A. *et al.* Marchiafava-Bignami Disease: Longitudinal MR Imaging and MR Spectroscopy Study. *Am J Neuroradiol 2003; 24: 249-53, February*
- FRIESE *et al.* Classification of acquired lesions of the corpus callosum with MRI. *Neuroradiology 2000; 42: 795-802.*

PATHOLOGIE VISCERALE

M. LEWIN, N. MOURRA

CAS 1

Patient de 76 ans, aux antécédents de calculs vésiculaires anciens connus depuis une trentaine d'années, consulte pour réapparition des douleurs de siège sous-costal droit sans fièvre. Le bilan biologique montre une élévation des gamma-GT à 5N. L'échographie confirme la présence de plusieurs calculs dont un de 22 mm avec une paroi vésiculaire épaissie. Le bilan est complété par un scanner.

1. Décrivez les anomalies radiologiques.
2. A quels diagnostics pensez-vous ?
3. Quel autre examen peut-on réaliser pour aider au diagnostic ?
4. Quelle est la conduite à tenir ?

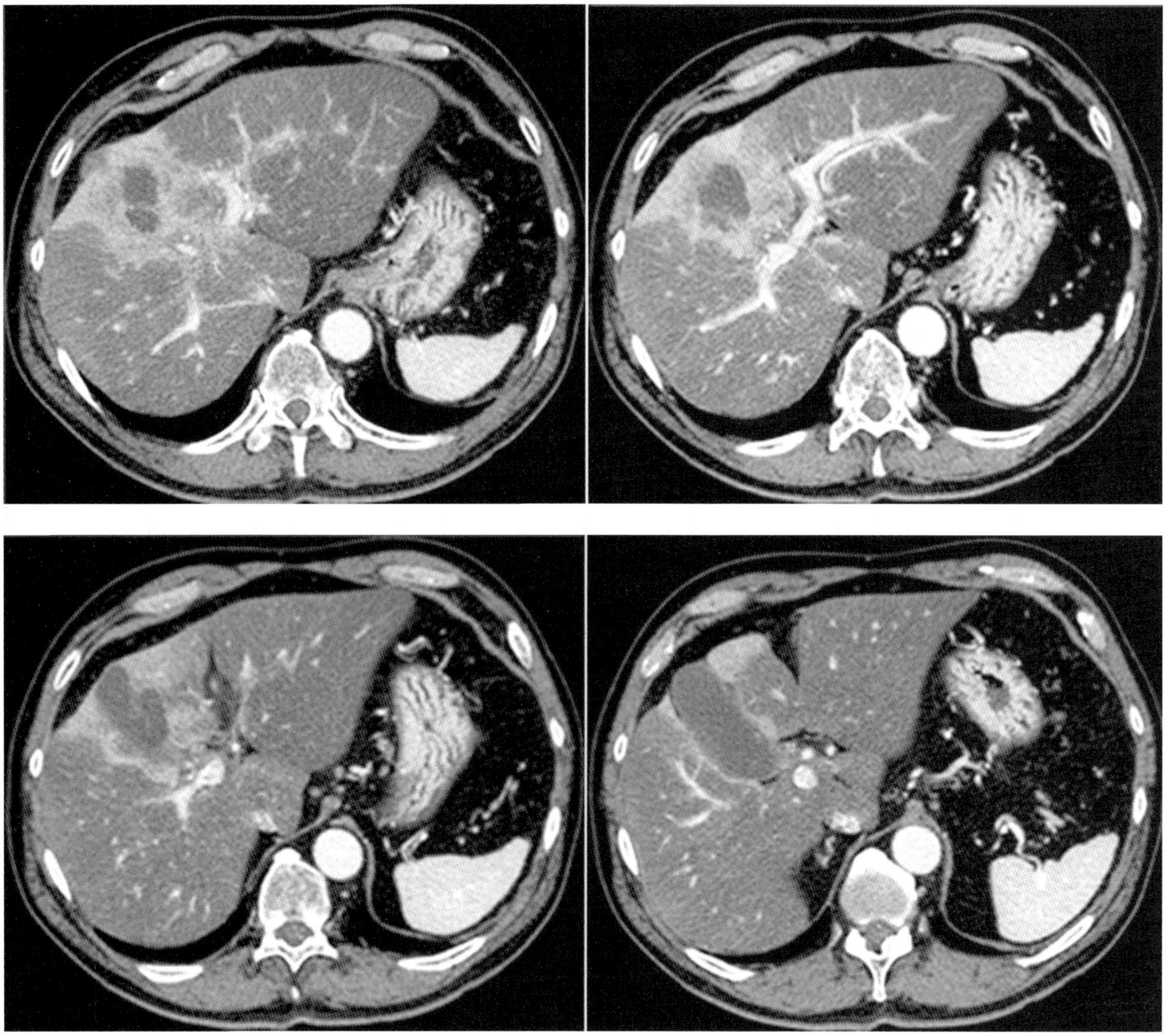

CAS 1 : PYOCHOLÉCYSTE COMPLIQUANT UN ADÉNOCARCINOME DE LA VÉSICULE BILIAIRE

1. Le scanner avec injection à la phase artérielle tardive montre une vésicule biliaire à paroi épaissie, mal limitée associée à un rehaussement focal des segments hépatiques IV et V en faveur d'une inflammation péri-vésiculaire au sein d'un foie de stéatose.

2. L'imagerie et le contexte clinique font discuter dans la gamme diagnostique des épaississements de la paroi vésiculaire :
   - *une cholécystite aiguë* (perforée avec constitution d'abcès péri-vésiculaire),
   - *un cancer de la vésicule biliaire* (avec complication infectieuse).

3. Une IRM hépatique avec séquence de cholangio-IRM peut être réalisée mais son rôle est limité pour différencier une cholécystite d'un cancer de la vésicule. Un épaississement pariétal asymétrique, irrégulier ou étendu aux structures adjacentes avec un rehaussement marqué au temps artériel et gardant le contraste au temps portal suggère un cancer de la vésicule.

4. Prise en charge chirurgicale.

COMMENTAIRE

Le cancer de la vésicule biliaire touche 3 personnes sur 100 000 aux Etats-Unis. Il est découvert de manière fortuite dans 1 à 3 % des pièces de cholécystectomies. Le pic de fréquence se situe après 60 ans avec une prédominance féminine. Les facteurs de risque reconnus sont : la présence de calcul, un antécédent de cholécystite chronique, l'existence d'une vésicule à paroi calcifiée (vésicule porcelaine), un kyste du cholédoque et l'existence d'un canal biliopancréatique commun long (supérieur à 15 mm).

En imagerie, on distingue trois formes de présentation macroscopique :

a) La forme la plus fréquente présente dans 40 à 65 % des cas est une masse tissulaire sous hépatique remplaçant la vésicule avec souvent envahissement du foie adjacent ;

b) La forme se présentant comme un épaississement focal ou diffus de la paroi vésiculaire est plus rare, présente dans 20 à 30 % des cas ;

c) La masse polypoïde à développement intra-luminal, souvent de taille supérieure à 20 mm, présente dans 15-25 % des cas.

Le problème se pose surtout devant un épaississement de la paroi vésiculaire qui concerne un certain nombre de pathologies bénignes, au premier rang desquelles se trouvent les cholécystites subaiguë et chronique. Ni la taille, ni la localisation, ni même l'échogénicité ne semblent être des critères capables d'orienter vers la malignité. En revanche, la présence d'un calcul unique de grande taille ainsi qu'une interruption focale de la couche muqueuse en échographie semblent constituer des éléments rattachés de manière significative à la malignité. La tomodensitométrie permet de trouver une masse hypodense comblant la lumière vésiculaire et prenant le contraste souvent de manière hétérogène en raison de zones nécrotiques. En fait, c'est l'association à un envahissement locorégional, des lésions secondaires hépatiques, des adénomégalies ou une dilatation des voies biliaires qui constituent les meilleurs éléments en faveur de la malignité. En cas de cancer, l'imagerie a un rôle majeur dans le bilan d'extension. Le scanner fait le bilan d'extension à distance et l'IRM avec séquence de cholangio-IRM explore l'extension locorégionale.

RÉFÉRENCES

- VIALLE R *et al.* Place de l'imagerie dans le diagnostic et le bilan des tumeurs de la vésicule biliaire. *Gastroentérol Clin Biol 2008; 32: 931-41.*
- FURLAN A *et al.* Gallbladder carcinoma update: multimodality imaging evaluation, staging, and treatment options. *AJR 2008; 191: 1440-47.*

CAS 2

Patiente de 34 ans, aux antécédents de lésions du cuir chevelu indéterminées, consultant pour un ictère et un prurit récent sans douleur abdominale, ni fièvre, ni altération de l'état général avec cholestase majeure. L'échographie montre une vésicule lithiasique à paroi épaissie avec une dilatation de la VBP. Un scanner puis une CPRE sont réalisés.

1. Décrivez les anomalies détectées.
2. Quels diagnostics proposez-vous ?
3. Quelle est la conduite à tenir ?
4. Quelles sont les thérapeutiques à envisager ?

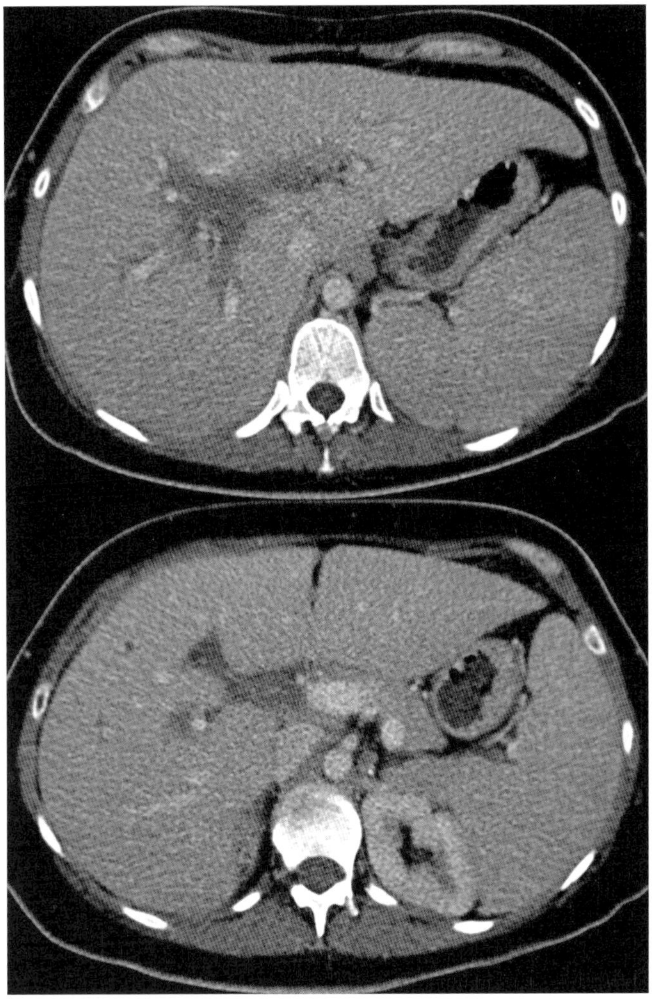

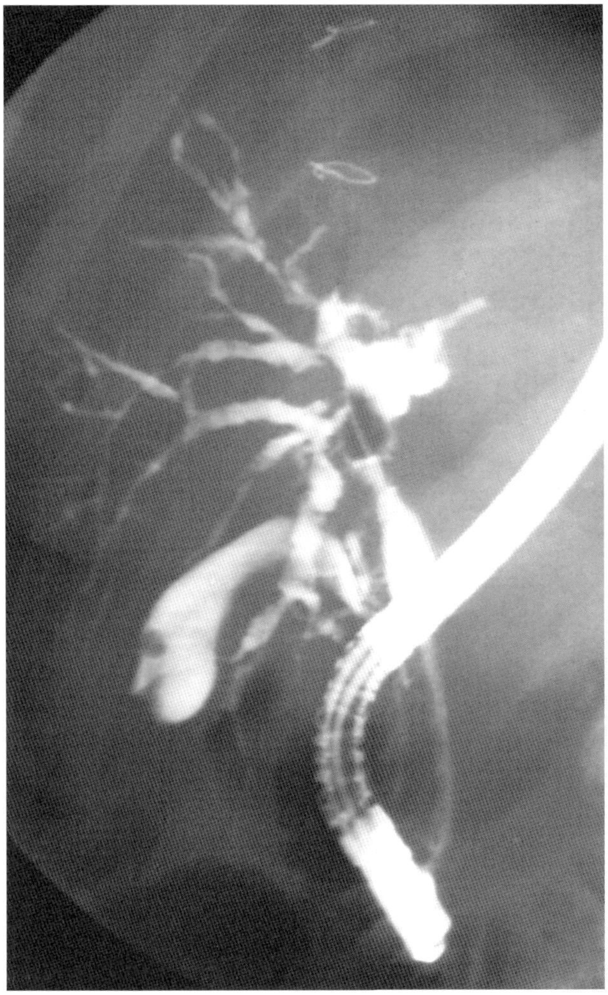

CAS 2 : CHOLANGITE SECONDAIRE À UNE HISTIOCYTOSE LANGERHANSIENNE

1. Les deux coupes axiales de scanner avec injection montrent un foie de morphologie normale, une infiltration périportale hypodense et un important épaississement pariétal des VBIH. La CPRE retrouve de nombreuses sténoses, dilatations et irrégularités des VBIH et de la VBP.

2. La gamme diagnostique des lésions multiples des VBIH et VBEH comporte :
   - cholangite sclérosante primitive,
   - cholangite secondaire à un déficit immunitaire sévère (SIDA), lithiasique, bactérienne, ischémique, iatrogène et auto-immune.

3. Une PBH par voie percutanée. Dans notre observation, une biopsie cutanée avait aussi été réalisée retrouvant une localisation cutanée d'une histiocytose langerhansienne.

4. Les alternatives thérapeutiques sont peu nombreuses : corticothérapie, chimiothérapie (essentiellement à base de VINBLASTINE). Dans les formes évoluées, une transplantation hépatique peut être envisagée.

COMMENTAIRE

L'histiocytose à cellules de Langerhans, également appelée histiocytose X ou granulomatose à cellules de Langerhans se caractérise histologiquement par une prolifération de cellules appartenant au système des phagocytes mononuclés. Sa pathogénie est inconnue. C'est une maladie de l'enfant et de l'adulte jeune, avec un sex-ratio de 2 hommes pour 1 femme. Elle touche 1 enfant pour 200.000 par an. Pratiquement tout l'organisme peut être intéressé par la maladie, mais les organes les plus fréquemment atteints sont par ordre de fréquence : l'os, le poumon, la peau et la post-hypophyse. La présentation est éminemment variable, allant d'un granulome unique, cutané ou osseux à une atteinte multiviscérale. L'évolution est également variable et actuellement imprévisible, avec une régression spontanée possible, un passage à la chronicité, ou une atteinte d'autres organes.

L'atteinte hépatique survient dans 20 à 35 % des cas, plus souvent chez des enfants de moins de 2 ans, exceptionnelle chez l'adulte d'âge moyen jeune (34 ans), atteints d'une forme multifocale. L'atteinte peut être latente ou se manifester par une hépatomégalie et/ou un ictère. Outre l'infiltration portale hépatique histiocytaire, l'histiocytose peut induire une sclérose des voies biliaires intrahépatiques ressemblant à une cholangite sclérosante avec pour conséquence une cholestase, une cirrhose biliaire secondaire et une hypertension portale. L'aspect en imagerie est variable, en fonction de la sévérité de l'atteinte. A un stade avancé, il existe en imagerie en coupe, une infiltration périportale hyperéchogène en échographie, hypodense en scanner, en hypersignal sur les séquences pondérées en T1 responsable d'un effet de masse sur les voies biliaires correspondant à une stéatose focale liée à l'infiltrat de cellules spumeuses. A la bili-IRM, l'atteinte est similaire à celle d'une cholangite sclérosante primitive. La guérison de l'histiocytose X, qu'elle soit spontanée ou obtenue après chimiothérapie n'entraîne pas une amélioration de la cholangite sclérosante qui persiste alors que l'infiltration histiocytaire a disparu. La transplantation hépatique permet une amélioration de la survie et de la qualité de vie.

RÉFÉRENCES

- SCHMIDT S *et al.* Extraosseous langerhans cell histiocytosis in children. *Radiographics 2008; 28: 707-26.*
- KÖNIG CW *et al.* MR cholangiography in the diagnosis of sclerosing cholangitis in langerhans'cell histiocytosis. *Eur Radiol 2001; 11: 2516-20.*

CAS 3

Patient de 45 ans, séropositif VIH bien contrôlé, consulte pour ascite avec TP à 60 %. L'échographie abdominale montre un foie dysmorphique et une lésion mal limitée du foie droit. Une IRM hépatique est réalisée pour caractériser la lésion hépatique.

1. Donnez les éléments sémiologiques de la lésion hépatique.
2. Quelles sont vos hypothèses diagnostiques ?
3. Identifiez-vous un facteur de risque sur l'IRM ?
4. Quelle est la conduite à tenir ?

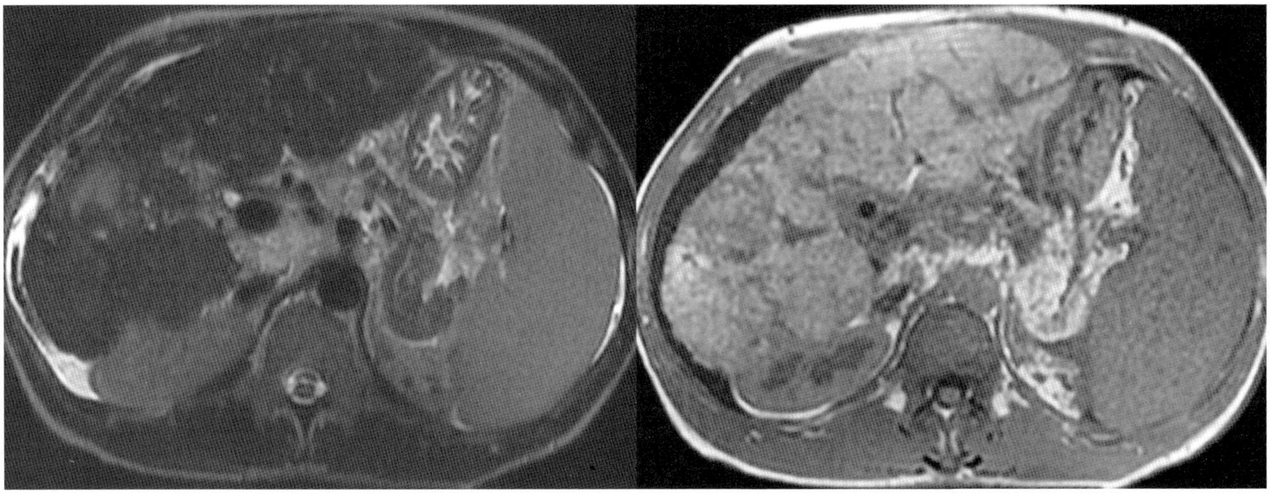

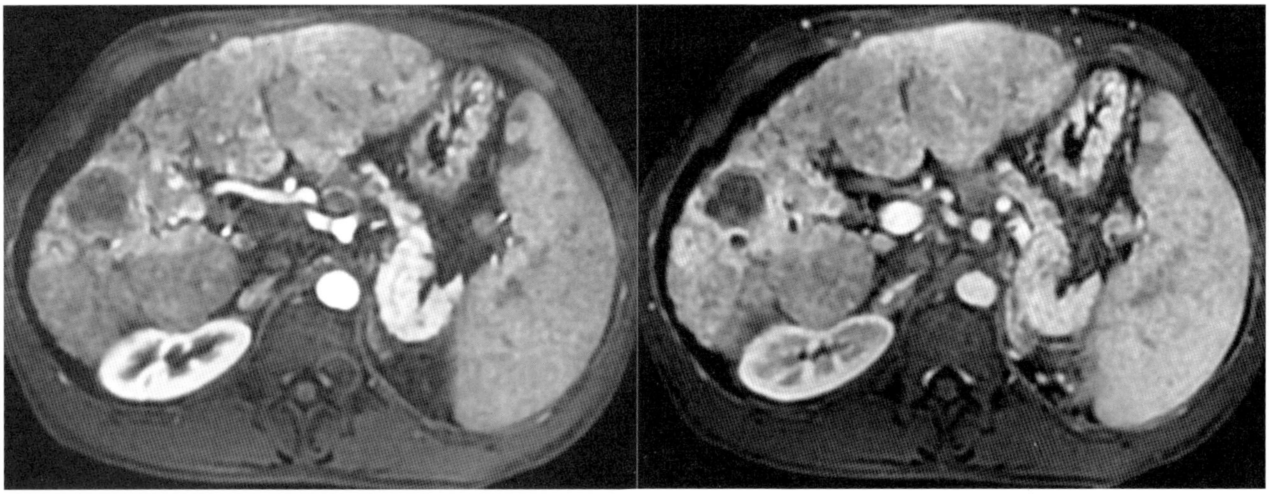

CAS 3 : CHOLANGIOCARCINOME INTRA-HÉPATIQUE SUR CIRRHOSE

1. Les coupes axiales en IRM montrent une lésion du foie droit, en hypersignal T2, hyposignal T1, avec un rehaussement périphérique à la phase artérielle qui est plus marqué à la phase portale avec au contact une discrète dilatation des VBIH et un trouble de perfusion, chez un patient ayant un foie dysmorphique avec des signes d'HTP.

2. Deux diagnostics sont à envisager devant un foie de cirrhose :
   - un carcinome hépatocellulaire (CHC),
   - un cholangiocarcinome intrahépatique.

3. La présence d'une cirrhose objectivée par la dysmorphie hépatique et les contours bosselés du foie est un facteur de risque du CHC et du cholangiocarcinome intrahépatique.

4. La ponction-biopsie hépatique est nécessaire au diagnostic avant toute décision thérapeutique.

COMMENTAIRE

Les cholangiocarcinomes sont la deuxième cause de tumeur primitive du foie et des voies biliaires. La forme la plus anciennement connue affecte les voies biliaires extrahépatiques et a un retentissement biliaire prédominant. Une nouvelle entité dont l'incidence augmente, sont les cholangiocarcinomes intrahépatiques, périphériques, de pronostic sévère, représentant environ 5 à 20 % de l'ensemble des cholangiocarcinomes. Certains facteurs de risques seraient plus volontiers associés aux cholangiocarcinomes périphériques comme l'exposition aux carcinogènes, les hépatites virales (VHB, VHC) et de façon générale toutes les causes de cirrhose, et d'autres facteurs comme la surcharge en fer, le diabète, les syndromes dysmétaboliques et l'infection par le VIH. L'examen histologique montre qu'il s'agit d'un adénocarcinome tubulaire peu différencié dans un stroma abondant. L'immunohistochimie (marquage positif pour les cytokératines 19 et 7) permet d'orienter le diagnostic vers une tumeur de type cholangiocarcinome. Dans un foie de cirrhose, l'imagerie en coupe montre une lésion hypo- ou isodense au scanner sans injection et en hypersignal T2, hyposignal T1 en IRM. Après injection de produit de contraste deux comportements différents sont observés selon la taille de la tumeur. Pour les lésions de taille supérieure à 3 cm, l'étude dynamique montre une prise de contraste périphérique précoce avec un remplissage concentrique progressif semblable aux lésions sur foie non cirrhotique. Au contraire, pour les lésions de taille inférieure à 3 cm, on peut observer (50 % des cas) une prise de contraste totale de la lésion au temps artériel, persistante à la phase portale et tardive (5 minutes) sans washout individualisé permettant la distinction avec un petit CHC. Il faut donc savoir les reconnaître au cours des cirrhoses et proposer devant une tumeur hypervasculaire de petite taille sans washout une biopsie percutanée pour en faire le diagnostic. En effet, les modalités de prise en charge thérapeutique diffèrent de celles du CHC.

RÉFÉRENCES

- KIM SJ *et al.* Peripheral mass-forming cholangiocarcinoma in cirrhotic liver. *AJR 2007; 189: 1428-34.*
- RIMOLA J *et al.* Cholangioacarcinoma in cirrhosis: absence of contrast washout in delayed phases by magnetic resonance imaging avoids misdiagnosis of hepatocellular carcinoma. *Hepatology 2009; 50: 1-8.*

CAS 4

Patient de 60 ans, sans antécédents, présentant depuis trois mois des poussées itératives de pancréatite aiguë sans notion d'éthylisme chronique. Le scanner montre un aspect de pancréatite caudale associée à une masse du pancréas et à une thrombose de l'artère rénale droite et du tronc cœliaque. Une IRM pancréatique de complément est réalisée.

1. Décrivez les anomalies détectées.
2. Quels diagnostics proposez-vous ?
3. Pensez-vous qu'un autre examen complémentaire soit utile dans le bilan morphologique ?
4. Quelle est la prise en charge thérapeutique ?

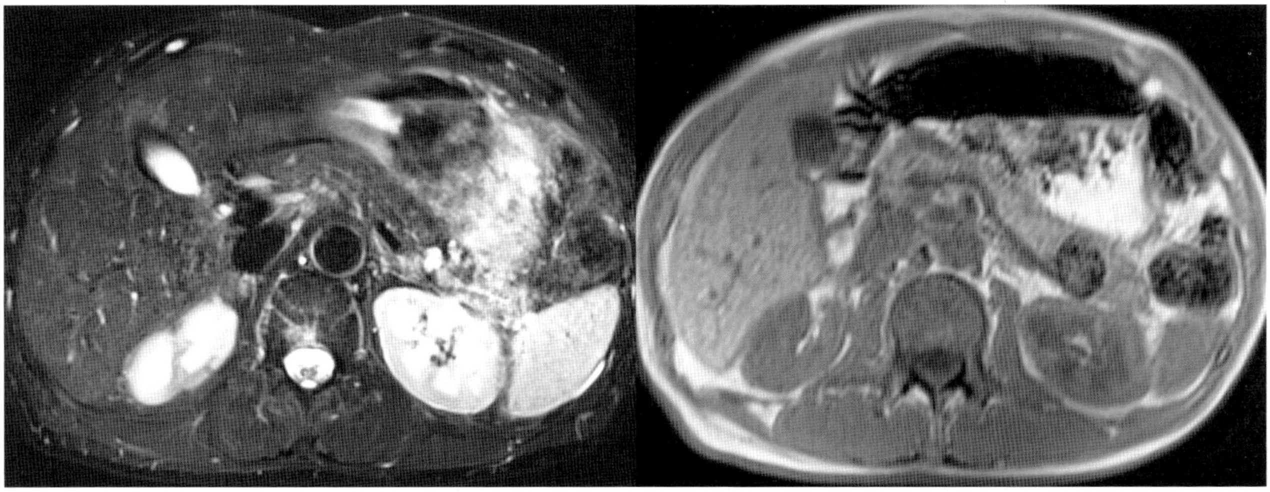

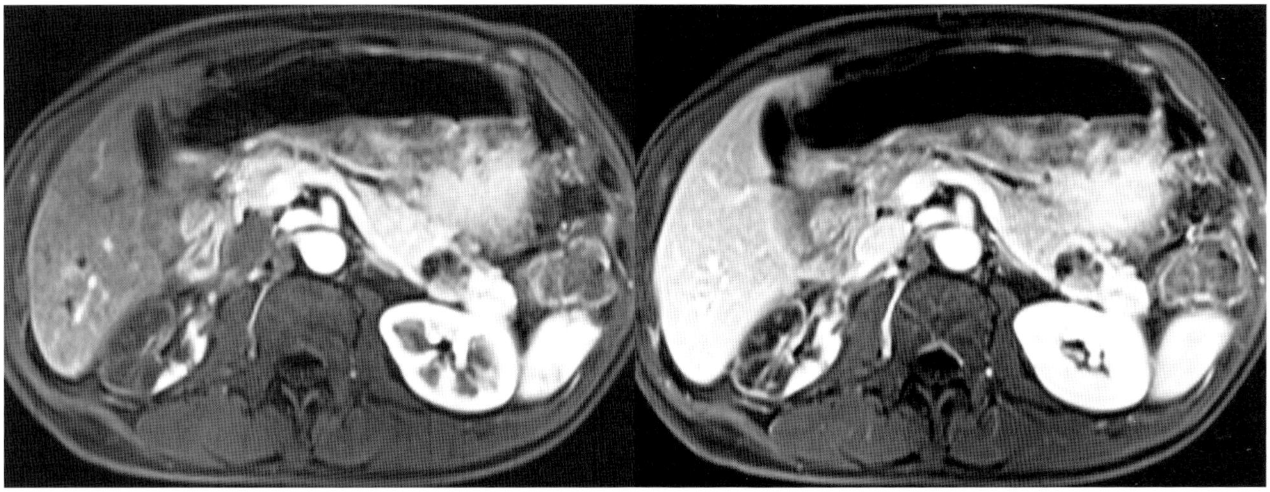

CAS 4 : SARCOME INTIMAL DE L'ARTÈRE SPLÉNIQUE AVEC ENVAHISSEMENT PANCRÉATIQUE

1. Les coupes axiales en IRM montrent une lésion hétérogène nodulaire de la queue du pancréas en hypersignal T2, hyposignal T1, se réhaussant après injection de gadolinium comportant des zones kystiques (correspondant à des remaniements nécrotiques tumoraux) associée à une thrombose de l'artère rénale droite et à un infarctus rénal droit.

2. Il faut discuter parmi la gamme des lésions tissulaires du pancréas :
   - une tumeur endocrine kystique,
   - un cystadénocarcinome,
   - une tumeur rare : sarcome kystique.

3. Une écho-endoscopie avec biopsie est utile pour affirmer le diagnostic de malignité. L'étude histologique de la cytoponction a montré la présence de cellules d'allure sarcomateuse.

4. Prise en charge chirurgicale : splénopancréatectomie gauche.

COMMENTAIRE

Les sarcomes des artères systémiques sont très rares. Ils sont classés selon leur siège soit en tumeurs murales, qui se développent au sein de la paroi artérielle et qui sont le plus souvent des léiomyosarcomes, soit en tumeur luminales à point de départ intimal représentées par les sarcomes intimaux. Cette dénomination indique le point de départ du développement de ces tumeurs et non leur origine cellulaire qui reste encore discutée.

Le sarcome intimal est défini histologiquement, par l'OMS comme une tumeur mésenchymateuse maligne des artères, à développement endoluminal. Il s'agit habituellement d'une tumeur peu différenciée formée par une prolifération de cellules fusiformes présentant des atypies modérées à sévères et une activité mitotique variable avec des remaniements nécrotiques. L'immunohistochimie est essentielle pour le diagnostic en retrouvant un marquage positif pour la vimentine (marqueur des cellules mésenchymateuses) et un marquage négatif pour les marqueurs des cellules épithéliales, musculaires et nerveuses. Sa localisation la plus fréquente est l'aorte surtout dans son segment abdominal. En raison d'une symptomatologie non spécifique, leur révélation est tardive. Le diagnostic est parfois posé chez un patient présentant des signes thromboemboliques systémiques, ou au stade de métastases résultant d'emboles tumoraux périphériques essentiellement au niveau de l'os (mais aussi au niveau du foie, des reins, des surrénales et des poumons), ou encore le plus souvent en post-mortem. L'âge moyen au moment du diagnostic est de 60 ans. L'imagerie met en évidence une masse endoluminale se rehaussant après injection de produit de contraste. L'IRM permet de confirmer le caractère tissulaire de la lésion en sensibilisant la prise de contraste. Le traitement est essentiellement chirurgical. Une chimiothérapie adjuvante est indiquée en cas d'emboles tumoraux, de métastases ou de tumeurs non résécables. Le pronostic est sombre du fait du retard diagnostique et de la précocité des métastases avec une survie moyenne de quelques mois.

Références

- CHAÂBOUNI S *et al.* Sarcome intimal de l'aorte : une observation. *Annales de pathologie 2008; 28: 229-32.*
- MOHSEN NA *et al.* Intimal sarcoma of the aorta. *AJR 2000; 175: 1289-90.*

CAS 5

Femme de 58 ans, ayant présenté trois semaines avant son admission à l'hôpital pour occlusion intestinale, un épisode de méléna avec anémie à 6,8 g/L. La fibroscopie œsogastrique montre une masse duodénale ulcérée pour laquelle les biopsies sont normales. Le scanner confirme la présence d'une masse duodénale proximale hétérogène. Le bilan est complété par une entéro-IRM.

1. Comment décrivez-vous la lésion ?
2. Quelles sont les hypothèses diagnostiques ?
3. Quel doit être le traitement ?

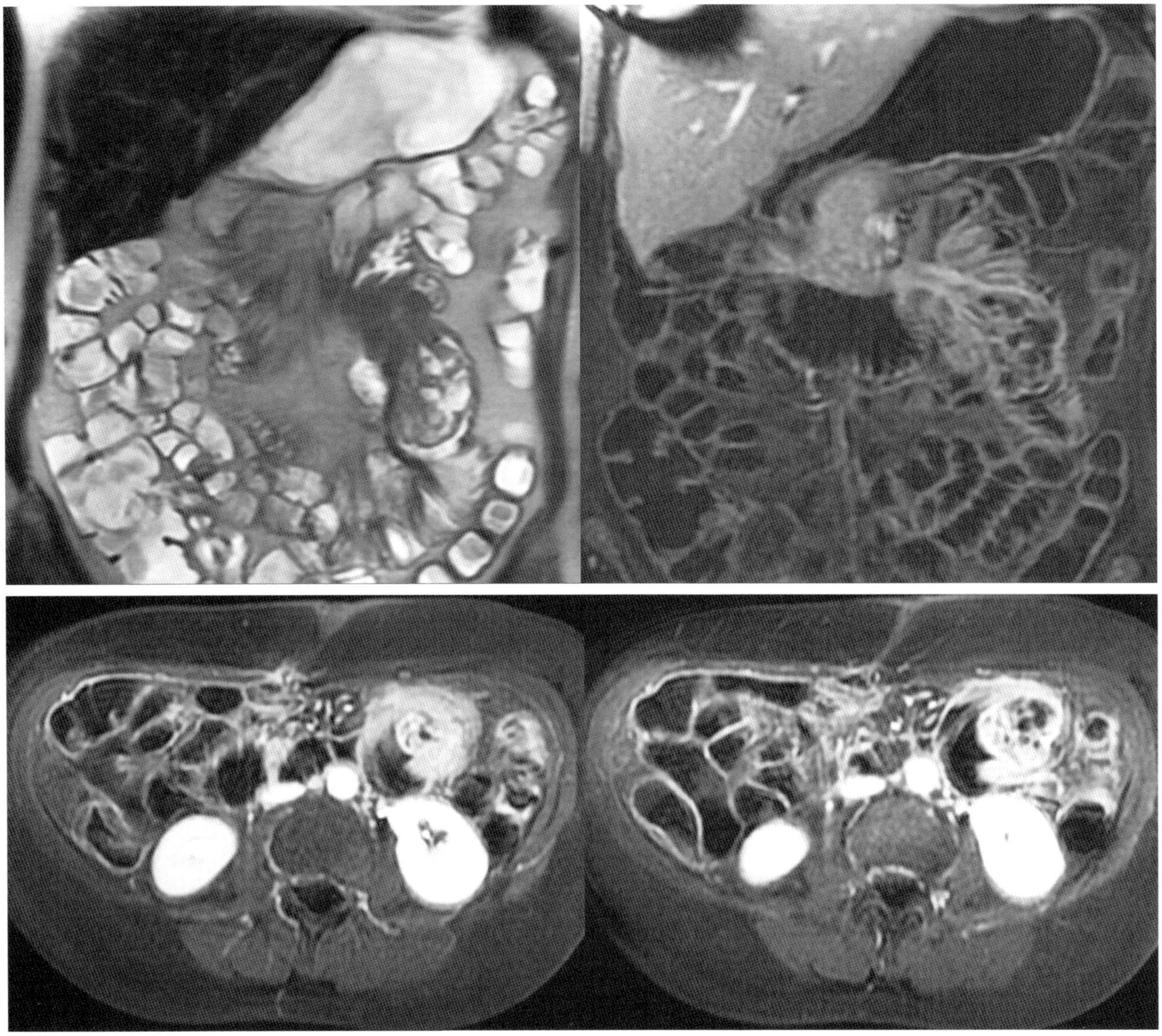

CAS 5 : INVAGINATION INTESTINALE AIGUË SECONDAIRE À UN HAMARTOME BRUNNERIEN DUODÉNAL

1. Les coupes coronales montrent une lésion tissulaire appendue dans le jéjunum proximal, d'aspect hétérogène. La lésion est formée de plusieurs zones en hypersignal T2 se rehaussant en périphérie après injection de gadolinium. Les deux coupes axiales en T1 après injection de gadolinium montrent l'invagination duodéno-jéjunale secondaire à la lésion tissulaire.

2. L'imagerie et le contexte clinique d'invagination intestinale haute font discuter dans la gamme diagnostique des lésions duodénales :
   - *une lésion tumorale maligne primitive* en priorité une tumeur stromale, mais l'imagerie ne peut exclure les autres tumeurs mésenchymateuses digestives comme les léiomyomes et les schwannomes,
   - *une tumeur bénigne* : hamartome Brunnerien.

3. Prise en charge chirurgicale : résection du premier duodénum.

COMMENTAIRE

L'hamartome brunnerien également appelé adénome des glandes de Brunner correspond à une tumeur bénigne du duodénum. C'est une entité peu décrite dans la littérature dont la pathogénie n'est pas connue et qui représenterait 5 % des tumeurs duodénales. Les glandes de Brunner sont localisées dans la partie profonde de la muqueuse et dans la sous-muqueuse du pylore et du duodénum, prédominant dans la portion proximale de ce dernier. Elles sécrètent des bicarbonates et de la mucine en réponse à de nombreux signaux pour protéger la muqueuse duodénale de la sécrétion d'acide gastrique. Macroscopiquement, la taille des lésions varie de 0.5 à 10 cm de diamètre. Histologiquement, la prolifération est constituée de lobules de glandes de Brunner normales ou kystiques, séparés par des faisceaux de fibres musculaires lisses. Elles sont habituellement mises en évidence au décours de complications à type d'hémorragie digestive ou d'occlusion digestive haute mais elles peuvent également être de découverte fortuite. La fibroscopie œsogastrique avec biopsie est l'examen de référence pour le diagnostic de ces lésions en révélant une masse sous-muqueuse. En échoendoscopie, ces lésions sont d'échostructure variable, hétérogène. En imagerie en coupe, ces lésions après injection de produit de contraste se rehaussent habituellement de façon homogène ; toutefois, un rehaussement hétérogène, hypodense ou hypointense, peut aussi s'observer en cas de prolifération kystique des glandes de Brunner. Le traitement, mal codifié du fait de la rareté de ces lésions, est soit chirurgical (duodénotomie et résection tumorale) soit endoscopique. La résection chirurgicale est préférée en cas d'urgence clinique, de lésions sessiles ou ayant un diamètre supérieur à 5 cm.

RÉFÉRENCES

- PATEL ND *et al.* Brunner's gland hyperplasia and hamartoma: Imaging features with clinicopathologic correlation. *AJR 2006; 187: 715-22.*
- JUST PA *et al.* Invagination intestinale aiguë de cause inhabituelle. *Gastroentérol Clin Biol 2005; 29: 1160-3.*

PATHOLOGIE VISCERALE

B. BESSOUD, J. CAZEJUST

CAS 1

Patiente de 24 ans. Accident de la voie publique en véhicule léger. Choc frontal à haute cinétique. Intubation sur site. Hémodynamique stable.

1. Quelles anomalies révèle la tomodensitométrie ?
2. Quel est votre diagnostic ?
3. Quelles sont les complications à craindre ?
4. Un élément déterminant pour la prise en charge thérapeutique manque cruellement dans le résumé clinique ci-dessus, lequel ?

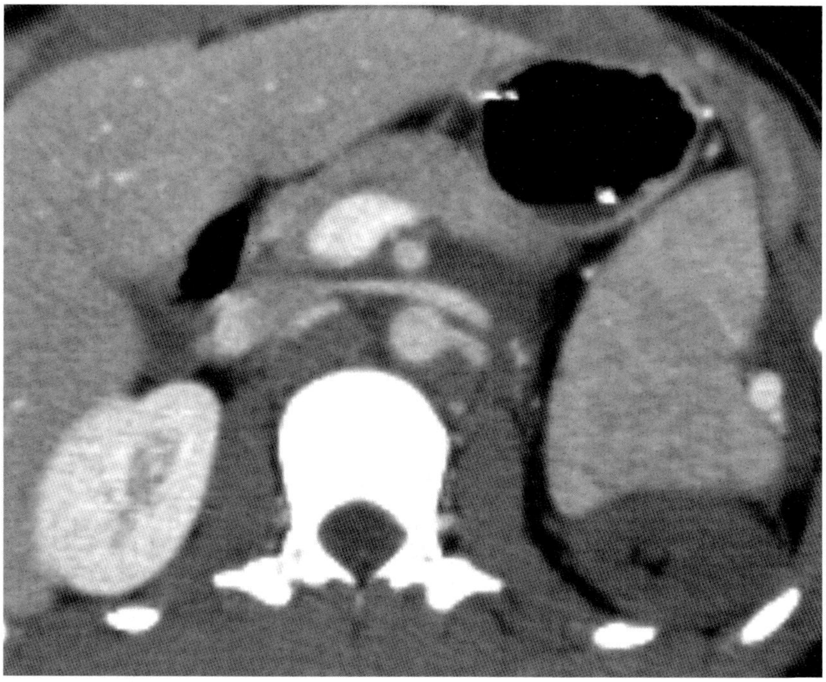

CAS 1 : DISSECTION TRAUMATIQUE DE L'ARTÈRE RÉNALE GAUCHE

1. La TDM injectée, montre une absence de rehaussement du rein gauche, un stop net sur l'artère rénale post-ostiale qui est englobée par un hématome. La rate errante accompagnée d'une lame de liquide péritonéal ne sont que des épiphénomènes.

2. Aspect typique d'occlusion post-traumatique complète de l'artère rénale gauche, le plus souvent lié à une thrombose sur lésion intimale.

3. Les complications précoces sont principalement hémorragiques par rupture artérielle et/ou faux anévrysme. La nécrose corticale est exceptionnelle. Secondairement, le risque principal est une HTA qui doit être dépistée régulièrement en cas de traitement conservateur.

4. Il s'agit du délai entre le traumatisme et la prise en charge hospitalière. Au-delà de quatre heures, il ne semble en effet pas exister de bénéfice à une revascularisation en urgence.

COMMENTAIRE

Les lésions artérielles rénales par traumatisme fermé sont rares ; cependant l'incidence de ces diagnostics augmente du fait de l'utilisation large de la TDM multi-canaux pour l'exploration de ces patients.

Les aspects TDM typiques vont du thrombus mural à l'occlusion complète de l'artère rénale en passant par la visualisation d'un flap intimo-médial plus ou moins étendu.

La prise en charge de ces lésions est sujette à controverses :

- *Faut-il revasculariser le rein des patients ou proposer un traitement conservateur ?* Problème non résolu, sauf chez les patients à rein unique pour lesquels tout doit être mis en œuvre pour maintenir un flux artériel rénal.
- *Quel type de traitement proposer ?* L'exploration/revascularisation chirurgicale par pontage ou auto-transplantation est grevée de taux de mortalité de 9 à 20 % et ne permet un sauvetage du rein que dans 20 à 30 % des cas. Le traitement endovasculaire par recanalisation et stenting artériel semblerait plus adapté avec une mortalité nulle et des taux de sauvetage d'organe de 100 % dans les travaux actuellement publiés.
- *Existe-t-il un délai maximum d'ischémie chaude à ne pas dépasser pour obtenir un bénéfice thérapeutique après revascularisation ?* Sur la seule série publiée, il semblerait qu'aucun bénéfice fonctionnel n'existe lorsque la revascularisation est réalisée après 4 heures. Par ailleurs, le traitement conservateur passé ce délai n'était pas associé à une morbidité dans cette série.

RÉFÉRENCES

- LONG JA *et al.* Traumatic dissection of the renal pedicle. Modalities of management in adults and children. *Prog Urol 2004; 14: 302-309; discussion 308.*
- JAWAS A *et al.* Management algorithm for complete blunt renal artery occlusion in multiple trauma patients: case series. *Int J Surg. 2008; 6: 317-22. Epub 2008 May 23.*

CAS 2

Patiente de 64 ans. Tuméfaction de la fosse iliaque droite depuis plusieurs mois. Plusieurs épisodes de douleur locale, spontanément résolutifs. Nouvel épisode douloureux : une échographie évoque une hernie de Spigel à contenu colique.

1. Quelles anomalies révèle la tomodensitométrie ?
2. Que pensez-vous du diagnostic échographique ?
3. Quelle est l'attitude thérapeutique ?

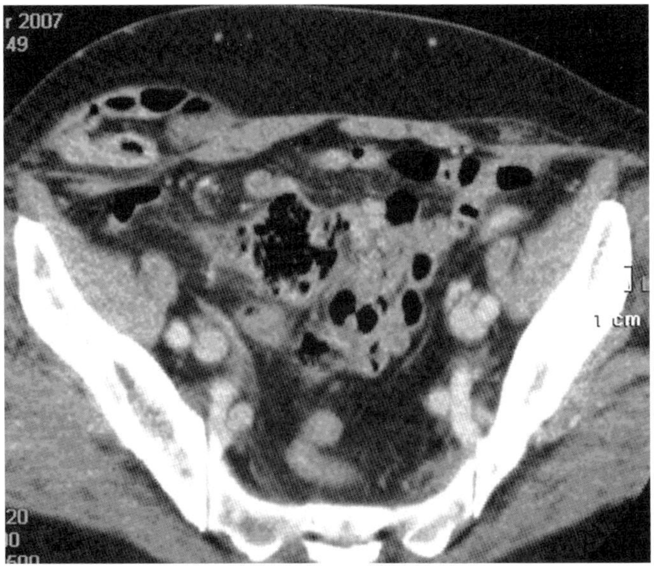

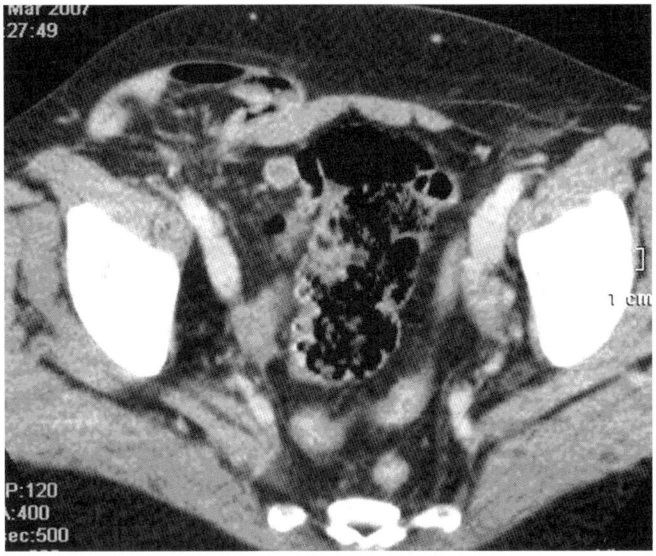

CAS 2 : HERNIE INGUINO-INTERSTITIELLE DROITE

1. La TDM injectée, montre une hernie de la paroi abdominale antéro-latérale droite. Le sac herniaire est en situation interpariétale, sous l'aponévrose des muscles larges et contient du grêle. Le défect est situé au niveau de l'orifice inguinal profond à hauteur de l'origine des vaisseaux épigastriques inférieurs. Le collet herniaire est large et il n'existe pas de dilatation digestive notable.
2. Mauvais diagnostic échographique : il s'agit d'une hernie inguino-interstitielle à contenu grêle.
3. Pas d'urgence chirurgicale du fait de l'absence de dilatation digestive et d'un collet large. Il est fondamental de préciser au chirurgien qu'il ne s'agit pas d'une hernie de Spigel, ceci modifiant la voie d'abord.

COMMENTAIRE

La hernie inguino-interstitielle (HII) est rare, 0,08 % à 1,6 % des hernies inguinales. Il s'agit d'une hernie dont le défect se situe à hauteur de l'orifice inguinal profond, c'est-à-dire proche de l'origine des vaisseaux épigastriques inférieurs. Le sac herniaire se développe non pas vers le périnée mais vers le haut et en dehors en situation interpariétale, dans la très grande majorité des cas entre les muscles oblique externe et oblique interne. Elle est aussi appelée hernie inguinale à développement interpariétal.

Le diagnostic différentiel est la hernie de Spigel qui correspond à la protrusion d'un sac péritonéal contenant de l'épiploon et/ou un organe intra-péritonéal à travers un défect acquis ou congénital de l'aponévrose de Spigel, le défect se situant dans ce cas au-dessus de l'origine des vaisseaux épigastriques inférieurs.

De même que pour la hernie de Spigel, le sac peut être en position :
- *sous-cutanée.* Cette forme est rare, mais de diagnostic plus facile, car la hernie fait saillie dans le tissu sous-cutané.
- *interpariétale ou interstitielle*, le plus fréquemment entre le muscle oblique externe en avant et les muscles oblique interne et transverse en arrière. Il s'agit d'une forme occulte dont le diagnostic est plus difficile.
- *prépéritonéale :* le sac est entre le péritoine et le *fascia transversalis.*

Le contenu du sac herniaire peut varier ; si la hernie est péritonéale, le sac herniaire peut contenir de l'intestin grêle, du colon ou de l'épiploon.
La HII est une entité méconnue des radiologues donc souvent diagnostiquée hernie de Spigel. Le traitement étant chirurgical, en raison du risque de complication, il existe un intérêt certain à différencier ces 2 types de hernies et ce, grâce au scanner, car la voie d'abord chirurgicale n'est pas la même.

Référence

• KOOT VCM *et al.* The interparietal hernia: a rare variant of an inguinal hernia. *Eur J Surg 1997; 163: 153-5.*

CAS 3

Patient de 33 ans consultant aux urgences pour vomissements et intolérance alimentaire quasi-totale. Apyrétique. Distension épigastrique. Pas de signes d'irritation péritonéale. L'interne de chirurgie viscérale demande un scanner "parce qu'il ne comprend rien à ce patient et à son ASP".

1. Décrivez-les anomalies tomodensitométriques.
2. Quel diagnostic évoquez-vous ? Sur quels arguments ?
3. Souhaitez-vous d'autres images ou d'autres examens pour confirmer votre diagnostic ?

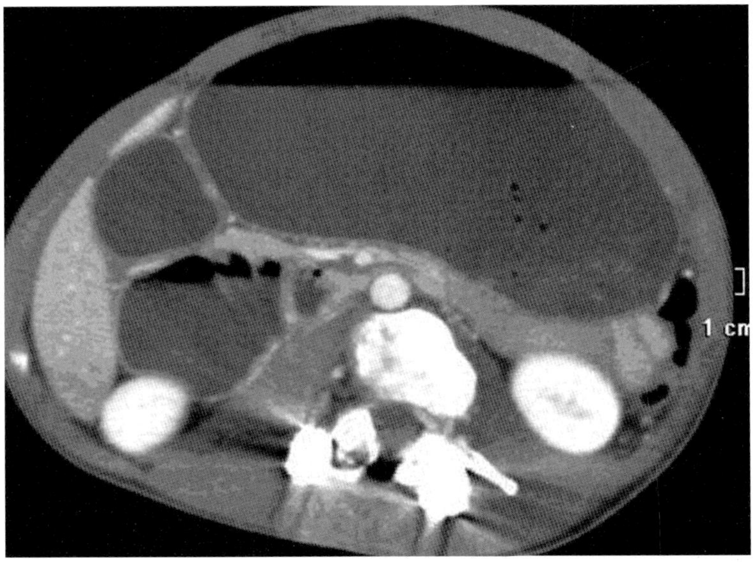

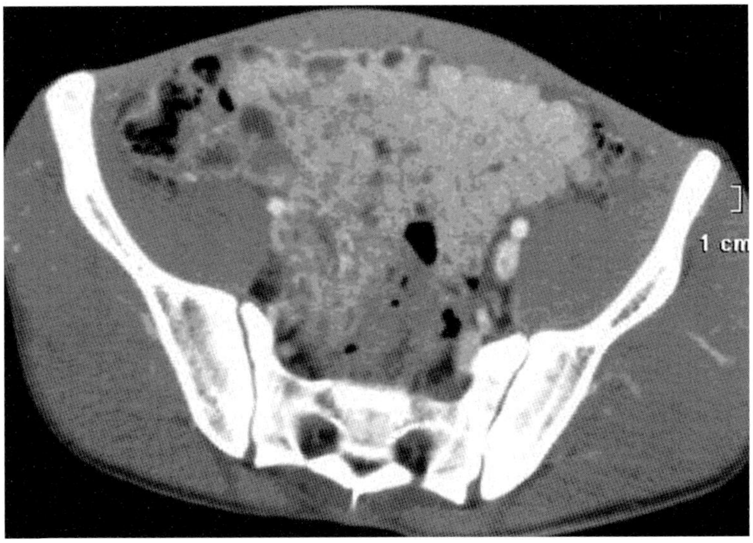

CAS 3 : SYNDROME DE L'ARTÈRE MÉSENTÉRIQUE SUPÉRIEURE

1. La TDM injectée montre une dilatation majeure de l'estomac et du 2e duodénum. Les anses grêles et le colon sont plats. Il s'agit donc d'un tableau d'occlusion intestinale haute, duodénale.

2. Le diagnostic de syndrome de l'artère mésentérique est évoqué sur la présence :
   - d'une occlusion haute duodénale avec un 3e duodénum bien vu, plat dès son passage sous l'AMS,
   - d'une distance bord postérieur de l'AMS-bord antérieur de l'aorte inférieure à 10 mm,
   - de facteurs favorisants : sujet jeune, maigre (graisse sous-cutanée et viscérale quasi-inexistante), artéfacts métalliques rachidiens suggérant la présence de tiges (correction de scoliose ?).

3. Aucun autre examen d'imagerie n'est nécessaire. Une image, en reformattage sagittal, est intéressante afin d'évaluer l'angle aorto-mésentérique qui confortera le diagnostic s'il est inférieur à 15-20°.

COMMENTAIRE

Le syndrome de l'artère mésentérique supérieure (AMS) est une entité rare dont la fréquence est mal évaluée. Il a été rapporté pour la première fois en 1861 par Rokitanski puis largement décrit par Wilkie qui lui a donné son nom. On l'appelle également couramment syndrome de la pince aortomésentérique. Il est défini par un syndrome obstructif digestif haut lié à une compression du 3e duodénum par l'AMS en avant et l'aorte en arrière. La présentation clinique peut être soit aiguë dans un tableau d'occlusion haute, soit chronique associant diversement des épisodes récurrents d'épigastralgies, de nausées-vomissements associés à une satiété précoce voire une anorexie. Les principales causes favorisantes voire causales sont : BMI bas, perte de poids rapide récente, chirurgie rachidienne correctrice de scoliose, port de corset.

Le diagnostic en imagerie repose actuellement sur la TDM ou l'IRM permettant de montrer :
1) des signes d'obstruction du 3e duodénum avec distension d'amont,
2) une réduction de la distance aorto-mésentérique : valeurs normales : 10-28 mm ; 2-10 mm en cas de syndrome AMS,
3) une réduction de l'angle aorto-mésentérique : valeurs normales : 25-60° ; 6-20° en cas de syndrome AMS,
4) une graisse peu abondante, en sous-cutané et surtout en viscéral,

Le traitement est, en première intention, conservateur : pose d'une sonde naso-gastrique pour décompression en phase aiguë puis hyperalimentation, parfois parentérale, orale fractionnée. Les manœuvres posturales pendant l'alimentation peuvent être utiles. Le traitement chirurgical est réservé aux échecs du traitement conservateur, le standard étant le duodénojéjunostomie, idéalement par laparoscopie.

RÉFÉRENCES

- AGRAWAL GA *et al.* Multidetector row CT of superior mesenteric artery syndrome. *J Clin Gastroenterol. 2007; 41: 62-65.*
- LIPPL F *et al.* Superior mesenteric artery syndrome: diagnosis and treatment from the gastroenterologist's view. *J Gastroenterol 2002; 37: 640-3.*

CAS 4

Patiente de 60 ans. Disparition du reflux et difficultés d'injection sur une chambre implantable en place depuis 6 mois. Une radiographie thoracique puis une opacification de chambre sont réalisées.

1. Quels sont les points fondamentaux d'analyse d'une chambre implantable sur un cliché thoracique ? Que pensez-vous de cette chambre implantable ?
2. Décrivez-les images d'opacification ? Quel est votre diagnostic ?
3. Quelle conduite à tenir proposez-vous ?

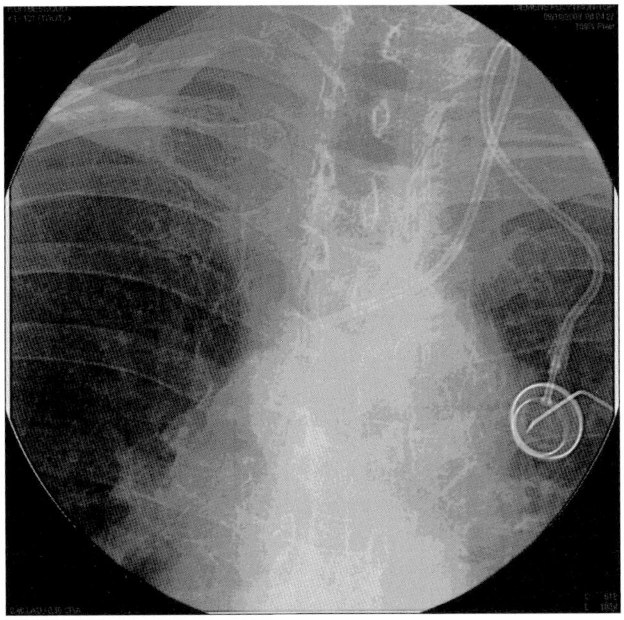

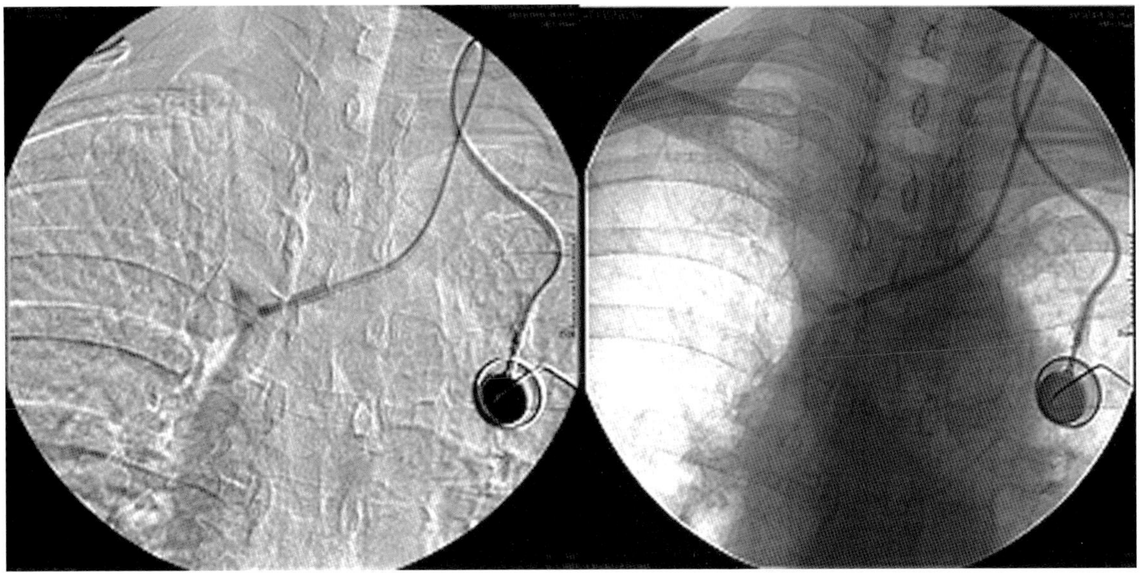

CAS 4 : OBSTRUCTION DE CHAMBRE PAR GAINE DE FIBRINE

1. L'analyse systématique d'une chambre doit évaluer :
   - la position du boîtier,
   - la voie d'abord veineuse, c'est-à-dire le point d'entrée du cathéter : jugulaire, subclavier ou céphalique,
   - l'analyse du cathéter (déformation, plicature) et de son trajet,
   - la position de l'extrémité distale du cathéter.

   Dans le cas présent, le boîtier est en position parasternale gauche, sans bascule notable. L'abord est jugulaire interne gauche. Le cathéter présente un trajet harmonieux sans déformation. L'extrémité distale est haut située, vraisemblablement dans le tronc veineux brachio-céphalique gauche.
2. Sur l'opacification, l'aiguille de Huber est bien en place, pas de fuite du boîtier. On note une accumulation de contraste autour de l'extrémité distale du cathéter, une issue latérale du contraste, non axée et une margination péri-cathéter de contraste (pseudo-élargissement). Aspect typique d'obstruction par une gaine de fibrine.
3. Le cathéter étant trop court, haut situé, il faut théoriquement reposer une chambre. Les alternatives sont, en "aigu" pour pouvoir réaliser la chimiothérapie, une désobstruction par injection de fibrinolytique dans la chambre. A distance, du fait du risque de récidive, on proposera un "stripping" de la gaine de fibrine par voie endovasculaire.

COMMENTAIRE

Les complications des chambres implantables se distribuent équitablement en trois tiers entre : complications septiques, thromboses veineuses et complications dites mécaniques (migration de l'extrémité distale du cathéter, embolie de cathéter et gaine de fibrine).

L'obstruction par gaine de fibrine est une entité bien connue des hémodialyseurs mais peu connue des oncologues et des radiologues. Le diagnostic est aisé si les conditions techniques sont réunies : opacification avec acquisition de séries à cadence d'image rapide (5-6 mn/sec). Les signes typiques, tous retrouvés dans notre observation, peuvent être diversement associés ; la seule anomalie parfois retrouvée peut être un jet distal faible et/ou désaxé par rapport au cathéter.

Les principaux facteurs de risque de gaine de fibrine sont : la durée d'implantation du matériel et le positionnement trop haut de l'extrémité distale du cathéter. Il est maintenant clairement établi que cette extrémité doit être à la jonction de la veine cave supérieure et de l'atrium D ou dans le 1/3 supérieur de l'atrium.

La prise en charge interventionnelle par stripping est simple, rapide, réalisable en ambulatoire sous anesthésie locale et très efficace. Elle tend à devenir le standard si tant est que le cathéter soit en position correcte.

Référence

- BESSOUD B *et al.* Experience at a single institution with endovascular treatment of mechanical complications caused by implanted central venous access devices in pediatric and adult patients. *Am J Roentgenol. 2003; 180: 527-32.*

CAS 5

Une patiente de 84 ans a été hospitalisée en réanimation, pour prise en charge de rectorragies massives, responsables d'un état de choc hémodynamique. On notait dans les antécédents une maladie de Parkinson suivie depuis 1983 et une cholécystectomie par voie cœlioscopique 5 mois auparavant. Une fibroscopie œso-gastroduodénale, objectivant une hémobilie, puis un scanner abdominal étaient réalisés en urgence.

1. Décrivez les principales complications des cholécystectomies.
2. Discutez le protocole de scanner en cas d'hémorragie digestive.
3. Commentez les images fournies. Quelle est la cause de l'hémorragie digestive ?

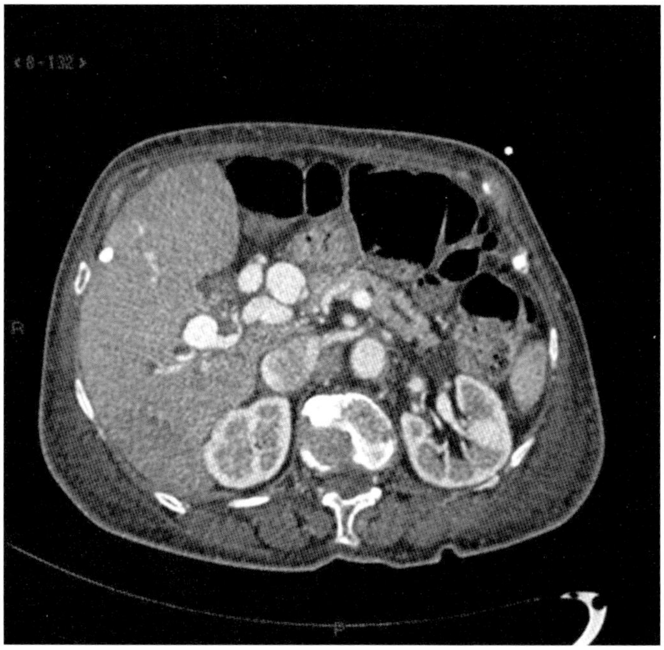

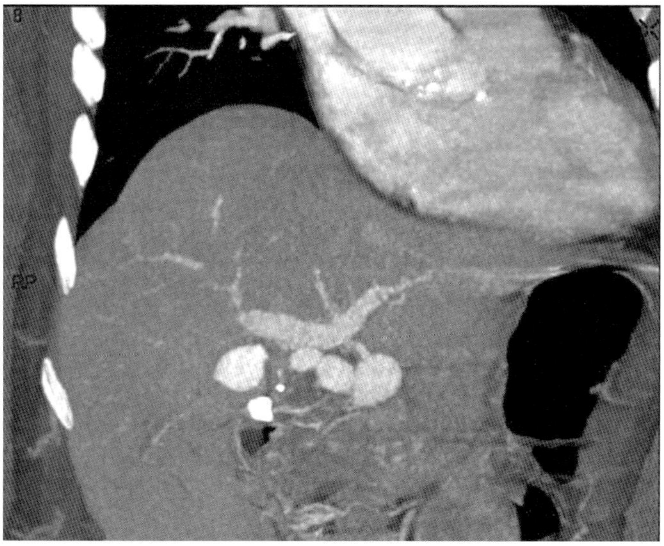

CAS 5 : FAUX ANÉVRYSMES POST-CHOLÉCYSTECTOMIE

1. Les complications des cholécystectomies se classent en 2 groupes. On exclura les complications liées à la voie d'abord (plaie lors de l'insertion de trocarts de cholécystectomie par exemple).
   Les complications peropératoires comprennent les ouvertures de vésicule, avec dissémination du contenu vésiculaire dans la cavité péritonéale ; les plaies viscérales (duodénum, colon transverse et foie notamment) ; les hémorragies, notamment issues de l'artère cystique et les plaies de la voie biliaire principale.
   Une fuite biliaire, une hémorragie ou à plus long terme une sténose de la VBP sont les complications tardives les plus fréquemment rapportées.

2. Le scanner multidétecteurs permet d'obtenir des coupes fines millimétriques et des reconstructions multiplanaires. L'injection de produit de contraste au temps artériel est indispensable pour objectiver la fuite active et localiser l'origine du saignement. Certaines hémorragies ne se démasquent qu'au temps portal, il est donc nécessaire de réaliser une seconde hélice au temps portal. L'acquisition sans injection est réalisée dans certaines équipes. Elle a pour buts principaux d'exclure une autre origine à l'hyperdensité (notamment clips chirurgicaux ou calculs), de repérer des hématomes hyperdenses et surtout de faire un bilan complet en cas de saignement d'origine tumorale. Aucune étude publiée à ce jour n'a démontré l'apport supplémentaire de l'hélice sans injection dans la détection des hémorragies digestives actives.

3. Le scanner objective plusieurs dilatations des branches artérielles à destinée hépatique : il s'agit de faux anévrysmes de l'artère hépatique propre au hile hépatique, deux faux anévrysmes sur la branche gauche de l'artère hépatique et un développé aux dépens de la branche droite de l'artère hépatique.
   L'hémorragie digestive est en rapport avec une rupture d'un faux anévrysme artériel.

Commentaire

La voie d'abord cœlioscopique est la technique de référence pour la réalisation d'une cholécystectomie. Cependant, l'incidence des complications post-chirurgicales est estimée entre 0.3 et 1 % des cas. L'apparition de faux anévrysmes artériels à distance d'une cholécystectomie est une complication rare, mais grave en cas de voie d'abord cœlioscopique. L'hémobilie est liée à une fistule artério-biliaire entre un faux anévrysme et les voies biliaires, le plus souvent le cholédoque.
Le développement des faux anévrysmes peut être lié, soit à une réaction inflammatoire de la paroi artérielle en cas de cholécystite, soit à un traumatisme direct des artères cystique, hépatique ou gastroduodénale survenu lors de la cholécystectomie et se manifestant à distance de l'intervention chirurgicale.
Le diagnostic scannographique précoce permet de guider le geste thérapeutique. Il ne faut pas oublier de réaliser, après la phase artérielle indispensable, une seconde hélice au temps portal, puisque certaines fuites de contraste ne se démasquent qu'à ce temps d'acquisition. L'apport des reconstructions multiplanaires est indéniable pour localiser précisément le vaisseau en cause.
Les options thérapeutiques sont soit une embolisation par coils (traitement de choix en phase hémorragique), soit une ligature chirurgicale du faux anévrysme.

Références

- MADANUR MA *et al.* Pseudoaneurysm following laparoscopic cholecystectomy. *Hepatobiliary Pancreat Dis Int. 2007; 6: 294-8.*
- YOON W *et al.* Acute massive gastrointestinal bleeding: detection and localization with arterial phase multi-detector row helical CT. *Radiology 2006; 239: 160-167.*

CAS 6

Une patiente de 50 ans, sans antécédent, a été hospitalisée pour le traitement d'un adénocarcinome de la tête du pancréas. Une duodénopancréatectomie céphalique a été réalisée sans complication per-procédure. Une fistule pancréatique était suspectée à J8 postopératoire en raison d'un liquide de drainage > 20 mL/24 heures contenant de l'amylase. A J11 postopératoire était apparue une hémorragie de faible abondance *via* le drain abdominal.
Un scanner abdominal soumis à votre interprétation était réalisé en urgence le lendemain en raison d'une hématémèse massive.

1. Décrivez le scanner, proposez un diagnostic et donnez son mécanisme.
2. Discutez la prise en charge thérapeutique de cette patiente.

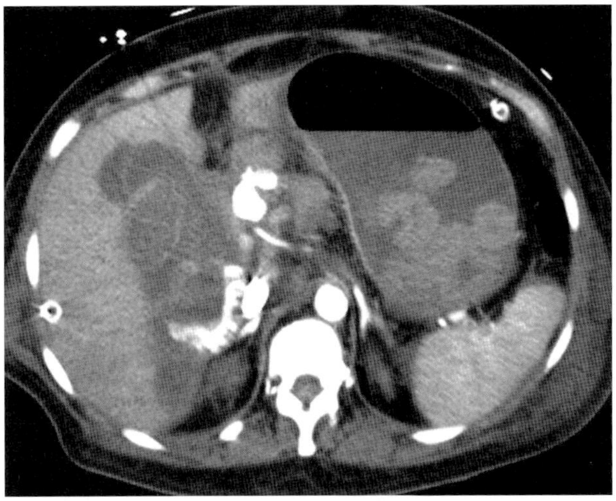

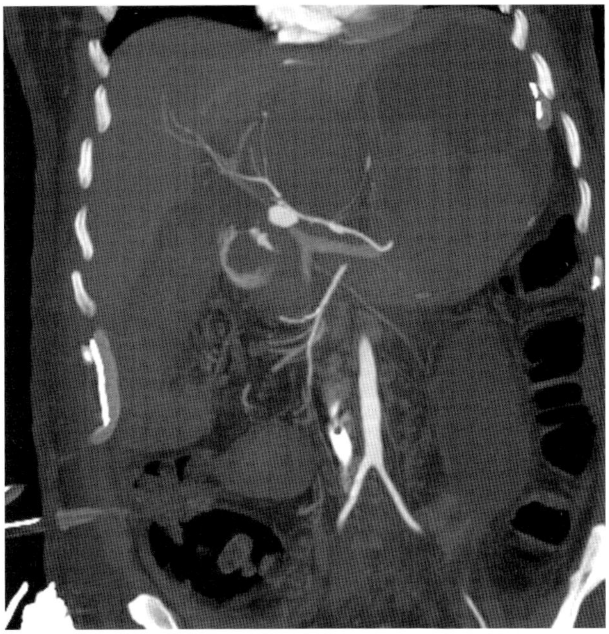

CAS 6 : PLAIE DE L'ARTÈRE HÉPATIQUE POST-DPC

1. La coupe axiale de scanner au temps artériel révèle une fuite active de produit de contraste intrapéritonéale en région mésentérique et des hématomes dans la lumière gastrique. La coupe coronale MIP montre la fuite artérielle dont l'origine est la paroi antérieure de l'artère hépatique propre. Il n'y a pas de faux anévrysme artériel associé. Le diagnostic est celui d'une hémorragie post-pancréatectomie par érosion de l'artère hépatique propre, en rapport avec une fuite pancréatique.
2. Un traitement chirurgical semble non adapté pour deux raisons. Le contexte de fistule pancréatique en postopératoire récent est un facteur de risque de suture difficile. L'hémorragie par plaie artérielle pose deux écueils majeurs plaidant contre la chirurgie : la difficulté d'exposition chirurgicale due au saignement actif et le risque de lever le confinement du saignement par l'hématome adjacent. Il faut proposer un traitement endovasculaire soit par embolisation, mais il s'agit de l'artère hépatique, soit idéalement par pose d'un stent couvert dans l'artère hépatique propre pour couvrir la plaie artérielle et tarir la fuite.

COMMENTAIRE

L'hémorragie post-pancréatectomie (HPP) rare, mais potentiellement mortelle, a une incidence de 2 à 12 %, avec des taux de mortalité de 18 à 38 %. Les HPP sont classées en deux groupes : les HPP précoces (< 5 jours) sont causées par une défaillance technique périopératoire, tandis que les HPP retardées (> 5 jours) sont associées à une fistule pancréatique ou une infection locale. Le site de l'hémorragie intra-abdominale est généralement le moignon de l'artère gastro-duodénale ou les zones de ligature artérielle, mais les artères hépatique, splénique, mésentérique supérieure ou leurs branches peuvent également être touchées.

Le "saignement sentinelle", défini comme une perte de sang *via* les drains abdominaux, une chute d'hémoglobine > 1,5 g/dL ou un resaignement après un intervalle libre d'au moins 12 heures, doivent faire rechercher en urgence une HPP, car la mortalité s'élève à 57 % chez ces patients. Le scanner multi-détecteur avec injection de produit de contraste est le meilleur examen pour la détection d'une extravasation de contraste de par sa haute résolution spatiale et la possibilité de reconstructions multiplanaires.

Le traitement de l'HPP consiste à contrôler les saignements et le choc hémorragique. Les données de la littérature concernant la prise en charge sont variables. Il n'a pas été démontré de différence statistique en termes de mortalité entre la prise en charge interventionnelle et la chirurgie. Néanmoins, il est difficile de réparer une artère en post-résection pancréatique récente en raison de l'inflammation, de la nécrose et de la fragilité des tissus environnants et de l'anastomose. L'intervention radiologique de choix était l'embolisation par coils de l'artère en cause. Toutefois, des complications telles que des infarctus ou des abcès hépatiques peuvent survenir, jusqu'à 30 % dans certaines séries. Une attitude, plus récente, émergeant dans les années 2000, est la pose de stent couvert dans le vaisseau en cause ; et pourrait devenir la technique de référence à l'avenir, mais le suivi à long terme est encore insuffisant à l'heure actuelle.

RÉFÉRENCES

- DE CASTRO SM *et al.* Delayed massive hemorrhage after pancreatic and biliary surgery: embolization or surgery? *Ann Surg 2005. 241(1): 85-91.*
- SANTORO R *et al.* Delayed massive arterial hemorrhage after pancreaticoduodenectomy for cancer. Management of a life-threatening complication. *Hepatogastroenterol 2003: 50: 2199-2204.*

CAS 7

Un patient de 56 ans a été admis en réanimation pour état de choc sur hématurie massive.
Neuf mois auparavant, le patient avait été opéré d'un carcinome vésical à cellules transitionnelles. Une cystoprostatectomie avec confection d'une dérivation urinaire par un Bricker avaient été réalisés. Trois mois plus tard, en raison d'une sténose urétérale bilatérale sur les anastomoses urétéro-iléales, une pose de sondes JJ bilatérales avait été effectuée.
A l'admission, une hématurie macroscopique était extériorisée par le Bricker, la tension était à 58/35 mmHg et le taux d'hémoglobine à 5.9 g/dL. Un scanner abdominopelvien était réalisé en urgence pour localiser l'origine du saignement.

1. Quelles sont les causes d'hématurie possibles dans ce contexte ?
2. A partir des images fournies, quel est votre diagnostic ? Quel est le plan de coupe du scanner le plus informatif pour ce diagnostic ?
3. Quels sont les facteurs de risque de développement d'une telle pathologie ?

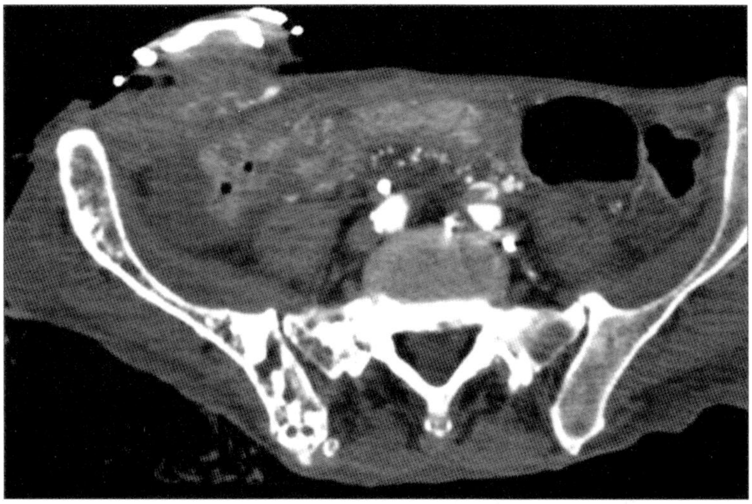

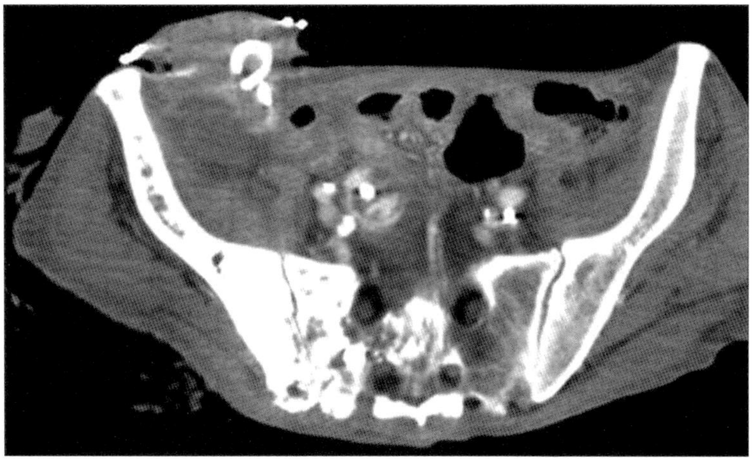

CAS 7 : FISTULE URÉTÉRO-ILIAQUE SUR MONTAGE DE BRICKER

1. Les causes d'hématurie dans ce contexte sont :
   - *pathologie tumorale :* récidive tumorale urétérale ou apparition d'une tumeur rénale,
   - *pathologie traumatique :* érosion des parois de l'uretère par les sondes JJ,
   - *pathologie lithiasique :* formation de calculs favorisée par les sondes JJ et les antécédents de sténose anastomotique.

2. Le scanner après injection montre une fuite de contraste dans le montage de Bricker. Les coupes axiales et sagittales décèlent une communication entre la paroi antérieure de l'artère iliaque primitive gauche et la paroi postérieure de l'uretère gauche. Le diagnostic posé est celui d'une fistule urétéro-iliaque gauche.

3. Les facteurs de risque des fistules urétéro-iliaques sont de deux types.
   Les "fistules primaires" qui représentent 15 % des cas, sont associées à une pathologie dégénérative des artères iliaques.
   Dans 85 % des cas, les fistules sont secondaires à une chirurgie pelvienne oncologique, une dérivation des voies urinaires, une radiothérapie, une pose de prothèse urétérale ou une chirurgie de reconstruction vasculaire artérielle.

COMMENTAIRE

Les fistules urétéro-iliaques sont rares (environ 100 cas publiés dans la littérature), mais graves, avec un taux de mortalité compris entre 7.1 et 23 % fortement corrélé avec le délai diagnostique. Les artères iliaques primitive ou commune sont les plus fréquemment en cause, mais l'artère iliaque interne voire l'aorte peuvent être touchées. L'hématurie peut être intermittente ou massive (jusqu'à l'état de choc). Le challenge principal est d'identifier la fistule avant la chirurgie pour diminuer mortalité et morbidité. La cystoscopie permet de localiser l'orifice urétéral en cause, mais est souvent difficile en cas de saignement abondant. Le scanner abdominopelvien est l'examen de choix, en phase hémorragique, tant dans le diagnostic de l'origine du saignement que pour éliminer une autre pathologie des voies urinaires.
Le traitement optimal, qui consiste en l'exclusion de la communication anormale entre l'uretère et l'artère, dépend de l'expertise locale. Aucun consensus n'est établi à l'heure actuelle entre les différentes techniques. Un traitement chirurgical semble être préféré en cas de diagnostic incertain, tandis qu'une occlusion temporaire par voie endovasculaire (ballonnet ou à défaut coils retirés lors de la reconstruction chirurgicale) est souhaitable avant l'intervention chirurgicale en cas de diagnostic correct. Des ligatures urétérales ou des urétérostomies ont été tentées avec succès, mais parfois le seul traitement possible consiste en une néphro-urétérectomie. La pose de stents artériels "couverts" pour occlure la fistule semble être la technique d'avenir, malgré l'expérience limitée de ce type de procédure.

RÉFÉRENCES

- MADOFF DC *et al.* Arterioureteral fistulas: a clinical, diagnostic, and therapeutic dilemma. *Am J Roentgenol 2004; 182: 1241-50.*
- KOBAYASHI K *et al.* Acute endovascular stent-graft occlusion after treatment of an arterioureteral fistula. *J Vasc Interv Radiol 2005; 16: 1409-10.*

PATHOLOGIE OSTEO-ARTICULAIRE

C. PRADEL, M. CREMA

CAS 1

Patiente de 62 ans adressée en IRM par un orthopédiste pour bilan préopératoire d'une probable rupture de la coiffe des rotateurs résistants au traitement médical. Vous disposez d'une coupe frontale et d'une coupe sagittale RHO fat sat.

1. Que montrent respectivement la coupe frontale et la coupe sagittale ?
2. Quelles séquences supplémentaires vous semblent nécessaires pour que votre compte rendu soit complet ?
3. Un autre examen d'imagerie vous semble-t-il nécessaire ?

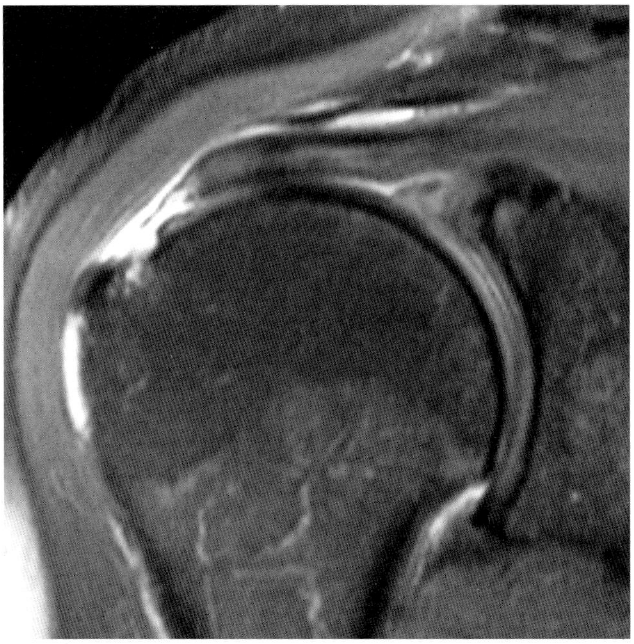

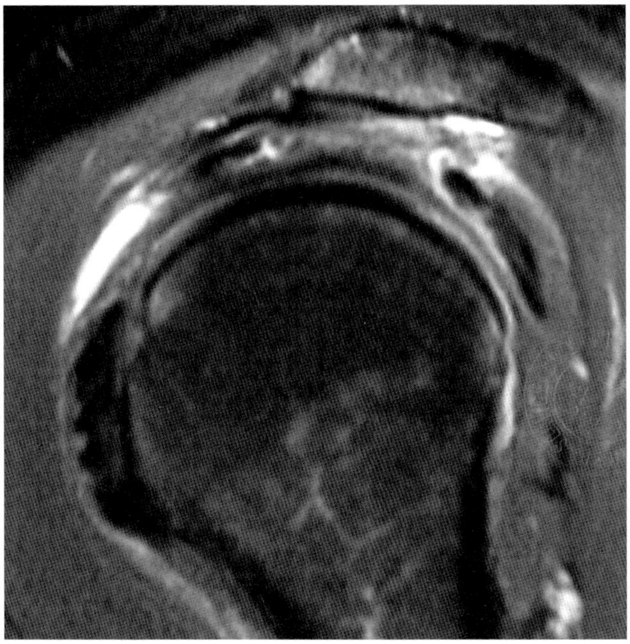

CAS 1 : RUPTURE TRANSFIXIANTE DU TENDON SUPRA-ÉPINEUX

1. *Coupe frontale :* rupture transfixiante du tendon supra-épineux. Moignon tendineux d'épaisseur correcte rétracté un peu en dehors de l'aplomb de la tête humérale (stades 1-2). Epanchement liquidien au sein de la bourse sous-acromio-deltoïdienne.
   Coupe sagittale : hypersignal liquidien au sein du tendon infra-épineux et du moignon du tendon supra-épineux témoignant d'un clivage longitudinal de ces deux structures. Non-visualisation de la portion horizontale du tendon du long biceps faisant suspecter une rupture de celui-ci (confirmée sur les coupes axiales).

2. Une séquence RHO fat sat dans le plan transversal pour l'étude des tendons subscapulaire et de la longue portion du biceps.
   Une séquence sagittale T1 pour évaluer la trophicité et la dégénérescence graisseuse des corps musculaires des muscles de la coiffe.

3. La rupture est ici indiscutable et cet examen permet de façon tout à fait satisfaisante de répondre aux questions du chirurgien. Un autre examen n'est donc pas nécessaire. En particulier, une opacification intra-articulaire n'apportera pas d'information supplémentaire décisive.

COMMENTAIRE

Le rôle de l'imagerie dans la pathologie de la coiffe des rotateurs est non seulement de faire le diagnostic positif mais aussi dans certains cas de faire un bilan préopératoire des lésions. Si une chirurgie est envisagée, le chirurgien a besoin d'une description détaillée des lésions qui doit contenir en particulier :

- *Le type des lésions tendineuses présentes.* On distingue les lésions transfixiantes, intéressant toute l'épaisseur du tendon, les lésions partielles, n'intéressant qu'une partie de l'épaisseur du tendon touché, et les lésions intra-tendineuses (tendionopathies ou fissures). Les lésions partielles sont divisées en partielles superficielles (face bursale du tendon) et partielles profondes (face articulaire du tendon). La profondeur de ces lésions partielles doit être évaluée en pourcentage d'épaisseur tendineuse touchée.
- *La mesure de la rupture* évaluée dans le plan frontal par le degré de rétraction du tendon et dans le plan sagittal par une mesure antéro-postérieure en mm.
- *La qualité du moignon tendineux* (fin ou épais, clivé ou non) et la présence ou non d'un clivage longitudinal.
- *La qualité et la topographie du tendon de la longue portion du biceps.* La présence d'une tendinopathie du biceps amènera le plus souvent le chirurgien à faire une ténotomie de celui-ci.
- *La qualité des corps musculaires* (trophicité et dégénérescence graisseuse).
- *La qualité des articulations* acromio-claviculaire et gléno-humérale en précisant en cas d'arthrose acromio-claviculaire l'éventuel retentissement de celle-ci sur la coiffe.

RÉFÉRENCES

- VUILLEMIN-BODAGHI C. *et al.* Fissurations particulières des tendons de la coiffe des rotateurs, clivage, désinsertion... Savoir-faire en radiologie ostéo-articulaire n° 4. *Sauramps médical 2003, 63-71.*
- MUTSCHLER C. *et al.* IRM de l'épaule dans la pathologie de la coiffe : quelles séquences ? Quelles limites ? In L'épaule, une approche multidisciplinaire. *Getroa-Gel opus XXXII, Montpellier : Sauramps médical 2005; 171-186.*

CAS 2

Patiente de 46 ans adressée initialement par un chirurgien pour un arthroscanner à la recherche d'une lésion de la coiffe des rotateurs. "Déçu" par le résultat de cet examen le même chirurgien demande dans un second temps une IRM.

1. Que montre la coupe frontale de l'arthroscanner ?
2. L'IRM vous apporte-t-elle des renseignements supplémentaires ?
3. Quel(s) examen(s) aurait(aient) pu répondre d'emblée à la question ?

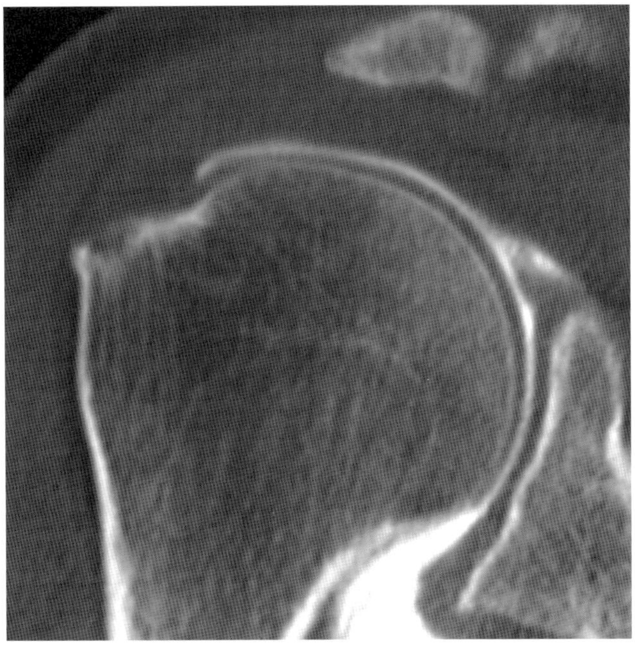

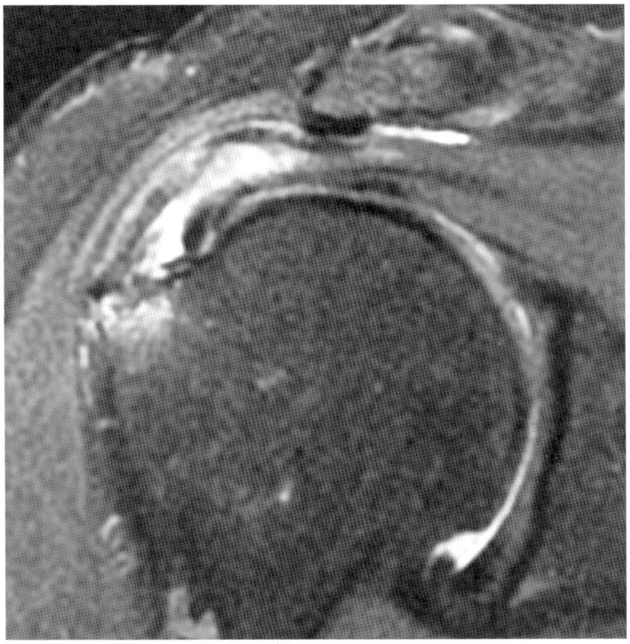

CAS 2 : RUPTURE PARTIELLE SUPERFICIELLE DU TENDON SUPRA-ÉPINEUX NON VUE EN ARTHROSCANNER

1. L'arthroscanner est normal en dehors d'une irrégularité de la surface du tubercule majeur pouvant témoigner indirectement d'une tendinopathie. Il n'y a en particulier ni opacification de la bourse sous-acromio-deltoïdienne (BSAD) ni anomalie de la face profonde du tendon.

2. L'IRM montre un épanchement au sein de la BSAD et surtout une importante tendinopathie du supra-épineux avec large désinsertion partielle superficielle et clivage intra-tendineux. Les fibres tendineuses les plus profondes restent normalement insérées, ce qui explique le faux négatif de l'arthroscanner.

3. Une arthro-IRM aurait permis dans un même temps de montrer la lésion tendineuse et l'épanchement de la BSAD par la séquence pondérée T2 et de préciser son caractère partiel par les séquences pondérées T1 fat sat (absence de communication entre l'articulation et la BSAD).
   Une échographie aurait certainement bien mis en évidence la lésion tendineuse mais aurait peut-être eu du mal à préciser son caractère transfixiant ou partiel.

COMMENTAIRE

De nombreux examens d'imagerie permettent d'explorer directement la coiffe des rotateurs et le choix de l'examen le plus adapté ne fait pas l'objet d'un consensus évident.

- *Le couple radiographie-échographie* est le moins coûteux et présente une bonne sensibilité pour les ruptures transfixiantes mais peut être mis en défaut par certaines lésions non transfixiantes, en particulier si l'opérateur manque d'expérience. De plus, il ne permet pas d'explorer le corps musculaire du sous-scapulaire et son évaluation de la dégénérescence graisseuse est peu précise. Sa meilleure place semble donc être le bilan initial d'une épaule douloureuse chez un patient qui ne sera *a priori* pas candidat dans un avenir proche à une chirurgie.
- *L'IRM* est moins opérateur dépendante et explore de façon non invasive et tout à fait correcte les lésions tendineuses transfixiantes, d'autant plus lorsqu'il existe un épanchement articulaire et/ou bursal spontané. C'est un bon examen de débrouillage qui reste cependant d'interprétation difficile dans les lésions partielles et les ruptures sans rétraction tendineuse.
- *L'arthro-scanner* permet un bilan excellent des lésions tendineuses partielles profondes et transfixiantes mais est mis en défaut par les lésions intra-tendineuses et partielles superficielles. La normalité de l'arthroscanner ne doit donc pas faire conclure à la normalité de la coiffe. Sa meilleure place est le bilan préopératoire d'une rupture de coiffe transfixiante avérée par une échographie ou une IRM.
- *L'arthro-IRM* combine les avantages de l'IRM (exploration de la BSAD et de la face bursale des tendons) et de l'arthroscanner (avantage de la distension capsulaire et du produit de contraste positif). Il a montré dans la littérature sa supériorité aux autres techniques en particulier pour le diagnostic des lésions partielles. Cela reste cependant un examen coûteux, invasif et de qualité pas toujours constante qui n'est peut-être pas à envisager en première intention pour tous les patients.

RÉFÉRENCES

- GODEFROY D *et al.* Comparaison arthro-TDM et arthro-IRM dans les ruptures de coiffe. In L'épaule, une approche multidisciplinaire. *Getroa-Gel opus XXXII, Montpellier : Sauramps médical 2005; 209-26.*
- MAGEE T et al. Shoulder MR arthrography: which patient group benefits most? *Am J Roentgenol. 2004; 183: 969-74.*

CAS 3

Patient de 43 ans se présentant aux urgences pour une névralgie cervico-brachiale gauche apparue dans les suites d'une chute de vélo. L'examen neurologique est normal en dehors de la douleur radiculaire. Le médecin des urgences prescrit un bilan radiographique du rachis cervical comportant des incidences de face et de profil et un cliché bouche ouverte.

1. Ce bilan radiographique vous semble-t-il justifié ? Est-il suffisant ?
2. Que montrent les incidences de face et de profil ?
3. Un examen complémentaire vous semble-t-il utile ?

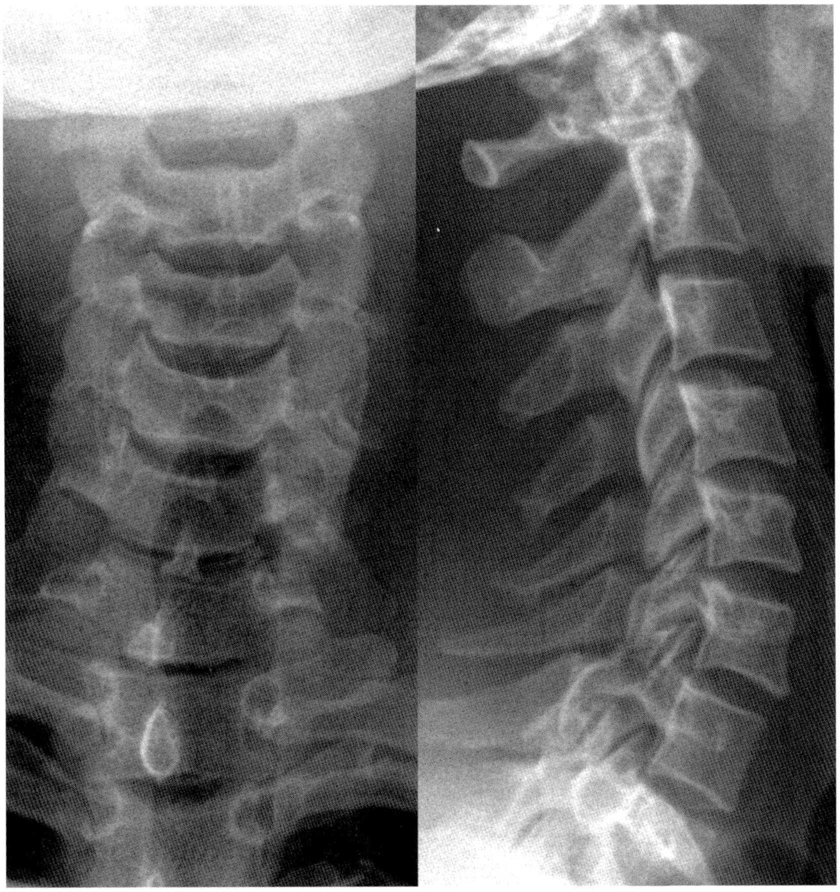

CAS 3 : SPONDYLOLISTHESIS ROTATOIRE SUR FRACTURE DE L'APOPHYSE ARTICULAIRE GAUCHE DE C7

1. L'indication du bilan radiographique dans le cadre d'une cervicalgie post-traumatique dépend de l'importance du traumatisme, de l'état de conscience du patient et de l'examen clinique. Dans le cas présent, la présence d'une radiculalgie est suffisante pour indiquer ce bilan d'imagerie. Les 3 incidences réalisées correspondent au bilan minimal pour un rachis cervical traumatique. Les incidences obliques ne sont pas prescrites systématiquement par toutes les équipes, cependant, la notion de radiculalgie aurait dû les faire pratiquer ici.

2. Le cliché de face montre un défaut d'alignement des épineuses avec un décalage vers la gauche de l'épineuse de C6 par rapport aux épineuses sous-jacentes. De profil, on note une visibilité anormale des deux apophyses articulaires supérieures de T1, qui sont décalées l'une par rapport à l'autre (signe du bonnet d'âne), et une fracture d'une apophyse articulaire supérieure de C7.
   Il s'agit donc d'un spondylolisthesis C6-C7 de type rotatoire secondaire à une fracture articulaire gauche de C6.

3. Un scanner complémentaire est indiqué pour préciser la lésion osseuse, le déplacement intervertébral et le retentissement foraminal. Une IRM peut être discutée pour évaluer l'atteinte discale.

COMMENTAIRE

Les lésions en rotation représentent 39 % des lésions traumatiques du rachis cervical inférieur. Elles comportent surtout les fractures uni-articulaires (FAU) mais aussi les fractures séparation du massif articulaire (FSMA) et les luxations uni-articulaires.

Ces trois lésions se traduisent sur le cliché de face par la déviation d'une épineuse du côté de la lésion, sur le cliché de profil par un spondylolisthésis plus ou moins marqué pouvant atteindre le 1/3 de la largeur du corps vertébral et sur les clichés obliques par un diastasis uncovertébral unilatéral qui est pathognomonique d'un spondylolisthésis rotatoire.

Les FAU intéressent dans 2/3 des cas l'apophyse supérieure de la vertèbre inférieure et dans 1/3 des cas l'apophyse inférieure de la vertèbre supérieure. La FSMA est caractérisée par la présence d'un double trait de fracture (un trait antérieur au niveau du pédicule et un trait postérieur entre l'articulaire et la lame) isolant complètement le massif articulaire qui s'horizontalise. Cette bascule se traduit par la visualisation d'un "massif carré" sur le cliché de face. Les déplacements secondaires de ces fractures sont fréquents et elles doivent donc être considérées comme instables. Cette instabilité est fonction de l'importance de l'atteinte discale qui est difficile à apprécier en l'absence de glissement net et qui peut être sous estimée par le scanner, le décubitus ayant tendance à réduire le spondylolisthésis. En cas de doute une IRM complémentaire peut aider à mieux évaluer cette atteinte discale.

La luxation uni-articulaire, plus rare, s'accompagne d'un spondylolisthésis plus marqué et d'une atteinte discale fréquente. Le massif articulaire supérieur peut être déplacé en avant du massif sous jacent ou seulement perché au sommet de l'articulaire supérieure de la vertèbre sous-jacente.

Références

- DOSCH JC *et al.* How to read radiography of the traumatic spine? *J Radiol 2007; 88: 802-16.*
- ARGENSON C et al. Classification des lésions traumatiques du rachis cervical inférieur. In Imagerie du rachis cervical. *Getroa-Gel opus XXVII, Montpellier : Sauramps médical 2000; 187-204.*

CAS 4

Patient de 53 ans, adressé par son médecin traitant pour des cervicalgies persistantes depuis deux semaines, apparues dans les suites d'un traumatisme mineur (chute de sa hauteur).

1. Quel antécédent important le médecin traitant a-t-il oublié de vous signaler sur sa demande ?
2. Quel est votre diagnostic ?
3. Quelle est votre attitude pratique ?

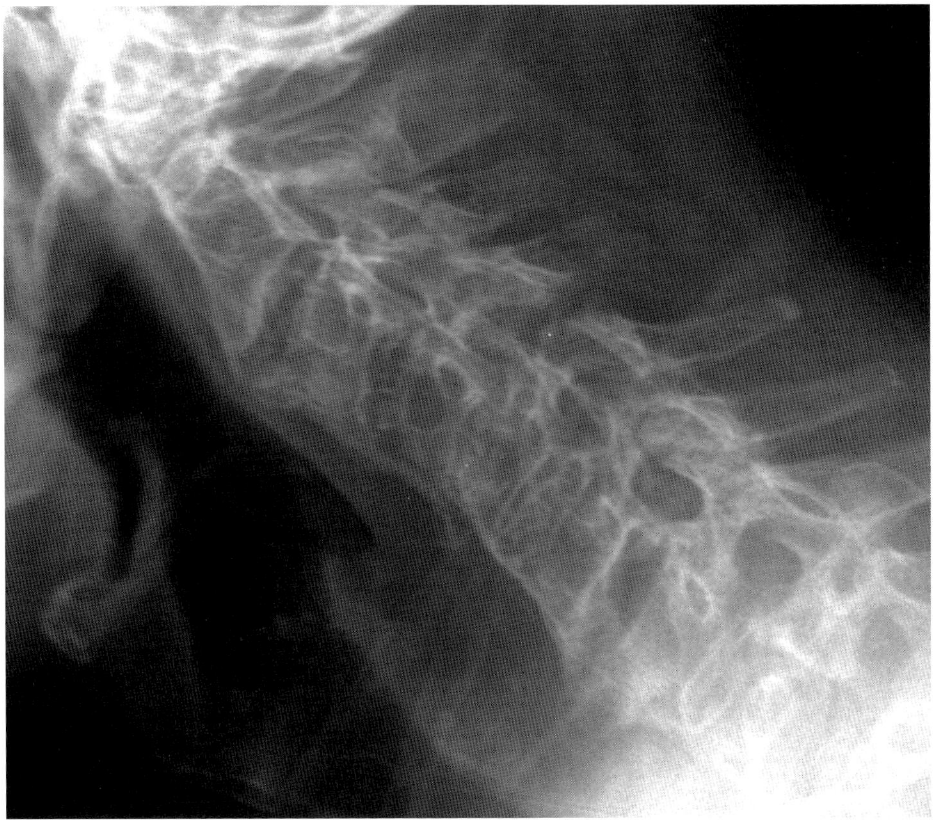

CAS 4 : FRACTURE DU RACHIS CERVICAL SUR ANKYLOSE (SPA)

1. Ce patient a une spondylarthrite ankylosante ancienne évoluée responsable d'une ankylose rachidienne étendue. Cette ankylose est bien visible sur le cliché de profil du rachis cervical (ponts syndesmophytiques antérieurs, disparition des interlignes articulaires postérieurs, calcifications discales).

2. Il existe une fracture-tassement du corps vertébral de C5 associée à une solution de continuité de la colonne postérieure ankylosée à hauteur de C4-C5 et à un écartement anormal des épineuses de C4 et C5.

3. Cette fracture doit être considérée comme très instable et le patient doit être pris en charge immédiatement par un chirurgien.

COMMENTAIRE

L'ankylose rachidienne, qu'elle soit liée à une spondylarthrite ankylosante ou à une maladie de Forestier, s'accompagne d'une raréfaction osseuse, d'une raideur rachidienne, de troubles de la statique et d'une atrophie des muscles spinaux qui favorisent la survenue de fractures rachidiennes présentant plusieurs particularités importantes :

- Le traumatisme à l'origine de la fracture est le plus souvent minime, voire dans certains cas méconnu, ce qui est à l'origine de retards diagnostiques fréquents de plusieurs semaines voire plusieurs mois. Toute modification des douleurs chez un patient ayant une ankylose rachidienne connue doit donc être considérée comme suspecte et doit faire rechercher une fracture. Lorsqu'elles sont méconnues ces fractures peuvent évoluer vers la pseudarthrose avec un aspect érosif et condensé des berges fracturaires ;
- Les fractures peuvent être transdiscales ou transcorporéales, transversales ou obliques. Par ailleurs, le rachis ankylosé pouvant être assimilé à un os long, ces fractures s'étendent presque toujours également à la colonne postérieure et sont donc particulièrement instables. Cette instabilité majeure est responsable d'un taux élevé de complications neurologiques qui peuvent être aiguës ou bien retardées. Elle nécessite une extrême prudence dans la mobilisation de ces patients.
- Ces fractures peuvent toucher les différents étages du rachis avec cependant une prédilection particulière pour le rachis cervical inférieur ;
- Les radiographies standards sont souvent mises en défaut, en particulier à l'étage cervical inférieur. Le bilan d'imagerie repose donc au moindre doute clinique sur un examen en coupe et en particulier sur le scanner avec reconstructions multiplanaires qui permet une très bonne analyse du trait de fracture, de son déplacement et de son extension à l'arc postérieur. L'IRM est évidemment supérieure au scanner pour l'évaluation du retentissement médullaire et pour la recherche d'hématomes extraduraux. Elle permet également une bonne analyse des structures ligamentaires et osseuses de l'arc postérieur.

RÉFÉRENCES

- CAMPAGNA R *et al.* Fractures of the ankylosed spine: MDCT and MRI with emphasis on individual anatomic spinal structures. *AJR 2009; 192: 987-95.*
- WANG YF *et al.* Imaging manifestations of spinal fractures in ankylosing spondylitis. *AJNR Am J Neuroradiol 2005; 26: 2067-76.*

CAS 5

Femme de 55 ans, se plaignant d'une douleur de la face médiale du genou droit depuis plusieurs semaines. Il n'y a pas d'histoire de traumatisme. À l'examen clinique on notait une discrète tuméfaction en regard de l'interligne fémoro-tibial médial et une douleur à la palpation. La radiographie standard montrait une arthrose du compartiment fémoro-tibial médial. Puisqu'il y avait une tuméfaction palpable, une IRM a été réalisée.

1. Décrivez les anomalies.
2. Quel est votre diagnostic ?

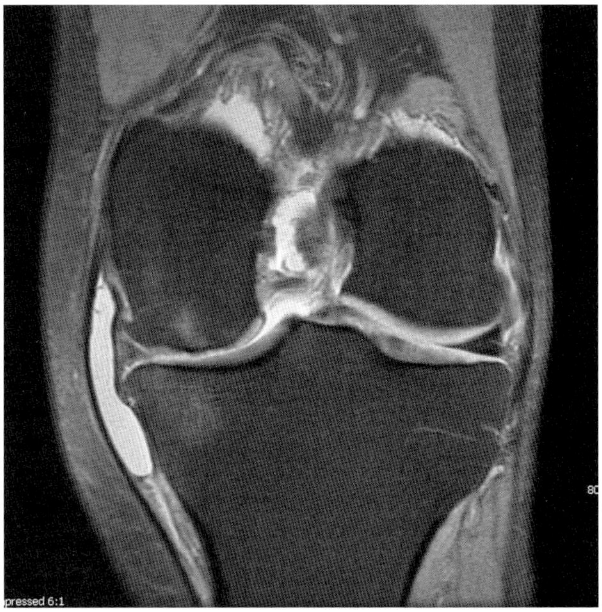

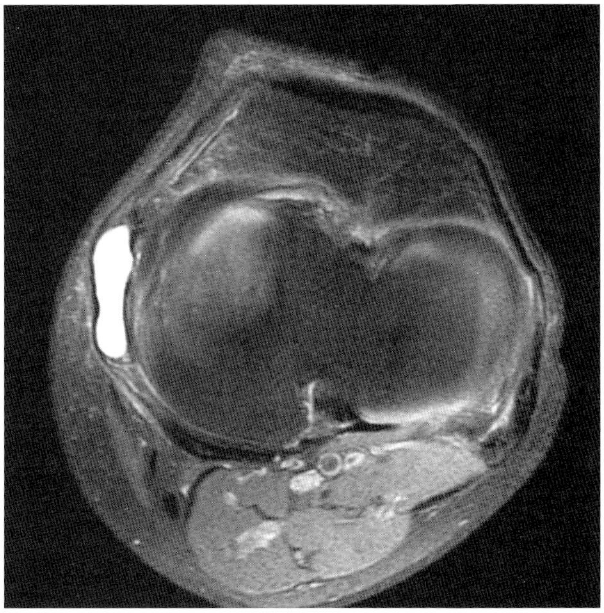

CAS 5 : BURSITE DU LIGAMENT COLLATÉRAL MÉDIAL

1. Les coupes coronale et axiale pondérées en densité de protons avec suppression de la graisse mettent en évidence une collection liquidienne localisée dans la partie moyenne du ligament collatéral médial. Il y a aussi des altérations dégénératives du cartilage et de l'os sous-chondral au niveau du compartiment fémoro-tibial médial, ainsi que des ostéophytes.
2. Bursite du ligament collatéral médial associée à une arthrose du compartiment fémoro-tibial médial.

COMMENTAIRE

La bourse du ligament collatéral médial (LCM) se trouve au long de la partie moyenne de la face médiale du genou, entre les couches superficielle et profonde du ligament. Au niveau de la face médiale du genou, le complexe capsulo-ligamentaire est divisé en trois couches : la couche I représente le fascia crural (la plus superficielle), la couche II représente les fibres superficielles du LCM et la couche III les fibres profondes du LCM, ainsi que la capsule articulaire et les ligaments ménisco-fémoral et ménisco-tibial. En avant, les couches I et II forment le rétinaculum patellaire médial.
La bursite du LCM peut être associée à un traumatisme du genou, à une gonarthrose avec atteinte du compartiment fémoro-tibial médial (en particulier quand il y a des ostéophytes), des arthropathies inflammatoires (polyarthrite rhumatoïde), au "genu valgum" et au pied-plat. Les cavaliers et les motocyclistes peuvent développer une bursite du LCM par friction de la face médiale des genoux.
Cliniquement, une douleur en regard de la face médiale du genou et une tuméfaction palpable sont souvent présents. La douleur typiquement augmente d'intensité quand on applique un stress en valgus. L'échographie peut être utile dans la détection des bursites du LCM, mais dans quelques cas il est difficile d'éliminer la possibilité d'autres lésions kystiques médiales du genou. L'IRM permettra l'évaluation des rapports des lésions kystiques médiales avec les structures intra-articulaires. En IRM, la bursite du LCM se traduit par une collection bien limitée de signal liquidien en toutes les pondérations, située entre les couches superficielle et profonde du LCM (couches II et III). Des composantes fémorale et tibiale peuvent être séparées dans quelques cas. Il n'y a pas de communication visible avec les structures intra-capsulaires.

D'autres collections liquidiennes adjacentes à la face médial du genou font partie du diagnostic différentiel : les kystes du ménisque médial, la bursite de la patte-d'oie, la bursite conjointe du tendon semi-membraneux et du LCM, les lésions périphériques du ménisque médial et/ou les lésions ménisco-capsulaires et les kystes mucoïdes (ganglions).

Le traitement conservateur est souvent indiqué pour les cas de bursite du LCM, en enlevant les facteurs de risque décrits avant, si possible. Des anti-inflammatoires non stéroïdiens peuvent être prescrits. L'infiltration de corticostéroïdes dans la bourse du LCM peut être réalisée sous contrôle échographique. Dans les cas où la douleur est résistante aux traitements décrits avant, la chirurgie avec débridement et suture des couches II et III du LCM est indiquée.

RÉFÉRENCES

• DE MAESENEERS M *et al.* MR Imaging of the medial collateral ligament bursa. Findings in patients and anatomic data derived from cadavers. *AJR 2001; 177: 911-7.*

• MARRA MD *et al.* MRI features of cystic lesions around the knee. *Knee 2008; 15: 423-38.*

CAS 6

Homme de 52 ans, se plaignant d'une douleur chronique du côté ulnaire du poignet droit, avec limitation de la mobilité et de la force. Il y a une histoire de traumatisme ancien au niveau du poignet. Une radiographie standard montrait une fracture ancienne du radius distal, avec raccourcissement du radius et variance ulnaire positive. Un arthroscanner a été réalisé pour l'évaluation des structures internes du poignet.

1. Décrivez les anomalies.
2. Quel est votre diagnostic ?

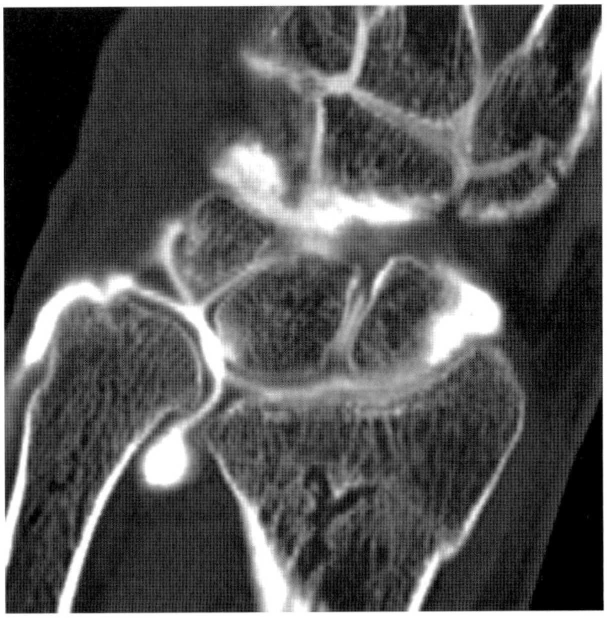

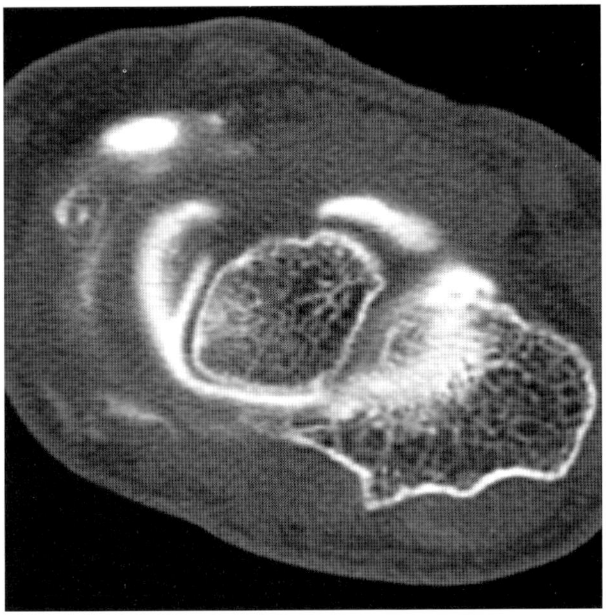

CAS 6 : CONFLIT ULNO-LUNAIRE

1. La reconstruction sur le plan coronal met en évidence une fracture ancienne du radius avec ulna long relatif (variance ulnaire positive). Après injection de produit de contraste iodé dans l'interligne médio-carpien sous contrôle fluoroscopique, on note un passage du produit de contraste vers les interlignes ulno-carpien et radio-ulnaire distal, témoignant d'une rupture du ligament luno-triquétral et du fibrocartilage triangulaire du carpe. Il y a aussi une érosion chondrale avec une discrète sclérose sous-chondrale dans la face ulnaire du semi-lunaire. La reconstruction sur le plan axial montre que la rupture du ligament luno-triquétral a eu lieu aussi sur sa composante dorsale.

2. Conflit ulno-lunaire secondaire à une fracture distale du radius avec rupture du fibrocartilage triangulaire du carpe et du ligament luno-triquétral, ainsi qu'une chondropathie ulno-carpienne (Palmer classe IID).

COMMENTAIRE

Le conflit ulno-lunaire (syndrome d'impaction ulnaire, syndrome de l'ulna long) est une condition dégénérative entraînée par une hyperpression du côté ulnaire du poignet, souvent associée avec une variance ulnaire positive. La variance ulnaire positive peut être congénitale (ulna long, maladie de Madelung) ou acquise (séquelle de fracture du radius avec raccourcissement, résection de la tête radiale, lésion des ligaments radio-ulnaires inférieurs, fermeture précoce de la physe radiale distale).

Pour déterminer la variance ulnaire (calcul de l'index radio-ulnaire inférieur), un cliché de face du poignet est réalisé avec le bras en abduction à 90°, le coude fléchi à 90° et le poignet en position neutre de pronosupination (technique de Epner).
Le fibrocartilage triangulaire est le principal stabilisateur de l'articulation radio-ulnaire distale, aidant aussi dans la stabilisation de l'articulation ulno-carpienne. Le ligament luno-triquétral stabilise le semi-lunaire et le triquetrum, ayant trois composantes : palmaire, dorsale et membraneuse.

La classification de Palmer est très utile pour comprendre l'évolution du conflit ulno-lunaire (lésions dégénératives de stade 2). Ces lésions peuvent être évaluées en imagerie, en particulier au scanner multibarrette et à l'IRM après injection intra-articulaire de produit de contraste (arthroscanner et arthro-IRM) :

- *Stade 2A :* dégénération initiale avec amincissement central du fibrocartilage triangulaire, sans perforation ou chondromalacie associées ;
- *Stade 2B :* stade 2A associé à une chondromalacie lunaire, ulnaire ou triquétral ;
- *Stade 2C :* perforation centrale du fibrocartilage triangulaire communicant les compartiments ulno-carpien et radio-ulnaire distal, associé à une chondromalacie lunaire, ulnaire ou triquétral ;
- *Stade 2D :* stade 2C associé à une perforation du ligament luno-triquétral communicant les compartiments ulno-carpien et médio-carpien ;
- *Stade 2E :* stade 2D associé à une arthrose ulno-carpienne et parfois radio-ulnaire distale.

RÉFÉRENCES

- CEREZAL L *et al.* Imaging findings in ulnar-sided wrist impaction syndromes. *Radiographics 2002; 22: 105-21.*
- CREMA MD *et al.* MDCT arthrography features of ulnocarpal impaction syndrome. *AJR Am J Roentgenol 2009 ;193 :1376-81.*

CAS 7

Homme de 56 ans, se plaignant d'une douleur d'apparition brutale en regard de la face médiale du genou gauche. Il n'y a pas d'histoire de traumatisme. Des radiographies conventionnelles réalisées dans un autre service ont été considérées normales. Une IRM du genou gauche a été réalisée. Après 12 semaines de traitement conservateur (membre inférieur gauche mis en décharge), la douleur a disparu. Treize mois plus tard il a eu le même tableau clinique, maintenant la douleur étant en regard de la face latérale du genou gauche. Une nouvelle IRM a été réalisée. Une régression complète de la douleur a eu lieu 20 semaines après. Des épisodes similaires se sont répétés pendant 2 ans et 3 mois, d'abord au niveau de l'arrière pied droit et après dans la cheville gauche.

1. Décrivez les anomalies.
2. Quel est votre diagnostic ?

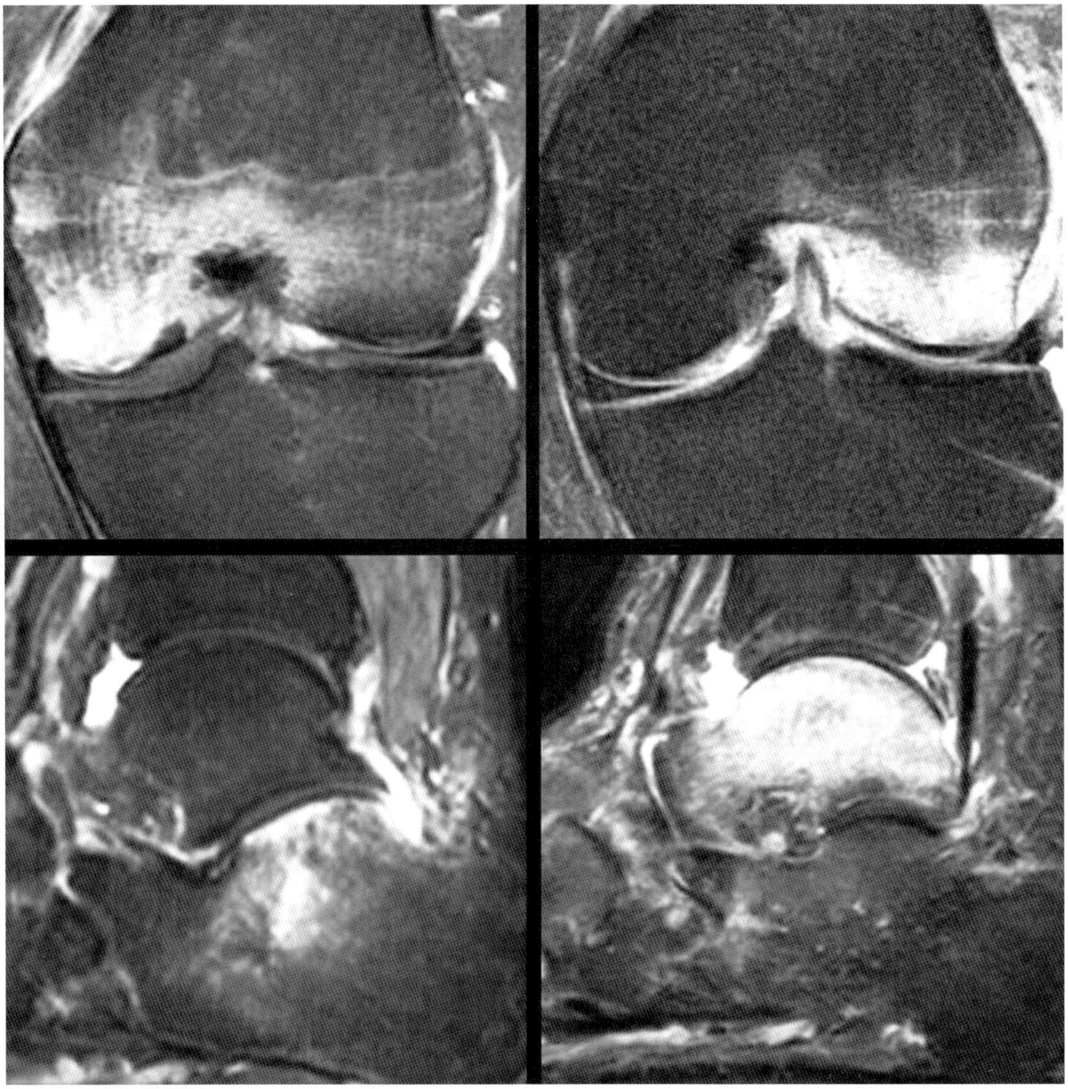

CAS 7 : SYNDROME DE L'ŒDÈME OSSEUX TRANSITOIRE

1. L'IRM initiale du genou gauche (coupe coronale pondérée en densité de protons avec suppression de graisse, image en haut et à gauche) montre une importante anomalie de signal de la moelle osseuse de type œdème, occupant la quasi-totalité du condyle fémoral médial. Il n'y a pas d'autre anomalie osseuse sous-jacente visible, ni d'anomalie cartilagineuse ou méniscale en regard du compartiment médial. L'IRM du même genou réalisée 17 mois après (coupe coronale pondérée en densité de protons avec suppression de graisse - image en haut et à droite) montre une anomalie de signal de la moelle osseuse de type œdème, maintenant occupant le condyle fémoral latéral, de mêmes caractéristiques. L'anomalie de signal précédente du condyle fémoral médial a complètement disparu. On note une discrète infiltration liquidienne sous-cutanée en regard du condyle fémoral latéral. L'IRM de l'arrière-pied droit réalisée 16 mois après (coupe sagittale pondérée en densité de protons avec suppression de graisse, image en bas et à gauche) montre des anomalies similaires occupant la partie supérieure du calcanéum adjacent à l'interligne sous-talienne, avec un épanchement liquidien des articulations tibio-talienne et sous-talienne. L'IRM de la cheville gauche réalisée 11 mois après (coupe sagittale pondérée en densité de protons avec suppression de graisse, image en bas et à droite) montre une importante anomalie de type œdème occupant la moelle osseuse du talus, ainsi qu'un discret épanchement tibio-talien.

2. Syndrome de l'œdème osseux transitoire.

COMMENTAIRE

L'expression "syndrome de l'œdème osseux transitoire" (transient bone marrow edema syndrome dans la littérature anglo-saxonne) est utilisée dans les cas de douleur articulaire soudaine et importante, surtout aux articulations des membres inférieurs, chez des personnes qui n'ont pas d'histoire de traumatisme et ayant une importante anomalie de signal de type œdème de la moelle osseuse en IRM, sans cause spécifique.

L'algoneurodystrophie ou syndrome de Sudek des membres inférieurs peut aussi entraîner des anomalies de type œdème de la moelle osseuse, étant un important diagnostic différentiel du syndrome de l'œdème osseux transitoire.

La douleur est le symptôme dominant dans le syndrome de l'œdème osseux transitoire, étant ce tableau clinique autolimité. Ce syndrome atteint surtout les articulations des membres inférieurs (hanche, genou, cheville) chez des hommes âgés de plus de 40 ans. Normalement les mouvements ne sont pas limités, sauf à cause des douleurs. Occasionnellement après la résolution clinique, une nouvelle atteinte d'une autre articulation, ou d'un différent compartiment de la même articulation peut se produire (forme migratoire).

La radiographie standard peut montrer une ostéopénie régionale, mais ce n'est pas la règle. L'IRM montre surtout une importante altération de signal de type œdème de la moelle osseuse, souvent sans autres anomalies sous-jacentes. Des anomalies sous-cutanées adjacentes et un épanchement articulaire sont souvent identifiés en IRM.

Les diagnostics différentiels incluent outre l'algoneurodystrophie, l'ostéonécrose, les lésions traumatiques (contusions osseuses, fractures), la gonarthrose, les arthropathies inflammatoires et infectieuses, ainsi que les tumeurs osseuses.

RÉFÉRENCES

- KOROMPILIAS AV *et al.* Bone marrow edema syndrome. *Skeletal Radiol 2009; 38: 425-36.*
- ROEMER FW *et al.* MRI-detected subchondral bone marrow signal alterations of the knee joint: terminology, imaging appearance, relevance and radiological differential diagnosis. *Osteoarthritis Cartilage 2009; 17: 1115-31.*

PATHOLOGIE VISCERALE

L. MONNIER-CHOLLEY, B. HAMMEL

CAS 1

Monsieur X. âgé de 62 ans a été traité en octobre 2007 d'un cancer du rectum T3N2M0 par radiothérapie, chirurgie et chimiothérapie. On note dans ses antécédents, un tabagisme ancien sevré depuis 20 ans et une embolie pulmonaire massive en janvier 2009. Un examen tomodensitométrique réalisé dans le cadre de son suivi révèle un nodule pulmonaire. Une TEP est alors réalisée en complément.

1. Décrivez les images de scanner et de TEP.
2. Quels éléments du dossier manquent au raisonnement ?
3. Auriez-vous prescrit la TEP ?
4. Comment expliquer la fixation à la TEP ?

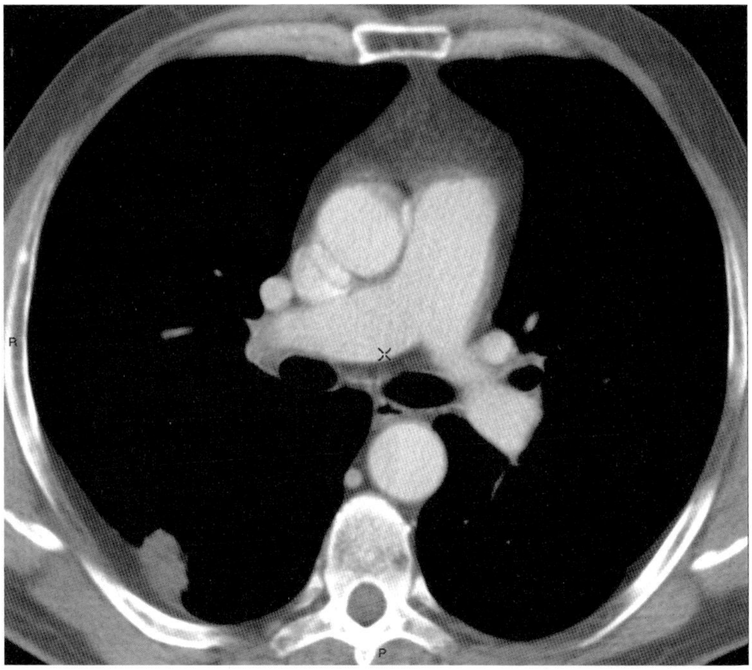

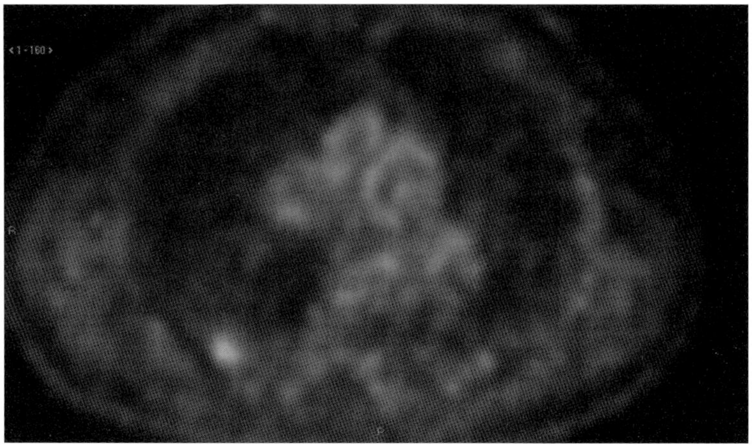

CAS 1 : INFARCTUS PULMONAIRE

1. Le scanner met en évidence une lésion parenchymateuse périphérique à base pleurale associée à une rétraction de la plèvre en regard. Cette lésion est hyperfixante sur la TEP (SUV = 2.3).

2. Une confrontation avec les scanners antérieurs est indispensable afin de juger de l'évolutivité de cette lésion.

3. Une bonne analyse du dossier (comparaison avec le scanner précédent) aurait permis de poser le diagnostic sans faire de TEP, qui était dans le cas présent source de faux positif.

4. La fixation du FDG par un infarctus pulmonaire est secondaire aux remaniements inflammatoires.

COMMENTAIRE

Au cours de l'embolie pulmonaire, on peut observer des atélectasies et des épanchements pleuraux, mais ces anomalies sont non spécifiques. Les opacités périphériques à base triangulaire sont assez évocatrices d'infarctus pulmonaire, mais ne sont pas spécifiques. Elles peuvent également correspondre à une pathologie tumorale, infectieuse, inflammatoire, granulomateuse, post-radique ou post-traumatique...

Leur présence associée à des thrombus au sein des artères pulmonaires permet en général de poser le diagnostic sans difficulté. En revanche, en l'absence de thrombus visible, la découverte de ces opacités, peut poser des problèmes de diagnostic différentiel.

L'infarctus pulmonaire est un infarctus hémorragique. Il résulte de la dérivation de la circulation systémique vers la circulation artérielle pulmonaire en aval de l'obstruction grâce à des anastomoses entre la circulation bronchique et pulmonaire. Il est responsable des hémoptysies observées dans l'embolie pulmonaire. Il s'agit donc d'un comblement des cellules alvéolaires par du sang associé à une réaction périphérique inflammatoire autour d'une nécrose centrale. Une réaction pleurale de type inflammatoire est souvent associée. La restitution *ad integrum* est la règle, mais de rares cas de sclérose mutilante ont été décrits.

La TEP est un complément diagnostique très utile dans certains cas, mais doit être utilisée à bon escient car certaines lésions bénignes et inflammatoires peuvent entraîner une hyperfixation.

L'infarctus pulmonaire peut entraîner une fixation anormale du FDG lors d'une TEP et faire porter à tort le diagnostic de tumeur. Cette fixation est secondaire aux remaniements inflammatoires autour de l'infarctus et siège dans les régions sous-pleurales. Les valeurs de SUV sont variables (1.4 à 8.6 dans une série récente) probablement en rapport avec des infarctus d'âges différents. Une confrontation clinico-radiologique est donc indispensable lors de la TEP afin de redresser le diagnostic.

RÉFÉRENCES

- WITTRAM C *et al.* 18F-FDG PET of pulmonary embolism. *AJR 2007; 189: 171-6.*
- KAMEL EM *et al.* Occult lung infarction may induce false interpretation of 18F-FDG PET in primary staging of pulmonary malignancies. *Eur J Nucl Med Mol Imaging 2005; 32: 641-6.*

CAS 2

Un patient de 34 ans tabagique à 15 paquets/année consulte pour le bilan d'une toux persistante. Il a fait des pneumopathies à répétition situées dans le lobe inférieur droit ces derniers mois. Une radiographie de thorax et un scanner sont réalisés.

1. Que rechercher devant une telle symptomatologie ?
2. Analyser les images tomodensitométriques.
3. Comment confirmer le diagnostic ?

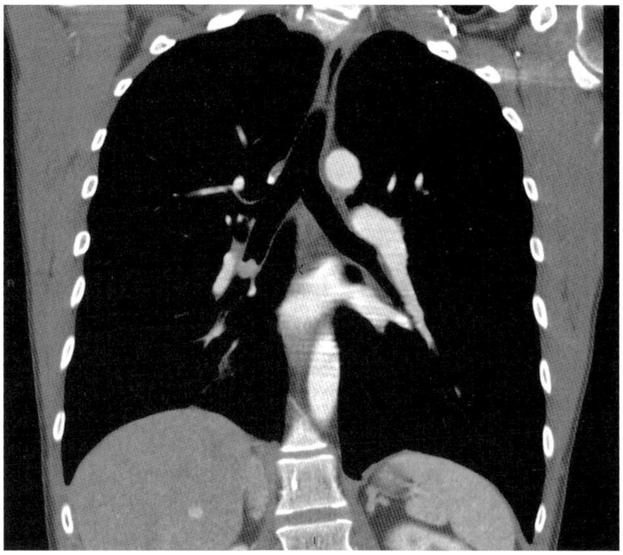

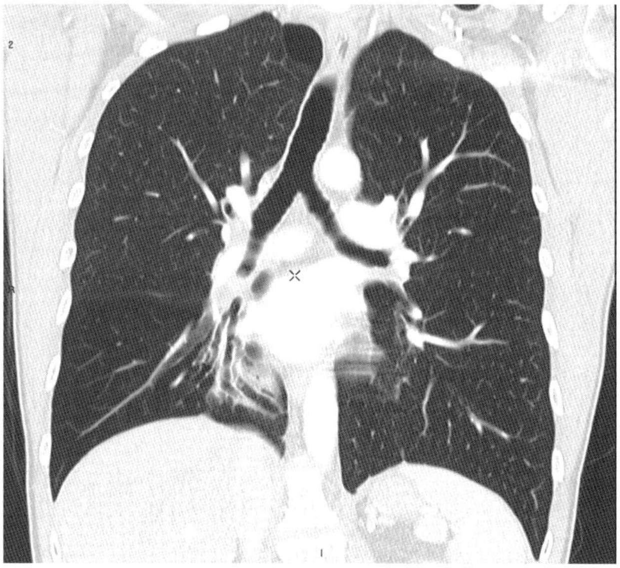

CAS 2 : TUMEUR CARCINOÏDE BRONCHIQUE

1. Les pneumopathies récidivantes ou persistantes doivent faire rechercher une obstruction bronchique ou une malformation (dilatation des bronches, sténose bronchique, lésion endobronchique, compression extrinsèque, séquestration...).

2. La tomodensitométrie montre une lésion nodulaire endobronchique bien limitée, située dans le tronc intermédiaire à droite, associée à des dilatations des bronches d'aval.

3. Le diagnostic est histologique par fibroscopie bronchique si la tumeur est proximale ou biopsie percutanée pour une tumeur périphérique.

COMMENTAIRE

Les carcinoïdes bronchiques (CB) dérivent des cellules “neuro-endocrines” présentes dans les voies aériennes. Les tumeurs pulmonaires neuro-endocrines comportent quatre entités classées par ordre d'agressivité : le carcinoïde typique, le carcinoïde atypique, le carcinome neuro-endocrine à grandes cellules et le carcinome (neuro-endocrine) à petites cellules. Le carcinoïde typique est souvent de plus petite taille et de contours plus réguliers que le carcinoïde atypique. Il a une activité mitotique moins importante et ne comporte pas de foyer de nécrose. Le CB est le cancer pulmonaire le plus fréquent de l'enfant alors qu'il ne représente que 1 à 5 % des cancers pulmonaires de l'adulte. Les carcinoïdes typiques représentent 90 % des CB.

La majorité de ces tumeurs se développent dans les bronches lobaires, segmentaires ou sous-segmentaires proximales. Elles peuvent avoir un développement exobronchique et s'étendre vers le poumon adjacent. Plus rarement, les CB se développent en périphérie.

Les signes cliniques sont variables selon le siège de la tumeur : hémoptysies, toux chronique, dyspnée, wheezing ou infections à répétition. Les CB sont très rarement responsables d'un syndrome carcinoïde. Certains CB sont asymptomatiques et découverts fortuitement.

Radiologiquement, il s'agit d'un nodule ou d'une masse aux bords parfois lobulés. Son siège endobronchique est difficile à apprécier sur une radiographie de thorax. Il est mieux visualisé au scanner. Dans la majorité des cas, la lésion est proximale. Des lésions parenchymateuses peuvent être associées : atélectasie, pneumopathie obstructive, dilatation des bronches. Des calcifications punctiformes ou diffuses sont visibles dans plus de 30 % des cas, et sont évocatrices de CB. Ces tumeurs sont vascularisées et peuvent se rehausser après injection de produit de contraste, ce qui permet de les différencier d'une atélectasie obstructive.

Le diagnostic est fait en général par bronchoscopie : il s'agit d'une masse endoluminale bourgeonnante à large pied d'implantation, bien vascularisée, de couleur rose-rouge.

L'utilité de la scintigraphie aux analogues de la somatostatine reste à préciser.

Le traitement consiste en une résection carcinologique avec curage ganglionnaire. Le pronostic est bon pour les carcinoïdes typiques, variables pour les formes atypiques en fonction du stade.

Références

- GUSTAFSSON BI *et al.* Bronchopulmonary neuroendocrine tumors. *Cancer 2008; 113: 5-21.*
- NACCINI B *et al.* Approche actuelle des tumeurs carcinoïdes bronchiques. *Rev Med Suisse 2007; 3: 2655-6.*

CAS 3

Un patient de 24 ans, sans antécédent particulier, consulte aux urgences pour un gonflement cervical et une douleur thoracique haute apparus au réveil. Il n'est pas fébrile, ni dyspnéique. L'examen clinique est normal en dehors de crépitations du creux sus-claviculaire. Une radiographie de thorax est réalisée.

1. Quel signe évident est visible sur cette radiographie ?
2. Quels autres signes cherchez-vous ?
3. Quel examen complémentaire demandez-vous ?
4. Quelles sont les principales causes ?
5. En dehors d'une étiologie évidente, que cherchez-vous par l'interrogatoire ?

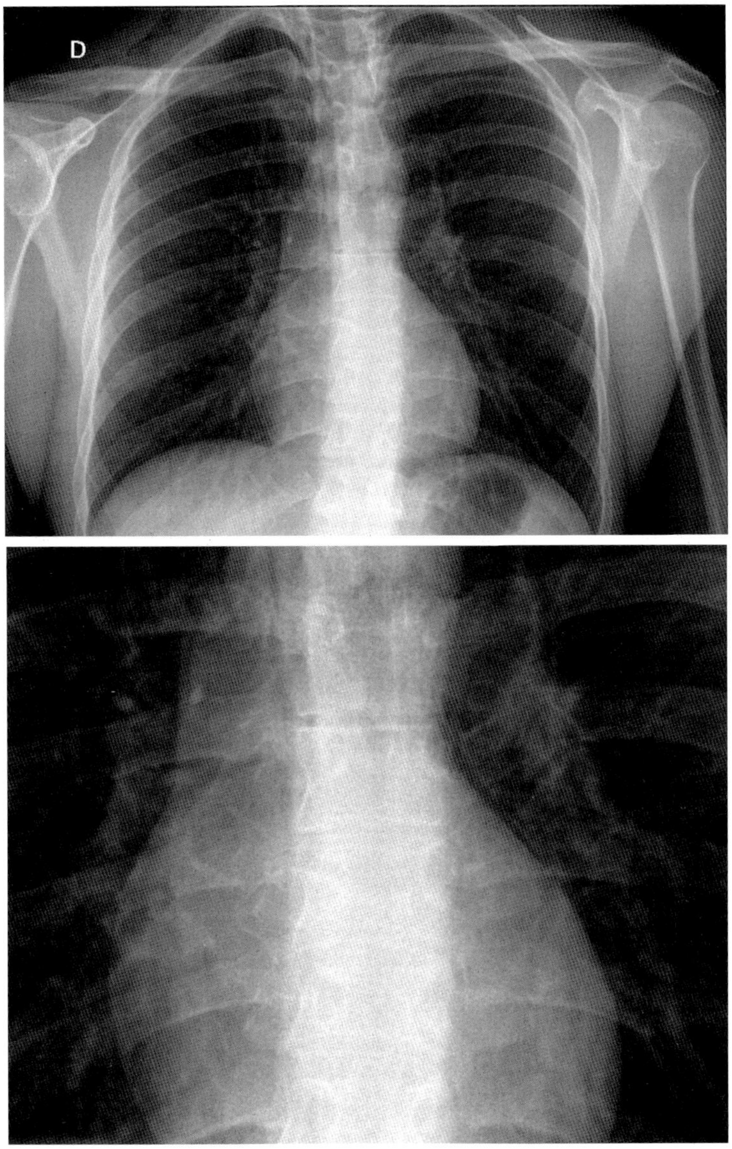

CAS 3 : PNEUMOMÉDIASTIN SPONTANÉ

1. La radiographie de thorax de face montre un emphysème sous-cutané.

2. La présence d'air dans les tissus sous-cutanés doit faire rechercher un pneumomédiastin ou un pneumothorax associé. Le pneumomédiastin est ici visible sous la forme d'une clarté bordant l'arc moyen gauche, soulignée par une ligne dense. On ne met pas en évidence de pneumothorax.

3. En l'absence de contexte évocateur, un scanner doit être prescrit. Il est plus sensible que la radiographie pour mettre en évidence de l'air dans la plèvre ou le médiastin.

4. La présence d'un pneumomédiastin doit faire rechercher une rupture trachéobronchique, une perforation digestive, une lésion du massif facial, une pathologie pulmonaire sous-jacente ou tout événement entraînant une hyperpression alvéolaire.

5. En dehors d'une cause évidente, il faut rechercher par l'interrogatoire la consommation de drogues (cannabis, cocaïne, crack ou ectasy). Le mode d'inhalation de ces drogues, la toux chronique et l'altération du parenchyme pulmonaire parfois provoquées par ces drogues sont des facteurs favorisants.

COMMENTAIRE

Le pneumomédiastin spontané est une affection rare. Il correspond à la présence d'air médiastinal survenu en dehors de tout contexte traumatique ou iatrogène et en l'absence de pathologie pulmonaire sous-jacente. Il touche essentiellement les femmes enceintes, les asthmatiques et les jeunes sportifs qui augmentent leur pression intra-alvéolaire par une manœuvre de Valsalva (expiration à glotte fermée).
En l'absence de cause évidente, l'interrogatoire doit rechercher la consommation de substances illicites.
Le mécanisme est une rupture de la paroi des alvéoles pulmonaires terminales.
L'air chemine ensuite par deux voies possibles : soit centripète en remontant jusqu'au médiastin le long des axes broncho-vasculaires, soit par l'intermédiaire de la plèvre, entraînant ainsi un pneumothorax.
Le médiastin communique avec les plans cervicaux profonds ce qui peut expliquer la présence d'emphysème sous-cutané.
Les signes cliniques sont parfois retardés par rapport à l'effort ce qui rend le lien causal difficile à trouver.
La radiographie de thorax peut montrer un emphysème sous-cutané, un pneumomédiastin et/ou un pneumothorax.
La tomodensitométrique est plus sensible que la radiographie standard et peut également montrer la lésion causale bronchique ou œsophagienne.
Un transit œsophagien peut être réalisé en cas de doute sur une rupture de l'œsophage.
Les examens endoscopiques sont à éviter car ils peuvent aggraver les lésions éventuelles.
La guérison spontanée est la règle. Les récidives sont rares.

RÉFÉRENCES

- KORAL E *et al.* Pneumomédiastin spontané et marijuana. *J Radiol 2007; 88: 390-2.*
- ARGO V *et al.* Pneumomédiastin spontané chez un homme jeune. *Annales Françaises d'Anesthésie et de Réanimation 2009; 28: 505.*

CAS 4

Une patiente de 60 ans suivie pour une tumeur endocrine du grêle avec métastases hépatiques consulte dans le cadre de son suivi. Elle signale depuis quelque temps des œdèmes des membres inférieurs et des hépatalgies. Un scanner est réalisé (fig. 4a) et comparé à celui réalisé un an auparavant (fig. 4b).

1. Que pensez-vous de l'évolution de l'atteinte hépatique ?
2. Quelle complication évoquer ?
3. Quel en est le mécanisme ?

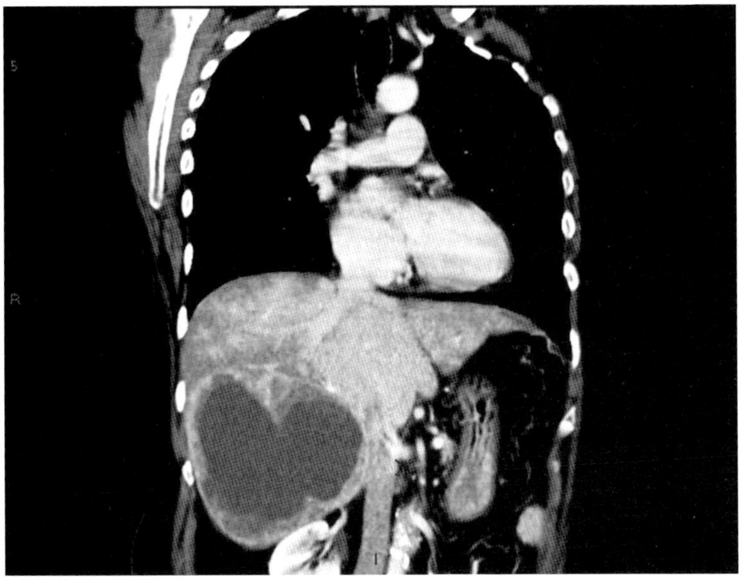

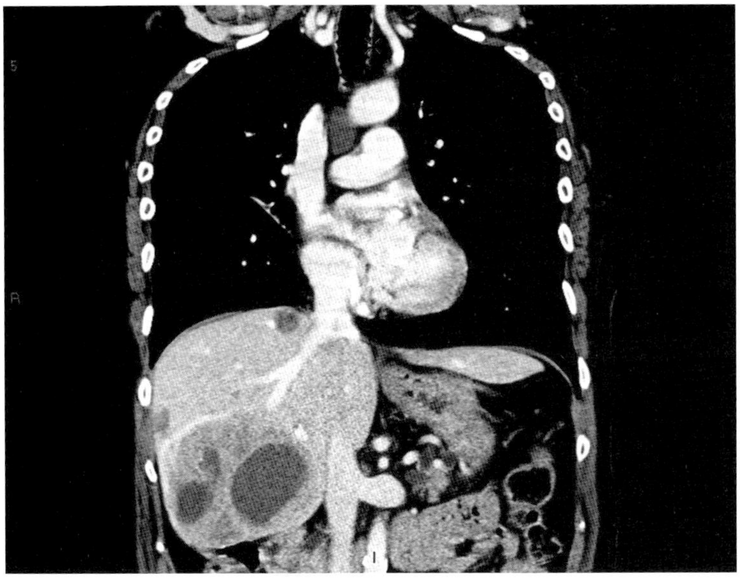

CAS 4 : ATTEINTE CARDIAQUE CARCINOÏDE

1. Le foie est le siège de localisations secondaires multiples apparaissant plus nécrotiques que sur le précédent scanner. On remarque également une augmentation de volume du foie et un aspect congestif du parenchyme hépatique.

2. Dans le contexte, il faut évoquer une insuffisance cardiaque droite avec gêne au retour veineux.

3. Le mécanisme est une atteinte directe des substances sécrétées par la cellule carcinoïde sur l'endocarde. Il nécessite donc l'absence de métabolisation hépatique de ces substances.

COMMENTAIRE

Les tumeurs endocrines sont des tumeurs résultant de la prolifération de cellules endocrines du type entérochromaffine. Elles sont sécrétantes ou non. Elles peuvent siéger tout le long du tractus digestif, mais également sur le pancréas, les bronches, les ovaires et le thymus. On parle de tumeur carcinoïde en présence d'un syndrome carcinoïde.
L'atteinte cardiaque est une complication grave du syndrome carcinoïde. Elle peut être isolée. Elle est de mauvais pronostic et entrave significativement la survie des patients. Elle complique 20 à 65 % des tumeurs endocrines sécrétantes avec généralement une atteinte hépatique métastatique. Elle est la première cause de mortalité du syndrome carcinoïde.
L'atteinte cardiaque droite (tricuspide et pulmonaire) est quasi constante. L'atteinte cardiaque gauche est possible en cas de shunt droit-gauche, de métastases pulmonaires ou en présence d'une tumeur bronchique primitive. Il s'agit de plaques fibreuses endocardiques entraînant un épaississement et d'une rétraction des feuillets des valves à l'origine de fuites et de sténoses.
En présence d'une tumeur carcinoïde sécrétante, l'atteinte cardiaque doit être recherchée systématiquement par une échographie au moins annuelle. Les signes cliniques étant tardifs, l'échographie permet un diagnostic plus précoce.
La tomodensitométrie et l'IRM sont également des outils très performants qui permettent d'évaluer la dilatation des cavités droites et les troubles de perfusion hépatiques secondaires. L'IRM permet de visualiser l'atteinte valvulaire.
Le traitement repose sur le remplacement valvulaire qui améliore la survie. La mortalité opératoire reste néanmoins élevée de 25 à 30 %.
Les traitements antitumoraux et les analogues de la somatostatine ne semblent pas efficaces sur l'atteinte cardiaque probablement du fait du caractère fixé des lésions.

RÉFÉRENCES

• ROZENBERG V *et al.* Syndrome carcinoïde et cardiopathie carcinoïde. In Cohen A, Cœur et Médecine Interne, Tome 2, *Editions Estem 2002 : p. 1845-58.*

• SANDMANN H *et al.* Cardiovascular magnetic resonance imaging in the assessment of carcinoid heart disease. *Clin Radiol 2009; 64: 761-6.*

CAS 5

Homme de 29 ans, hospitalisé pour la prise en charge d'une épiglottite granulomateuse.
Il est non symptomatique en dehors d'une légère dysphagie et n'a pas d'antécédent notable.
On vous présente sa radiographie thoracique.

1. Décrivez le cliché thoracique ; quel diagnostic évoquez-vous ?
2. Quel(s) examen(s) complémentaire(s) demandez-vous ? Dans quel but ?
3. Quelle prise en charge faut-il envisager ?

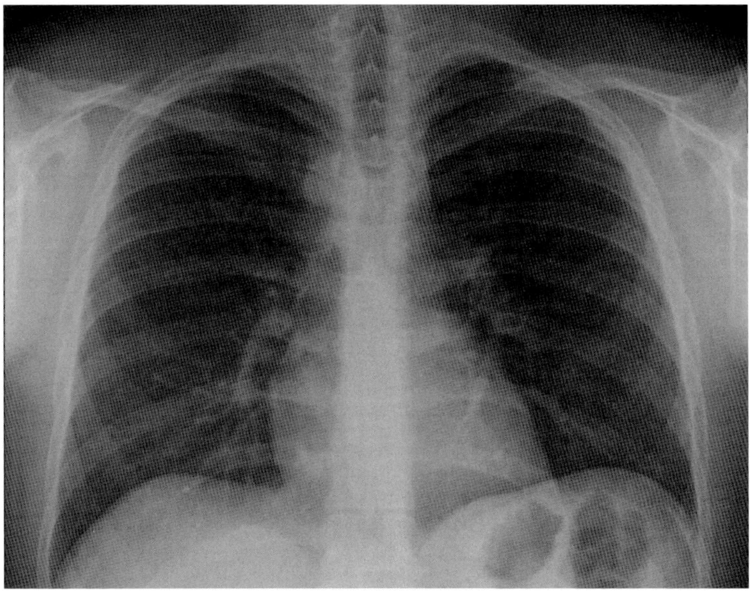

CAS 5 : ANOMALIE DE NEUHAUSER DANS SA FORME D'ARC AORTIQUE DROIT ET ARTERIA LUSORIA AVEC DIVERTICULE DE KOMMERELL

1. Absence de bouton aortique à gauche, déviation gauche de l'axe trachéal et de la ligne para-aortique. On évoque à ce stade une anomalie à type d'arc aortique droit.

2. L'angioscanner thoracique permet de confirmer un arc aortique droit et de préciser l'anatomie vasculaire associée en recherchant un anévrysme ou un anneau vasculo-ligamentaire. L'échographie cardiaque peut se discuter dans un second temps pour rechercher des anomalies cardiaques associées.

3. La prise en charge dépendra des anomalies constatées, en particulier de la découverte d'un anévrysme ou d'un "anneau vasculo-ligamentaire" qui pourront motiver un avis chirurgical spécialisé.

COMMENTAIRE

L'anomalie de Neuhauser entre dans le cadre des pathologies des arcs aortiques.
Les 6 arcs aortiques primitifs joignent les aortes ventrale et dorsale. Le jeu des atrésies de certains segments, notamment du 4e arc aortique, aboutit à l'anatomie du système aortique.
La régression de l'arc droit aboutit à la disposition normale si la coupure se fait entre l'artère subclavière droite (en avant) et l'aorte descendante (en arrière).
La coupure entre la carotide commune (en avant) et la subclavière droite (en arrière), aboutit à l'artère subclavière droite aberrante rétro-œsophagien (artère lusoria).
L'absence de régression des arcs peut entraîner un double arc aortique.
L'atrésie sur l'arc gauche aboutit à une crosse aortique droite : la disposition vasculaire peut alors être parfaitement en miroir de la normale avec un ligament artériel (LA) droit. Si le LA est à gauche la disposition entre dans le cadre des anomalies de Neuhauser (anneau vasculo-ligamentaire).
D'autre fois, l'atrésie conduit à une crosse droite avec artère subclavière gauche rétro-œsophagienne comme chez ce patient et l'existence d'un LA gauche conduit, là aussi, à l'existence d'un anneau vasculo-ligamentaire.
La forme décrite constitue donc une anomalie de Neuhauser variante avec arteria Lusoria, (beaucoup plus fréquente que le Neuhauser avec disposition en "miroir") ; un diverticule large (de Kommerell) peut être retrouvé à l'origine de la subclavière aberrante, correspondant à un résidu de l'arc gauche.
Cette malformation est rarement symptomatique, mais l'anneau vasculo-ligamentaire peut produire des signes de compression trachéo-œsophagienne dans l'enfance, à type de bruit respiratoire anormal et de dysphagie. Ces formes ne mettent pas en jeu le pronostic vital et rétrocèdent le plus souvent avec l'âge.
Cette anomalie est en général isolée, mais peut être associée à des cardiopathies congénitales dans 12 % des cas.
L'abstention thérapeutique est la règle mais le traitement chirurgical peut être est proposé en cas d'évolutivité du Kommerell ou lorsqu'il existe une symptomatologie handicapante.

RÉFÉRENCES

- KASTLER B *et al.* Malformations de l'aorte : aspects IRM. Anomalies des arcs aortiques. *Encycl Méd, Radiodiagnostic - Cœur-Poumon, 32-015-F-65, 2002,19p.*
- ATKIN GK Traitement chirurgical des anomalies des arcs aortiques chez l'adulte. *Ann Vasc Surg 2007; 21: 140-150.*

CAS 6

Dossier de Mme X. discuté en staff de pneumologie avant décision de thoracoscopie.

1. Que pensez-vous de cette image ?
2. Que conseillez-vous ?

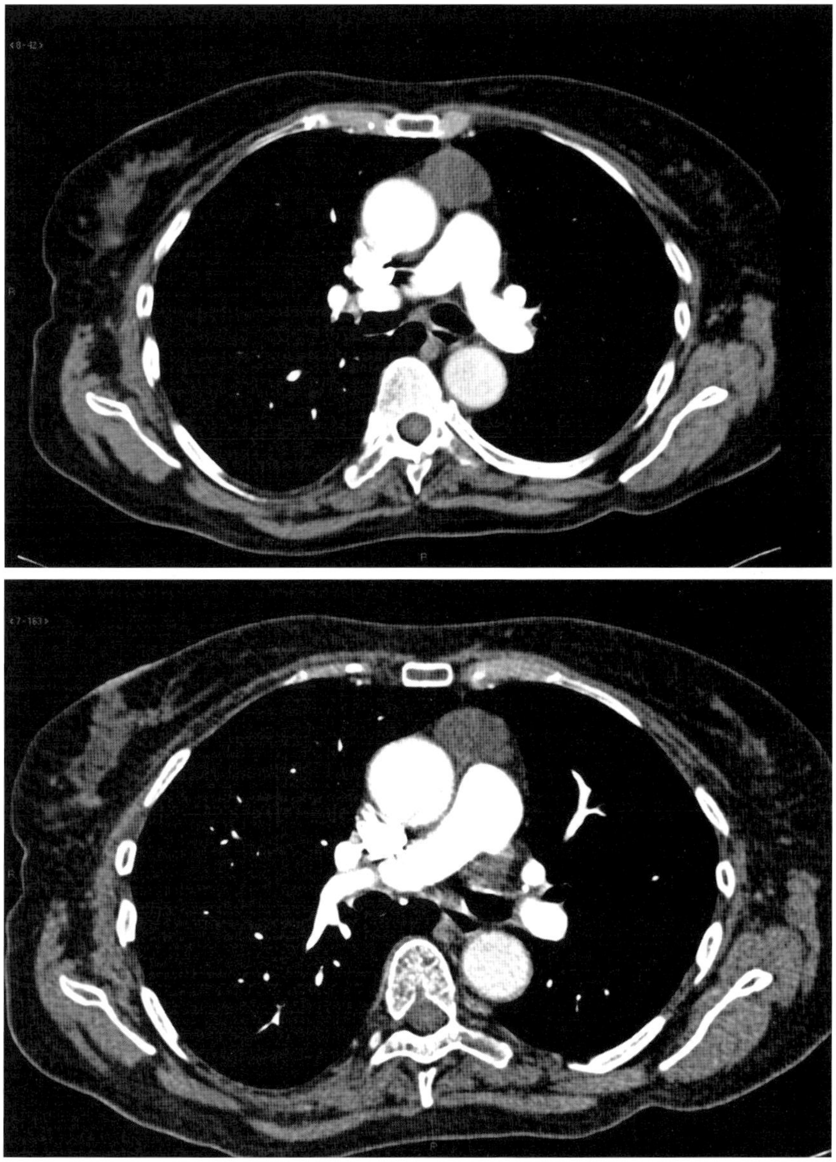

CAS 6 : PROLONGEMENT ANTÉRIEUR D'UN RÉCESSUS AORTIQUE SUPÉRIEUR

1. Il s'agit d'une masse ovalaire de densité liquidienne située dans le médiastin antérieur en avant de l'aorte. Si la densité est tissulaire, on doit évoquer une tumeur thymique, une adénopathie, un lymphome, une tumeur germinale bénigne (tératome) ou maligne, un goitre thyroïdien. Si la structure est liquidienne, il faut évoquer un kyste pleuropéricardique, un récessus péricardique, une formation vasculaire.

2. Réalisation d'une IRM pour démontrer le caractère liquidien de la structure en pondération T2 et son raccordement au péricarde confirmant le diagnostic de récessus péricardique.

COMMENTAIRE

Le péricarde contient physiologiquement 20 à 25 mL de liquide. La présence de liquide dans certains récessus est possible en dehors de tout épanchement péricardique et seule la connaissance anatomique de ces structures permet d'éviter des faux diagnostics d'adénopathie ou masse médiastinale. Le diagnostic avec un kyste pleuropéricardique ou une formation vasculaire peut être plus difficile.

Les sinus et récessus péricardique sont des extensions du sac péricardique. Les deux principaux sinus sont le sinus transverse et le sinus oblique.

Le sinus transverse est situé en arrière de l'aorte ascendante et de l'artère pulmonaire au-dessus de l'atrium.

Il s'étend en haut donnant le récessus aortique supérieur.

Son prolongement postérieur correspond à l'image de croissant située derrière l'aorte ascendante. Le prolongement vers la région paratrachéale ("high-riding") peut être confondu avec une adénopathie ou un kyste bronchogénique. Le prolongement antérieur passe en avant de l'aorte et du tronc de l'AP comme dans notre observation. Il comprend également le segment qui occupe la fenêtre aorto-pulmonaire.

Le prolongement latéral droit forme le récessus rétrocave.

Le sinus transverse, s'étend en bas en donnant le récessus aortique inférieur qui descend jusqu'aux valves aortiques.

Les deux extensions latérales sont les récessus pulmonaire droit situé en dessous de la branche droite de l'artère pulmonaire et le récessus gauche situé entre la branche gauche de l'artère pulmonaire et la veine pulmonaire supérieure.

Le sinus oblique est situé en arrière et en haut de l'oreillette gauche, postéro-médian par rapport à la veine pulmonaire supérieure gauche. La présence de liquide dans ce sinus peut simuler une adénopathie ou une lésion œsophagienne.

Le prolongement antérieur du récessus aortique supérieur peut être confondu avec une adénopathie (lymphome), un kyste pleuropéricardique mais également une dissection aortique ou une anomalie veineuse comme la persistance d'une VCS gauche (qui court le long du bord latéral du cœur, se jetant dans l'atrium gauche via un sinus coronaire hypertrophique).

L'IRM et l'analyse multiplanaire permettent en général d'éviter les errements diagnostiques.

RÉFÉRENCES

• TRUONG MT *et al.* Anatomy of pericardial recesses on multidetector CT: implications for oncologic imaging. *AJR 2003 ;181: 1109-13.*

• BRODERICK *et al.* Anatomic Pitfalls of the heart and pericardium. *RadioGraphics 2005; 25: 441-53.*

CAS 7

Ce patient de 49 ans est suivi pour un lymphome digestif et ganglionnaire considéré en rémission a présenté, il y a une semaine, une infection sur PAC à pyocyanique avec bactériémie.
Il se plaint actuellement d'une asthénie et d'une douleur de la base thoracique droite motivant un nouveau scanner TAP.

1. Décrivez les anomalies.
2. Quelle est votre gamme diagnostique ?
3. Comment orienter votre diagnostic ?

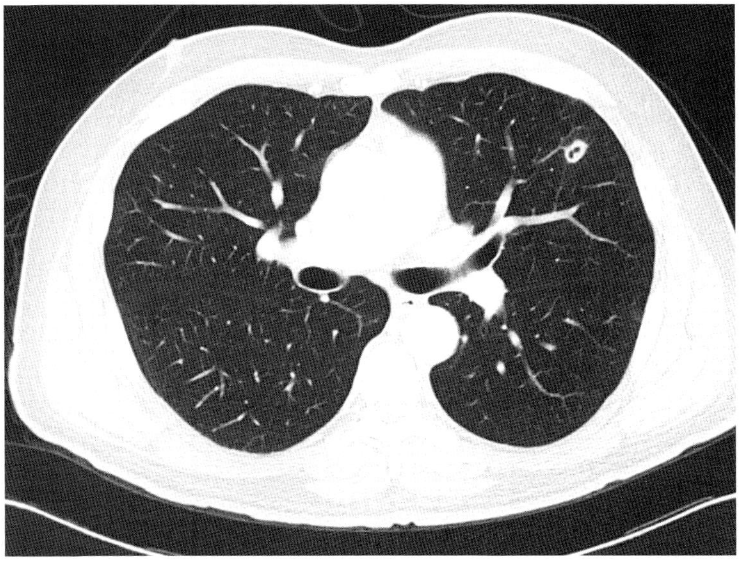

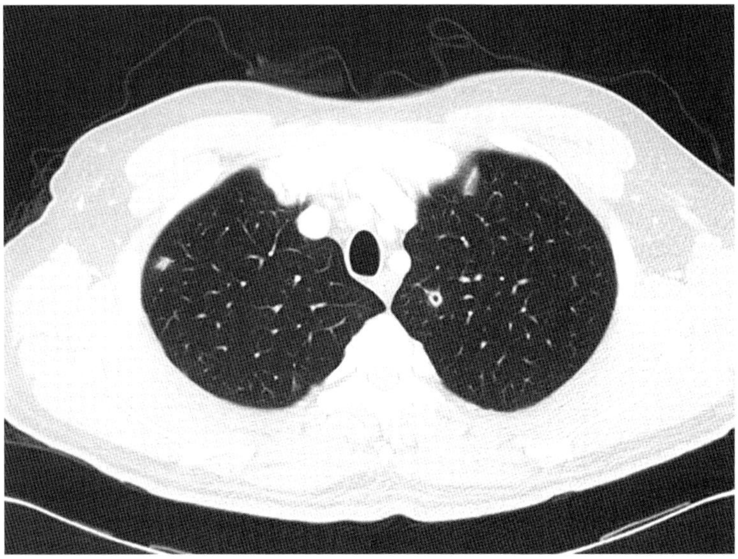

CAS 7 : EMBOLES PULMONAIRES SEPTIQUES SUR INFECTION DE MATÉRIEL

1. Nodules pulmonaires angiocentrés dont certains excavés, prédominant dans les lobes inférieurs.

2. Devant des nodules pulmonaires excavés, on doit évoquer :
   - certaines métastases notamment traitées (rein, cancer ORL, sein, prostate, œsophage, broncho-pulmonaire),
   - une mycobactérie dont nocardia chez les patients immunodéprimés,
   - des emboles septiques,
   - une vascularite granulomateuse (Wegener),
   - une polyarthrite rhumatoïde,
   - un lupus érythémateux disséminé,
   - une angéite granulomateuse allergique de Churg et Strauss,
   - la granulomatose nécrosante sarcoïdienne,
   - certaines vascularites non granulomateuses comme la maladie de Behçet,
   - une amylose.

3. On peut réaliser un LBA qui permettra d'orienter vers une cause infectieuse.
   L'échographie transœsophagienne doit être réalisée à la recherche d'une endocardite infectieuse.
   L'éventuelle ponction d'un nodule avec analyse anatomopathologique, bactériologique et mycologique pour un diagnostic de certitude est de réalisation difficile.

COMMENTAIRE

On pense classiquement aux emboles pulmonaires septiques chez les patients atteints d'endocardite bactérienne subaiguë, souvent secondaire à une toxicomanie IV (endocardite à staphylocoque de la valve tricuspide). On peut cependant également les voir chez les patients porteurs de sonde à demeure, de cathéters veineux périphériques infectés ou d'une atteinte infectieuse extrapulmonaire notamment des parties molles.

Le malade présente généralement une symptomatologie pulmonaire à type de fièvre accompagnée de toux et d'éventuelles hémoptysies.

L'imagerie montre des nodules bilatéraux prédominant en périphérie et aux bases pulmonaires, angiocentrés par un vaisseau nourricier, contenant souvent des zones de cavitation ou un bronchogramme aérien. On retrouve également des lésions triangulaires sous-pleurales s'étendant parfois à l'espace pleural.

Aucun de ces signes n'est spécifique : le caractère angiocentré traduit le caractère hématogène rencontré également dans les métastases, la cavitation traduisant la nécrose.

Leur association et le contexte clinique doivent cependant faire évoquer le diagnostic et l'évolution rapide des lésions avec régression sous traitement sont autant d'arguments en faveur.

Les emboles septiques se voient particulièrement dans le syndrome de Lemierre (ou thrombophlébite anaérobie de la veine jugulaire interne) compliquant des infections ORL chez des patients jeunes sans antécédents. L'infection diffuse directement dans la veine jugulaire interne et donc directement dans la circulation pulmonaire *via* le retour veineux au cœur.

Chez l'enfant, l'ostéomyélite et les abcès des parties molles sont des causes connues d'embole septique.

La connaissance de ces lésions par le radiologue doit permettre un diagnostic précoce : grâce au traitement approprié de la source de l'infection et une antibiothérapie adaptée, la plupart des patients guériront complètement et sans complications.

RÉFÉRENCES

- WASHINGTON L Imagerie des infections pulmonaires bactériennes chez le patient immunocompétent. *EMC Radiodiagnostic - Coeur-poumon. 32-400-A-10.*
- KUHLMAN JE *et al.* Pulmonary septic emboli: diagnosis with CT. *Radiology 1990; 174: 211-3.*

PATHOLOGIE OSTEO-ARTICULAIRE

N. JOMAAH, P. BIENVENOT

CAS 1

Musicien de 39 ans, se plaignant d'une douleur à la partie interne du coude gauche ainsi que de paresthésies à la partie ulnaire de la main.
Une IRM du coude gauche a été réalisée.

1. Décrivez l'anomalie sur les coupes axiales T1 centrées sur la gouttière épitrochléo-olécranienne.
2. Quel est votre diagnostic ?

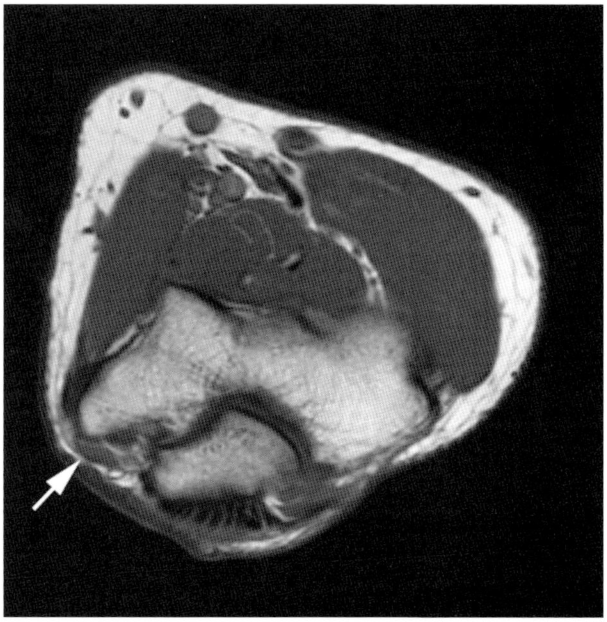

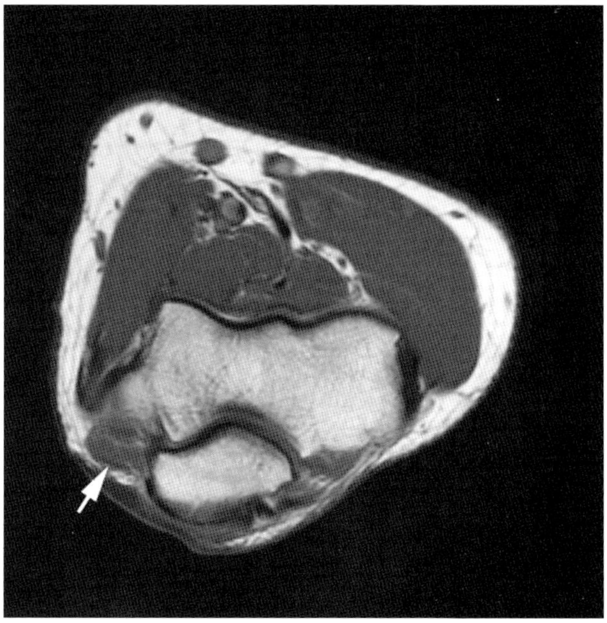

CAS 1 : SYNDROME DU TUNNEL DU NERF ULNAIRE (MUSCLE ACCESSOIRE ÉPITROCHLÉO-ANCONÉEN)

Les coupes axiales T1 mettent en évidence une bande épaisse en isosignal occupant le toit du tunnel ulnaire tendu entre l'épicondyle médial et l'olécrane remplaçant le rétinaculum du tunnel ulnaire, correspondant à un muscle accessoire.

COMMENTAIRE

L'incidence du muscle épitrochléo-anconéen est appréciée de façon variable selon les bases des études, elle est estimée entre 4 % et 34 %. Son orientation est identique à celle du rétinaculum du tunnel ulnaire, tendu entre l'épicondyle médial et l'olécrane. Une hypertrophie du muscle épitrochléo-anconéen peut entraîner une diminution du volume du tunnel et une compression du nerf ulnaire.

Les sites de compression du nerf ulnaire au coude sont :

1 - L'arcade de Struthers,
2 - Derrière l'épitrochlée,
3 - Le tunnel ulnaire.

L'arcade de Struthers est une fine bande aponévrotique étendue du chef médial du muscle triceps brachial au septum intermusculaire brachial médial. Elle est située approximativement à 8 cm de l'épicondyle médial.

Le tunnel ulnaire est constitué d'un mur osseux formé par l'épicondyle médial et l'olécrane. Le toit du tunnel ulnaire est formé par un rétinaculum tendu de l'épicondyle médial de l'humérus à l'olécrane et par l'attachement de l'aponévrose de deux chefs du muscle fléchisseur ulnaire du carpe (ligament d'Osborne).

Le plancher du tunnel ulnaire est formé par la capsule articulaire et le faisceau postérieur du ligament collatéral ulnaire.

L'atteinte du nerf ulnaire se traduit par une douleur et une paresthésie ulnaire en flexion, avec recrudescence nocturne et faiblesse de l'avant-bras et de la main.

Etiologies du syndrome du tunnel du nerf ulnaire :

- *Etiologies post-traumatiques :* séquelle de fracture avec cal vicieux, contusion directe, cubitus valgus, immobilisation prolongée en flexion, appui prolongé et répété du coude sur un plan dur.
- *Etiologies secondaires :* arthrose avec ostéophytes, pathologie synoviale (PR, ostéochondromatose...), compression tumorale extrinsèque, les déformations du Paget.
- *Etiologies primitives :* surmenage du coude notamment chez les sportifs et les professionnels (lanceurs au base-ball, violonistes), muscles surnuméraires (muscle épitrochléo-anconéen), l'hypertrophie du chef médial du muscle triceps brachial repoussant le nerf ulnaire a été déjà citée, la compression du nerf ulnaire par l'arcade de Struthers est rare mais a été déjà incriminée, compression par le ligament d'Osborne.

RÉFÉRENCE

• SOOKUR PA *et al.* Accessory muscles: anatomy, symptoms, and radiologic evaluation. *Radiographics 2008, 28: 481-99.*

CAS 2

Patient de 32 ans, avec des antécédents d'entorse de la cheville droite se plaignant d'une douleur sous et pré-malléolaire latérale avec une sensation d'instabilité. Une IRM de la cheville droite a été réalisée.

1. Décrivez les anomalies.
2. Quel est votre diagnostic ?

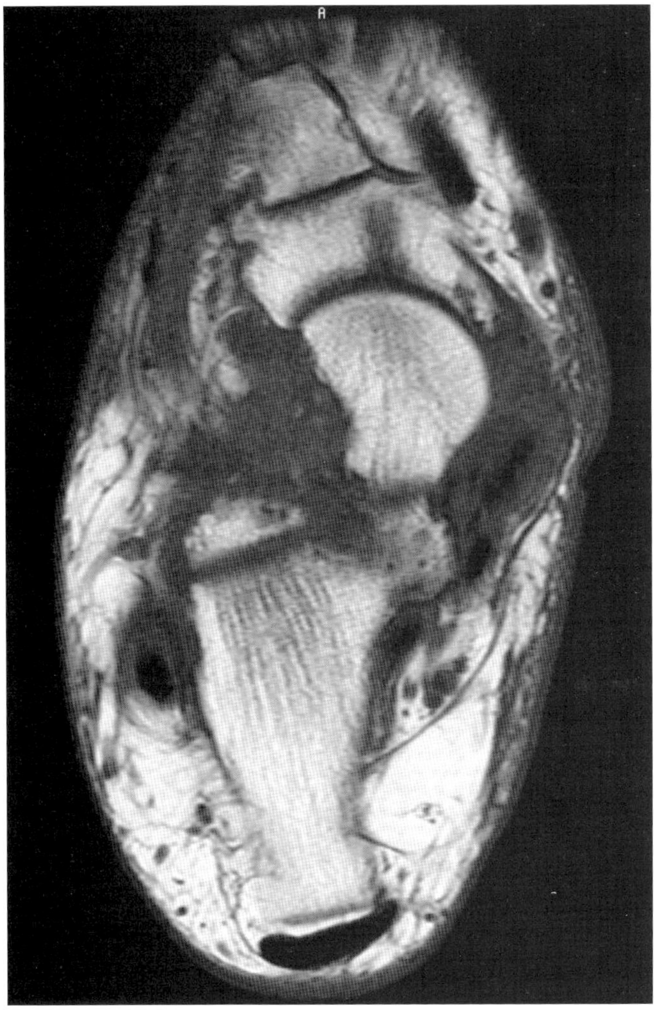

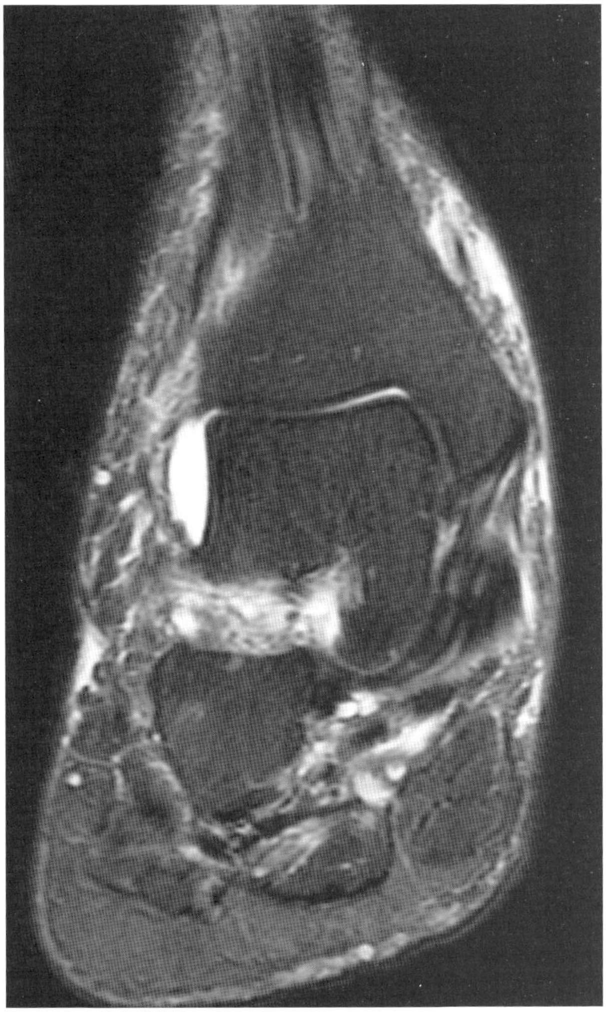

CAS 2 : SYNDROME DU SINUS DU TARSE

Infiltration du sinus du tarse avec signes de synovite et fibrose. Les faisceaux antéro-latéral (le ligament cervical) et postéro-médial du ligament talo-calcanéen interosseux ne sont plus analysables.

COMMENTAIRE

Le sinus du tarse possède une forme en cône avec un sommet postéro-médial et une base antéro-latérale. Il est situé entre les articulations sous taliennes antérieure et postérieure. Il contient le ligament talo-calcanéen interosseux constitué de deux plans, antéro-latéral (le ligament cervical) et postéro-médial séparés par du tissu adipeux. L'orifice antéro-latéral du sinus contient le plan latéral du rétinaculum inférieur des extenseurs.
Cliniquement les patients souffrent d'une instabilité sous talienne et de douleurs sous malléolaires latérales au niveau de l'orifice postéro-latéral du sinus.

La cause principale du syndrome du sinus tarsien est post-traumatique, des antécédents traumatiques sont retrouvés dans 70 % des cas. Il existe souvent une lésion du ligament talo-calcanéen interosseux associée à une fibrose et une synovite comblant le sinus du tarse.
L'atteinte du ligament talo-calcanéen interosseux associée aux lésions du plan ligamentaire latéral de la cheville est à l'origine d'une instabilité sous-talienne.
L'IRM, avec les coupes coronales et sagittales notamment en T1 est très contributive au diagnostic. Elle met en évidence une infiltration de l'hypersignal graisseux du sinus du tarse dont le ligament talo-calcanéen interosseux n'est plus analysable. Des signes de synovite en hyposignal T1 et hypersignal T2 et de la fibrose en hyposignal T1 et T2 sont souvent associés. Une dégénérescence kystique du sinus du tarse avec multiples collections liquidiennes est retrouvée dans 15 % des cas.

RÉFÉRENCE

• LEKTRAKUL N *et al.* Tarsal sinus: arthrographic, MR imaging, MR arthrographic, and pathologic findings in cadavers and retrospective study data in patients with sinus tarsi syndrome. *Radiology 2001; 219: 802-10.*

CAS 3

Patiente de 30 ans, se plaignant d'une douleur sous-malléolaire médiale avec raideur de la cheville droite. Une IRM de la cheville droite a été réalisée.

1. Quel est votre diagnostic ?

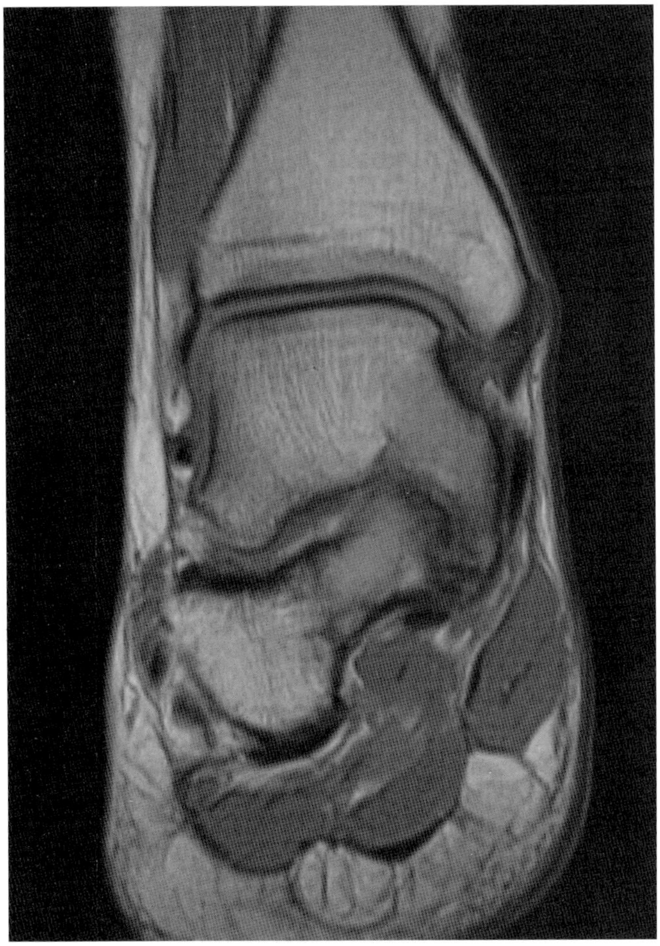

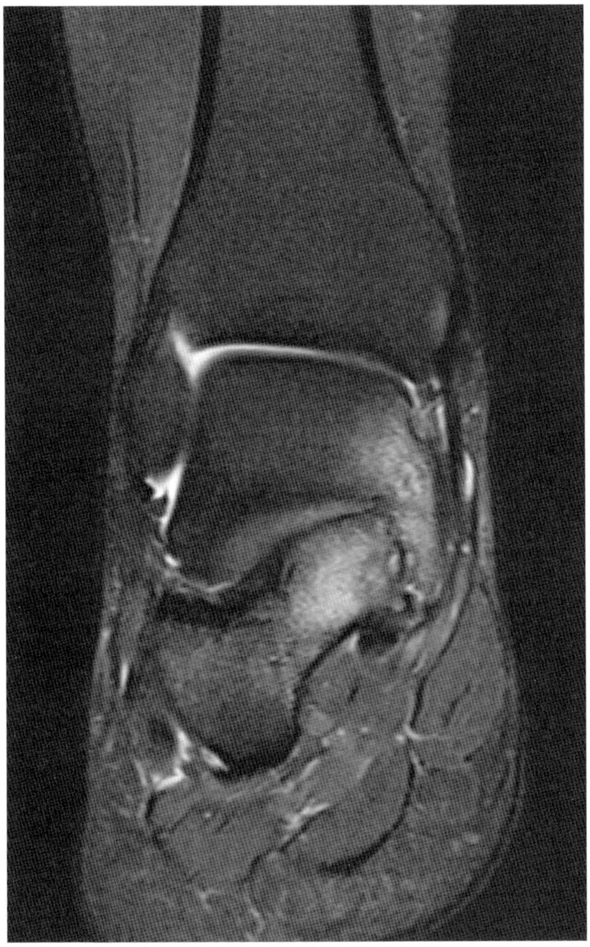

CAS 3 : SYNOSTOSE TALOCALCANÉENNE INCOMPLÈTE ASSOCIÉE A DES PHÉNOMÈNES DÉGÉNÉRATIFS DES BERGES DE LA SYNOSTOSE ET SURTOUT UN IMPORTANT ŒDÈME DE L'OS SPONGIEUX ÉTENDU A L'ENSEMBLE DU CALCANEUM FAISANT SUSPECTER UNE FISSURE DE CONTRAINTE ASSOCIÉE

COMMENTAIRE

Les synostoses correspondent à une fusion congénitale de deux ou plusieurs os du tarse. L'étiologie est incertaine, elles résultent probablement d'une anomalie de segmentation du parenchyme embryonnaire. Elles sont bilatérales dans 50 % des cas.

Les synostoses calcanéonaviculaires sont les plus fréquentes (50 à 60 % des cas), suivies des synostoses talocalcanéennes (30 à 40 % des cas).

On distingue les synostoses osseuses (complètes ou incomplètes), les synostoses cartilagineuses (synchondroses) et les synostoses fibreuses (synfibroses).

Cliniquement les synostoses talocalcanéennes sont responsables d'une diminution de mouvement de l'articulation sous talienne avec douleur, raideur et contracture des muscles fibulaires. Un pied-plat valgus contracturé, une entorse de la cheville à répétition et une arthrose de l'articulation sous jacente de la synostose peuvent survenir.

La synostose talocalcanéenne moyenne entre le sustentaculum tali et la facette articulaire inférieure et moyenne du talus est la plus fréquente. Les synostoses talocalcanéennes antérieure et postérieure sont rares.

Signes radiologiques secondaires pouvant évoquer une synostose talocalcanéenne :

- *(C sign)* - Le signe de l'anneau visible sur le cliché du profil, correspondant à l'horizontalisation du sustentaculum tali en raison du valgus de l'arrière pied. Ce signe est plus spécifique d'un pied-plat que d'une synostose.
- *(Talar beak)* - Aspect saillant de la face dorsale de la tête du talus correspondant à une traction chronique et répétitive de l'insertion talienne de la capsule dorsale talo-naviculaire.

Aspect court et large du col talien.

Mauvaise visibilité de l'interligne sous-talien postérieur.

Mauvaise visibilité de l'interligne sous-talien moyen.

Elargissement du tubercule latéral du talus.

En IRM les coupes coronales et sagittales pondérées T1 et T2 sont très informatives, elles objectivent les phénomènes dégénératifs de la synchondrose (œdème et géodes des berges), l'atteinte des parties molles (ténosynovite) et une fissure de contrainte qui peut être associée à une synostose. La présence d'un important œdème de l'os spongieux doit faire suspecter une fissure de contrainte surajoutée.

RÉFÉRENCE

• NEWMAN JS *et al.* Congenital tarsal coalition: multimodality evaluation with emphasis on CT and MR imaging. *Radiographics 2000; 20: 321-32.*

CAS 4

Ce patient de 70 ans est porteur d'une prothèse totale de hanche gauche depuis 12 ans pour une coxarthrose invalidante. Aucune complication n'est survenue. Depuis deux mois, il constate une gêne à la marche. Vous demandez un complément scanographique après avoir pris connaissance des radiographies. Vous disposez d'une coupe axiale et coronale reconstruite après une acquisition millimétrique sans injection sur le bassin.

1. Décrivez les anomalies.
2. Quel est votre diagnostic ?
3. Quel petit signe étaye ici votre diagnostic ?

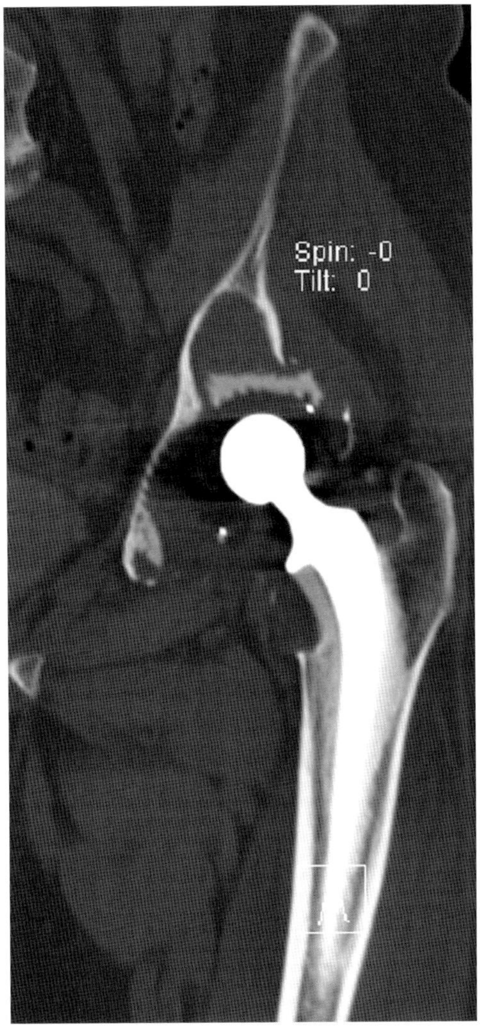

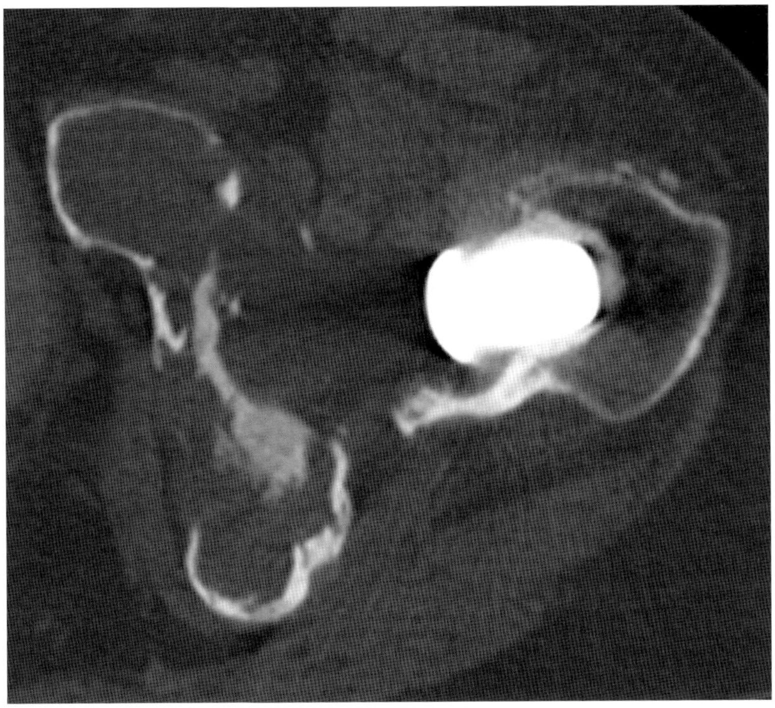

CAS 4 : DESCELLEMENT GRANULOMATEUX PSEUDOTUMORAL

1. On met en évidence de larges plages d'ostéolyse à limite nette tout autour de la pièce cotyloïdienne. La corticale est rompue par endroit.

2. On pose le diagnostic de descellement granulomateux de la pièce cotyloïdienne, dans sa forme pseudo-tumorale.

3. L'ascension de la tête fémorale qui n'est plus centrée dans la cupule cotyloïdienne témoigne d'une usure du polyéthylène, responsable d'une libération dans l'organisme de particules à l'origine de la formation des granulomes périprothétiques.

COMMENTAIRE

La surveillance des prothèses de hanche repose sur la clinique et les clichés de radiographies annuels. Ces clichés doivent visualiser la prothèse dans sa totalité, de face et de profil. Ils doivent être reproductibles et comparatifs.

Des complications surviennent dans environ 10 % des cas. La plus fréquente est le descellement. Les trois signes radiologiques formels sont le déplacement d'une pièce, la fracture du ciment et un liséré périprothétique d'au moins 2 mm d'épaisseur et surtout évolutif.

Il existe trois types de descellement : mécanique, infectieux et granulomateux.

Le descellement granulomateux survient tardivement. Il peut être longtemps asymptomatique, ce qui justifie les contrôles radiographiques annuels. Il est causé par une réaction aux corps étrangers provenant des petites particules de la prothèse qui sont libérées avec le temps dans l'organisme. Le polyéthylène et le métal sont fréquemment incriminés.

Un des signes précoces à rechercher systématiquement est l'usure du polyéthylène, qui se traduit par une excentration de la tête fémorale au sein de la cupule cotyloïdienne.

Le descellement granulomateux se manifeste par de larges plages d'ostéolyse péri-prothétiques de taille croissante et à limite nette. Ces plages d'ostéolyses peuvent être très extensives et prendre alors un aspect pseudo-tumoral. Le caractère péri-prothétique de l'atteinte est alors en faveur du diagnostic.

L'ostéolyse à limite floue, les appositions périostées, les collections et les trajets fistuleux dans les parties molles, si présents, seront en faveur d'un descellement septique. En revanche un épanchement intra-articulaire ou une bursite peuvent se rencontrer.

Le seul traitement est le remplacement de la prothèse.

Référence

• THEVENIN F *et al.* Imagerie des prothèses de hanche. *EMC, Radiologie et Imagerie Médicale : Musculosquelettique - Neurologie - Maxillofaciale.*

CAS 5

Ce patient de 55 ans a été opéré il y a deux mois d'une cure de hernie discale paramédiane droite L5-S1. Après un intervalle libre postopératoire de trois semaines, la même symptomatologie douloureuse réapparaît. Voici son IRM réalisée deux mois après l'intervention.
Vous disposez d'une coupe axiale T1 centrée sur le disque L5-S1 et d'une coupe sagittale T1 après injection de Gadolinium sans saturation de la graisse.

1. Décrivez l'anomalie.
2. Qu'en concluez-vous ?

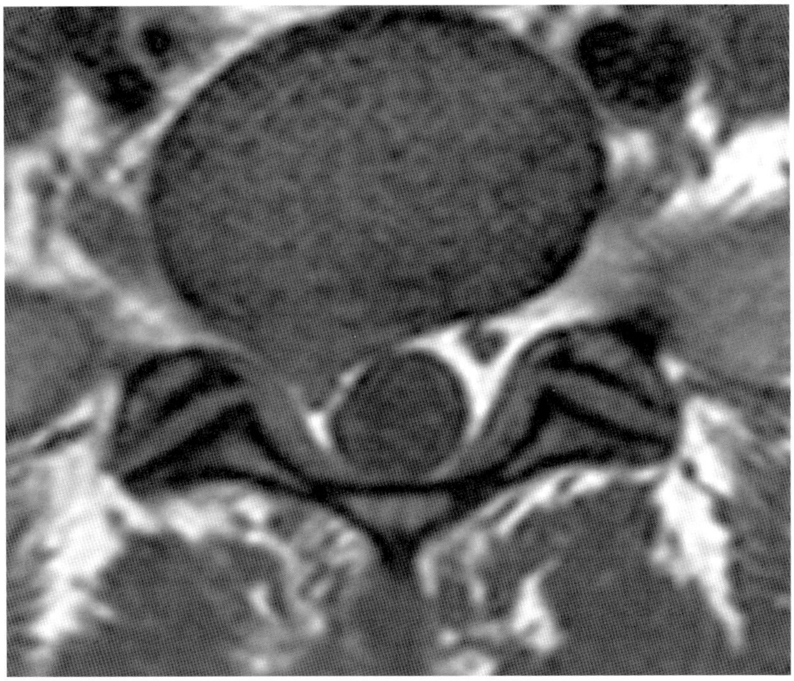

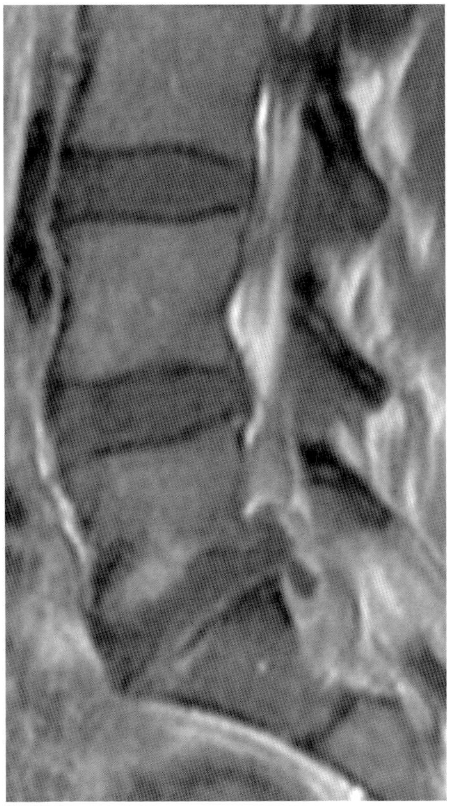

CAS 5 : FANTÔME HERNIAIRE

1. On met en évidence une saillie paramédiane droite à l'étage L5-S1, se rehaussant en périphérie après injection et refoulant la racine S1 droite.

2. Rien !
   L'injection de Gadolinium permet de différencier une récidive herniaire (qui ne prend le contraste qu'en périphérie) d'un tissu cicatriciel (qui prend le contraste globalement). Mais cette distinction est valable à distance de la chirurgie.
   Ici le contexte postopératoire récent (deux mois) impose la prudence : l'image paramédiane droite peut effectivement être compatible avec une récidive herniaire mais elle peut également correspondre à l'image classique du "fantôme" herniaire.
   Un nouveau contrôle IRM réalisé quatre mois plus tard montrera la disparition de cette anomalie, confirmant le diagnostic de fausse image herniaire.

COMMENTAIRE

La persistance de la poche herniaire (ou fantôme herniaire) est un phénomène postopératoire fréquemment observé, qui pose des problèmes de diagnostic différentiel avec une récidive.
En effet, la réaction œdémateuse et inflammatoire postopératoire est à l'origine d'une masse épidurale antérieure entre le disque et le fourreau dural, qui peut prendre l'aspect en IRM de hernie discale.
Le phénomène de poche herniaire, fréquent initialement (80 % des cas), diminue ensuite progressivement (50 % à deux mois) mais peut parfois persister au-delà d'un an.
Il convient donc d'interpréter avec grande prudence les IRM de rachis dans les 6 premiers mois postopératoires pour ne pas porter à tort le diagnostic de récidive ou de fragment herniaire laissé en place.
Ainsi, en cas de récidive douloureuse, un délai minimum de 100 jours est préconisé avant la réalisation d'une nouvelle imagerie.
Pour mémoire, 30 % des récidives douloureuses postopératoires sont dues à des hernies discales (80 % à l'étage opéré, 20 % à un autre étage).

Référence

• SARRAZIN JL *et al.* Imagerie du rachis lombaire opéré. *J Radiol 2003; 83: 241-50.*

CAS 6

Ce jeune homme de 19 ans est tombé sur le moignon de son épaule droite lors d'un match de rugby. Voici sa radiographie.

1. Quel est votre diagnostic ?
2. Quel bilan radiologique préconisez-vous ?
3. Quels sont les moyens de stabilité de l'articulation acromio-claviculaire ?

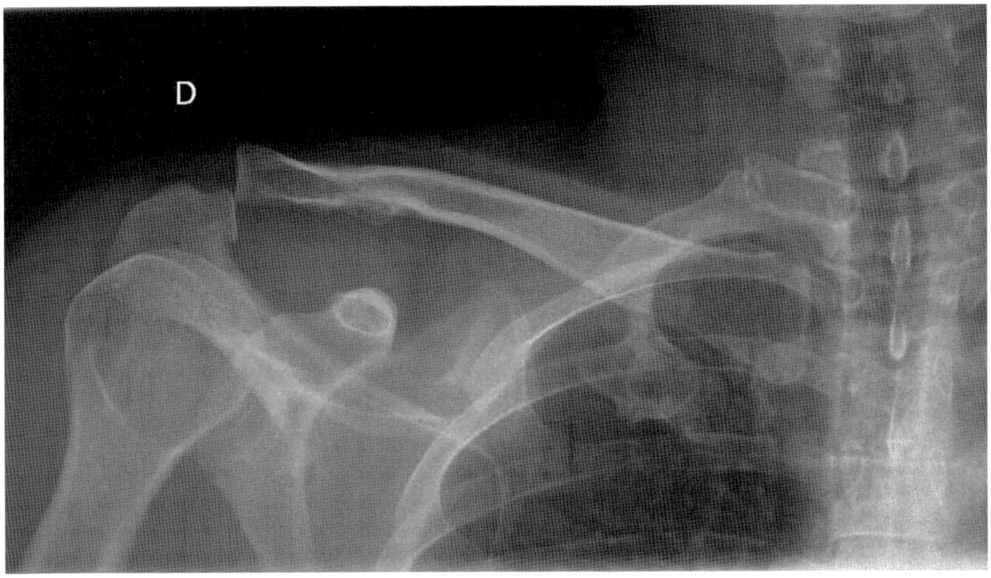

CAS 6 : LUXATION ACROMIO-CLAVICULAIRE

1. Il existe une perte de la congruence des surfaces de l'articulation acromio-claviculaire droite, avec ascension de l'extrémité distale de la clavicule, traduisant une luxation acromio-claviculaire, stade 3 ou 4.

2. Font partie du bilan radiographique des luxations acromio-claviculaires :
   - *Cliché de face stricte* des articulations acromio-claviculaires, bras pendant le long du corps, bilatéral et comparatif.
   - *Cliché de profil axillaire* de l'épaule pour apprécier le déplacement postérieur de la clavicule.
   - *Cliché de face comparatif* dynamique des deux acromio-claviculaires : en stress (avec charges de 5 kg accrochées au poignet) ou en réduction (bras en abduction). Ce cliché, non systématique, permet de sensibiliser le diagnostic dans les cas douteux.

3. La stabilité est assurée par trois systèmes :
   - les ligaments acromio-claviculaires,
   - les ligaments coraco-claviculaires (ligaments conoïde et trapézoïde),
   - la chape delto-trapézienne.

COMMENTAIRE

L'articulation acromio-claviculaire unit l'extrémité externe de la clavicule à l'acromion. Elle autorise des mouvements de faible amplitude dans toutes les directions et s'oppose à la chute du moignon de l'épaule sous l'effet du poids du membre supérieur. Les luxations représentent la grande majorité de ses lésions traumatiques. Elles se rencontrent fréquemment dans les sports de contact, par mécanisme indirect (chute sur le moignon de l'épaule qui subit un abaissement brutal.)

L'examen clinique et les radiographies vont dépendre du stade de la luxation.
La classification de Rockwood est la plus utilisée :

- *Le type 1* correspond à une simple distension des ligaments acromio-claviculaires ; il n'y a pas d'instabilité et les radiographies sont normales.
- *Le type 2* correspond à une rupture des ligaments acromio-claviculaires associée à une distension des ligaments coraco-claviculaires. Il existe alors un petit bâillement de l'articulation visible en imagerie, avec une discrète mobilité de la clavicule de haut en bas (en touche de piano) et sans tiroir antérieur.

Pour ces 2 types, on peut sensibiliser les radiographies par la réalisation de clichés dynamique.

- *Dans le type 3*, les ligaments acromio-claviculaires et coraco-claviculaires sont rompus. Le déplacement de la clavicule est ici supérieur et postérieur (saillie supérieure de l'extrémité externe de la clavicule réductible manuellement et tiroir antérieur).
- *Le type 4* est une luxation type 3 où la clavicule, dans son déplacement, a perforé la chape delto-trapézienne ; elle peut être irréductible.

Les types 1 et 2 répondent au traitement orthopédique.
Il n'y a pas de consensus pour l'indication devant un type 3, c'est une affaire d'école et de motivation du patient (travailleur manuel, sportif).
Le type 4 relève en général d'un traitement chirurgical.

RÉFÉRENCE

- SOUBEYRAND M *et al.* L'acromio-claviculaire. *p. 119-134. Savoir-Faire en radiologie ostéo-articulaire n° 9, Sauramps Médical.*

CAS 7

Ce patient de 50 ans vous est adressé pour suspicion de compression du nerf ulnaire.

1. Quels sont les deux sites de compression les plus fréquents du nerf ulnaire au membre supérieur ?
2. Vous réalisez une IRM du poignet. Vous disposez d'une coupe axiale T1 sans et après injection de Gadolinium et saturation de la graisse, centrées sur le canal de Guyon.
   Décrivez l'anomalie.
3. L'ensemble de l'examen et le complément échographique vous montrent que la lésion est développée aux dépens du nerf ulnaire. A l'interrogatoire, le patient décrit une plaie profonde par du verre à la face ventrale du poignet. Quel est votre diagnostic ?

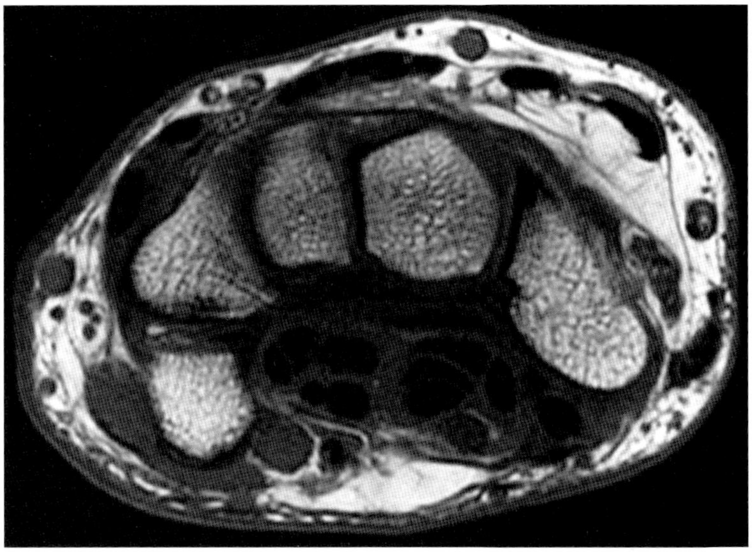

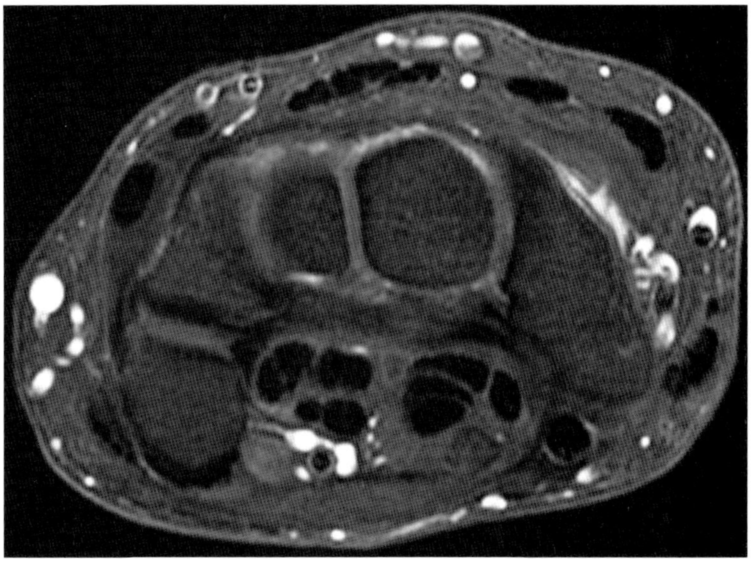

CAS 7 : NÉVROME DU NERF ULNAIRE RESPONSABLE D'UN SYNDROME DU CANAL DE GUYON

1. Les deux principaux syndromes canalaires responsables d'une compression du nerf ulnaire au membre supérieur sont le syndrome du tunnel ulnaire au coude et du canal de Guyon au poignet.

2. Il existe une lésion nodulaire en hyposignal T1 et se rehaussant de manière homogène après injection. Cette lésion se situe dans le canal de Guyon, en dedans de l'artère ulnaire, sur le trajet du nerf ulnaire.

3. Ce patient présente un névrome post-traumatique développé aux dépens du nerf ulnaire.

COMMENTAIRE

Le canal de Guyon est un tunnel ostéo-fibreux situé à la région antéro-médiale du poignet. Il contient le paquet vasculo-nerveux ulnaire. Schématiquement, il est limité en dedans par le pisiforme (sur lequel s'insère le fléchisseur ulnaire du carpe), en profondeur par le rétinaculum des fléchisseurs et en superficie par l'aponévrose palmaire.
Une bonne connaissance anatomique de la région permet d'appréhender les causes de compression du nerf ulnaire dans ce canal. Ces causes peuvent être intrinsèques ou extrinsèques.
Parmi les causes intrinsèques, on retrouve essentiellement des tumeurs nerveuses (schwannome, neurofibrome, névrome) et des microtraumatismes répétés du nerf au niveau de la paume (travailleurs manuels, cyclistes).
Parmi les causes extrinsèques les plus fréquentes, citons :
- les variantes anatomiques musculaires (muscle accessoire de l'abducteur de l'auriculaire),
- les lésions des tissus mous : tendinopathie (fléchisseur ulnaire du carpe), kyste synovial occasionnellement (articulation piso-trichétrale), et plus largement tout syndrome de masse (notamment lipome),
- les lésions ostéo-articulaires : fractures du trichetrum, du pisiforme et de l'hamatum, arthropathie piso-trichétrale,
- les lésions vasculaires : syndrome du marteau hypothénarien (lésion de l'artère ulnaire).

Une origine idiopathique est également possible, alors fréquemment associée à un syndrome du canal carpien.

La symptomatologie va dépendre du niveau lésionnel et peut comporter des troubles sensitifs et/ou moteurs dans le territoire d'innervation.

L'exploration en imagerie d'un syndrome du canal de Guyon repose sur les radiographies standards, l'échographie, le scanner (avec ou sans opacification intra-articulaire) et l'IRM. Le choix de la technique d'imagerie dépendra évidemment de l'étiologie suspectée.

RÉFÉRENCE

• BLUM AG *et al.* Pathologic conditions of the hypothenar eminence: evaluation with multidetector CT and MR imaging. *Radiographics 2006; 26: 1021-44.*

PATHOLOGIE SENOLOGIQUE

L. DUPERRAY, L. ROTENBERG

CAS 1

Mme Pen..., 71 ans, adepte d'une surveillance radiologique régulière depuis 25 ans (mère atteinte d'un cancer du sein) a connu trois alertes mammographiques successives :

- la 1re il y a 19 ans, avec la découverte d'un foyer de microcalcifications du QIE droit sans traduction clinique (cliché 1a 1990),
- la 2e, 9 ans plus tard, quand un test de dépistage met en évidence une opacité arrondie de 5 mm à l'union des quadrants internes gauches (cliché 1a 1999),
- la 3e avec l'accentuation d'une opacité du QSI gauche située à proximité de la cicatrice de zonectomie de 1999 et accompagnée d'une densification palpable (cliché 1 b).

1. Cliché 1a (1990) : comment classez-vous le foyer de microcalcifications ? Y a-t-il un signe qui oriente plutôt vers la bénignité ?
2. Cliché 1a (1999) : quel moyen diagnostique vous semble le plus indiqué pour préciser la nature de l'opacité chez une patiente très inquiète ? Quels diagnostics peut-on évoquer ?
3. Cliché 1b : comment classez-vous l'opacité ? Quel est l'intérêt de l'IRM ?

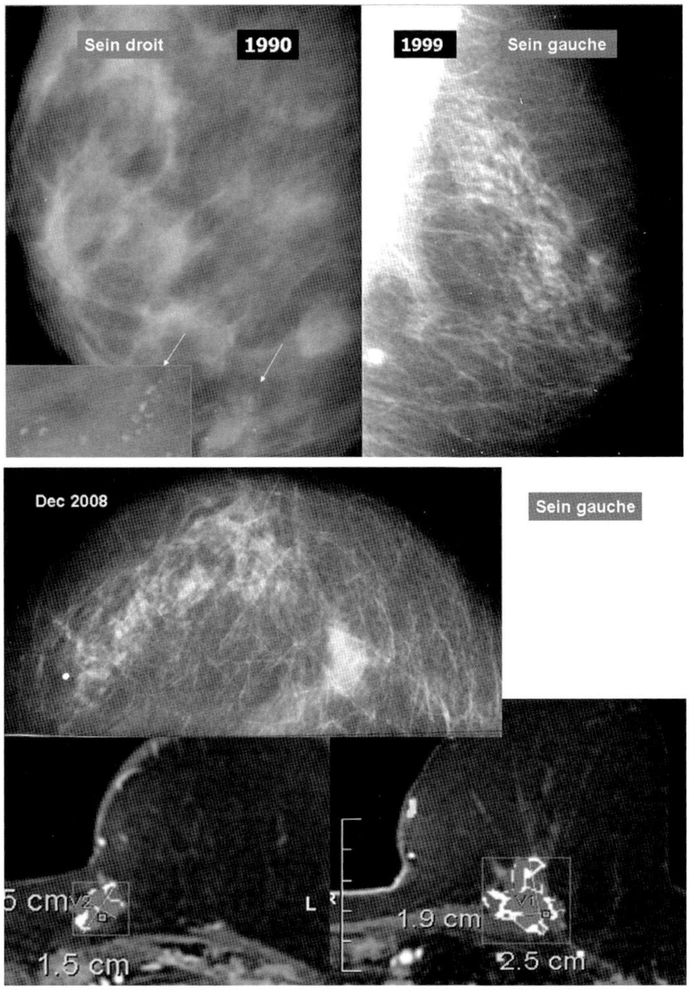

CAS 1 : TROIS ALERTES MAMMOGRAPHIQUES : DE L'INUTILE À L'INSUFFISANTE

1. C'est un foyer récent de microcalcifications nombreuses, polymorphes mais de contours nets, sans aspect délavé ni dégradé de taille et densité des calcifications du centre vers la périphérie du foyer. Ce dernier élément oriente plutôt vers la bénignité : ACR 4 a.
   Une zonectomie est réalisée. L'étude histologique conclut à une dystrophie sans atypie.
2. L'opacité est ronde et de contours réguliers, sans traduction échographique nette, classée ACR 3. Mais l'inquiétude majeure générée chez la patiente, par ce test positif, fait préférer une microbiopsie sous stéréotaxie à un contrôle mammographique à 4 mois. L'hypothèse d'un microkyste reste plausible. Le siège interne de l'opacité et l'absence de contour ombiliqué n'évoquent pas un ganglion intra-mammaire. Un colloïde reste possible.
   Dès le 1er tir microbiopsique, l'opacité disparaît. L'étude histologique confirme un kyste mais découvre fortuitement à proximité un CCIS contenant des microcalcifications non détectables à la mammographie.
3. L'opacité en plage du QSI gauche située près de la cicatrice de tumorectomie s'est majorée mais reste peu spécifique.
   Compte tenu de l'antécédent maternel de cancer du sein et de deux alertes personnelles où la mammographie avait inquiété à tort au 1er épisode puis méconnu la malignité au 2e, une IRM est réalisée afin de préciser l'étendue de cette lésion ambiguë avant microbiopsie. 2 prises de contraste suspectes ACR 5 apparaissent, l'une dans le QSI gauche, confirmant la suspicion et l'autre inattendue dans la région parasternale du QII gauche, en zone inaccessible à la mammographie.
   Un carcinome canalaire invasif bifocal est confirmé par microbiopsies.

COMMENTAIRE

La mammographie a été largement surestimée dans sa sensibilité et sa spécificité. Sa confrontation à l'échographie puis à l'IRM a souligné ses limites.
Pour être facilement repéré, le cancer nécessite une stroma réaction fibreuse. En l'absence de celle-ci ou de calcifications détectables, des cancers agressifs même volumineux restent sans traduction mammographique. Les études autopsiques ont mis en évidence la fréquence des cancers cliniquement et mammographiquement occultes. Nielsen (1987) trouve chez 37 % de femmes âgées de 40 à 54 ans d'une série autopsique des lésions cancéreuses *in situ* ou invasives dont la moitié seulement visible en mammographie.
Comme on sait que le réservoir des cancers non diagnostiqués est considérable, on hésite à ne pas vérifier des images d'aspect indéterminé, au prix d'une agressivité accrue. Le manque de spécificité de la mammographie est pourvoyeur de faux positifs. Selon Elmore (1998), au terme de 10 ans de surveillance par mammographie, une femme sur 2 a été alertée inutilement.
Pourtant, malgré ses insuffisances, la mammographie reste l'outil de base sur lequel s'appuie le dépistage organisé du cancer du sein. Elle est le premier maillon d'une chaîne diagnostique accusée par les études épidémiologiques les plus récentes d'être à la source d'un surdiagnostic évalué à 52 % pour l'ensemble des cancers *in situ* et infiltrants et à 35 % pour les seuls cancers infiltrants.

RÉFÉRENCES

- JORGENSEN KARSTEN JuJ *et al.* Overdiagnosis in publicly organised mammography screening programmes: systematic review of incidences trends. *BMJ 2009; 339: b2587.*
- HEATH I. Life and death-It is not wrong to say no. *BMJ 2009; 338: b 2529.*

CAS 2

Mme BAL..., 39 ans, effectue en décembre 2008 sa première mammographie pour palpation d'un nodule à l'union des quadrants internes gauches. Aucune anomalie focale mammographique ou échographique n'est visible à gauche. Par contre, une anomalie mammographique est constatée à droite (cliché 2-a), elle correspond au cliché échographique 2-b.
L'étude histologique sur microbiopsie décrit "un aspect pouvant s'apparenter à un nodule de cicatrice radiaire associé à des foyers d'*in situ*". La patiente refuse la zonectomie proposée et ne reconsulte que 6 mois plus tard. L'examen clinique de juin 2009 note une condensation parenchymateuse sans modification cutanée en regard de l'anomalie radiologique. Pourtant, les images restent parfaitement stables.

1. Cliché 2 a : quelle anomalie mammographique voyez-vous ?
2. Cliché 2 b : quel diagnostic évoquez-vous à partir du trépied clinique-mammo-écho ?
3. Que proposez-vous ?

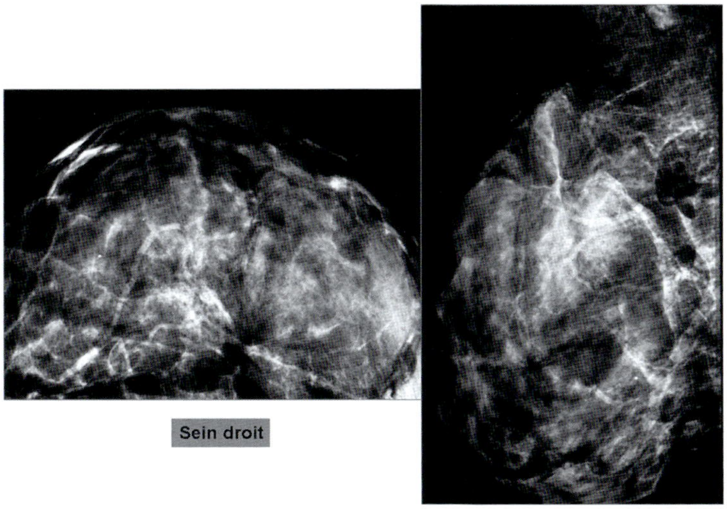

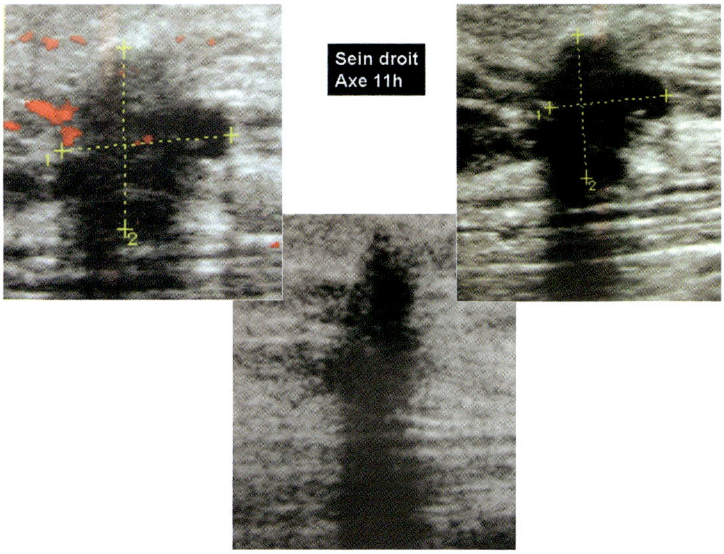

CAS 2 : CICATRICE RADIAIRE (CR) PALPABLE

1. Il existe dans le QSE droit une distorsion architecturale de grande ampleur formée d'une convergence fibreuse sans opacité centrale et de spicules fins très longs : ACR4. L'image se modifie selon l'incidence.

2. Elle correspond à une lacune échographique atténuante, très hypoéchogène, à contours irréguliers et axe vertical, ACR5. L'image mammographique est évocatrice de CR, la stabilité des images va dans ce sens mais la condensation parenchymateuse palpable, l'aspect échographique et le résultat de la biopsie inquiètent. On craint une sous-estimation des lésions par la première biopsie. Celle-ci est refaite à St-Antoine pour préciser la nécessité ou non d'un ganglion sentinelle. L'examen histologique ne retrouve aucun signe d'*in situ* ou même d'hyperplasie atypique. La discordance entre les deux biopsies incite néanmoins à pratiquer une exérèse chirurgicale. L'analyse anapath conclut à la présence d'une CR associée à des lésions de mastose fibrokystique et d'adénose sclérosante et à l'absence de carcinome *in situ* ou infiltrant.

COMMENTAIRE

Ce cas montre une discordance entre les deux analyses histologiques. L'étude anatomopathologique reste l'interprétation subjective d'images.
La CR, de pathogénie obscure, n'est pas rare à l'échelle microscopique. Elle est constituée d'un noyau élastosique central d'où rayonnent de nombreux canaux et lobules. Elle fait partie des lésions de mastopathie fibro-kystique. L'association possible avec une hyperplasie atypique, une adénose sclérosante, un carcinome *in situ* ou invasif a été estimée à 31 à 50 %, le risque d'association avec un cancer augmentant après 50 ans. Le carcinome tubuleux est retrouvé à sa périphérie dans 10 à 20 % des cas pour certains. Pour d'autres, la présence d'une CR n'élève pas le risque de cancer chez des femmes porteuses d'une mastopathie proliférante.
Elle peut être multiple. Quatre éléments la font évoquer : sa variabilité d'aspect d'une incidence à l'autre qui serait due à un développement spatial plan, l'absence d'opacité centrale remplacée par un centre transparent ou un petit centre dense de taille très inférieure à celle des spicules, de longs spicules fins rayonnant autour du centre alternant avec des stries claires, une discordance radio-clinique avec souvent l'absence de masse palpable.

Des microcalcifications sont possibles, des formes atypiques aussi, comme une masse microlobulée. Sa traduction échographique est inconstante. L'intérêt de l'IRM est discuté. Pour Kuhl, le rehaussement de la CR n'est pas différent de celui du cancer et l'IRM ne peut aider à visualiser un tubuleux associé.
L'exérèse chirurgicale est la solution le plus souvent recommandée pour ne pas méconnaître un cancer associé. L'IRM négative et des prélèvements macrobiopsiques nombreux (12) montrant l'absence d'hyperplasie atypique et bien sûr de carcinome associés sont une alternative discutée.

RÉFÉRENCES

- BERG JENA C *et al.* Breast cancer risk in women with redial scars in benign breast biopsies. *Breast cancer research and treatment 2008, vol 108, N° 2 p 167-74.*
- PEDICONI F *et al.* Radial scars of the breast: contrast-enhanced magnetic resonance mammography appearance. *Breast J 2005; 11: 23-8.*

CAS 3

Mme DEL… 36 ans, consulte pour un écoulement mamelonnaire gauche spontané, séreux abondant, apparu depuis quelques mois. L'étude cytologique du liquide évoque une formation papillaire.
Sa gynéco est intriguée par une asymétrie de densité des seins à la palpation : il existe à l'union des quadrants supérieurs gauches une densification parenchymateuse étendue sans anomalie cutanée en regard, non remarquée de la patiente qui ne peut préciser de quand date l'asymétrie. Une mammographie et une échographie sont réalisées puis, devant ce tableau inhabituel, une IRM est pratiquée.

1. Classification ACR ? Sur quels arguments ?
2. Peut-on privilégier un ou plusieurs des diagnostics proposés ? Mastopathie bénigne proliférante, papillomatose juvénile, CCIS, CCI, mastopathie diabétique, papillomes, galactophorite chronique, tuberculose ?

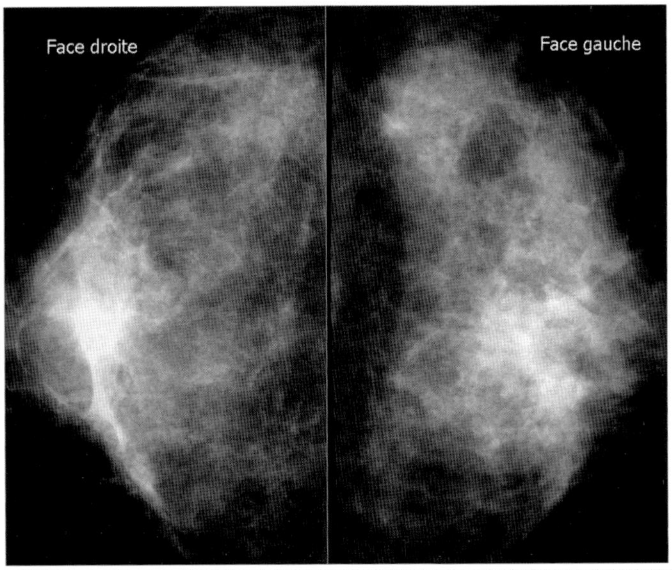

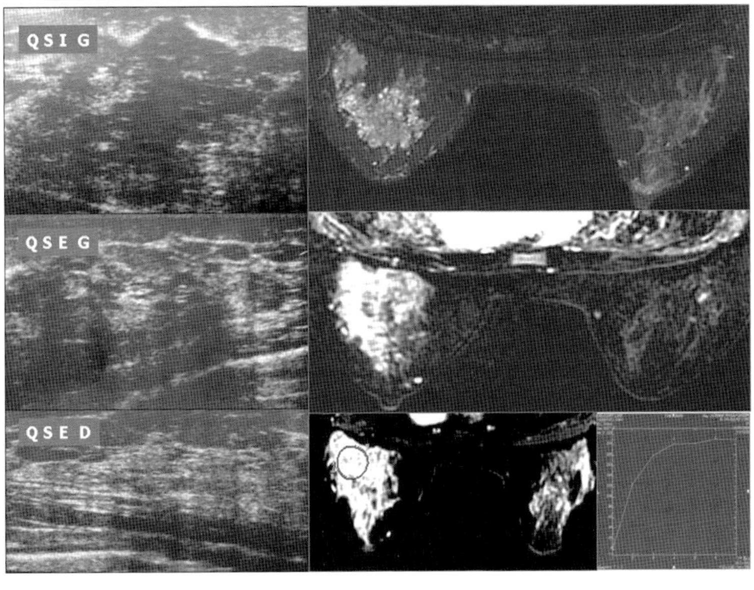

CAS 3 : CARCINOME CANALAIRE IN SITU (CCIS) DE PRÉSENTATION INHABITUELLE

1. La mammographie montre la présence d'une surdensité en plage de la région sus-aréolaire interne gauche sans dysharmonie architecturale : ACR 4 car elle est associée à une masse palpable à prédominance interne inhabituelle.
   L'échographie ne retrouve pas de masse compacte nettement circonscrite mais un aspect globalement plus hétérogène et plus hypoéchogène que dans le sein controlatéral, de façon diffuse : ACR 3 ou ACR 4 ?
   L'IRM met en évidence une forte asymétrie de rehaussement. La prise de contraste est rapide, précoce, intense, frappante par sa diffusion, allant bien au-delà de la surdensité mammographique : ACR 4

2. On ne peut pas retenir un diagnostic mais on peut privilégier quatre hypothèses : mastopathie proliférante, papillomatose juvénile, CCI et CCIS. L'imagerie conduit à pratiquer des biopsies multisites qui révèlent la présence d'un CCIS de bas grade très étendu. La grande richesse des formations papillaires pouvait faire discuter la possibilité d'une papillomatose juvénile préexistante.

COMMENTAIRE

Dans l'imaginaire, le CCIS est souvent vu comme une petite lésion infraclinique microscopique. En pratique, le CCIS est presque toujours révélé par la mammographie où des microcalcifications groupées, présentes dans 73 à 98 % des cas, constituent le signe d'appel majeur. Le cas présenté fait partie des 5 % de CCIS qui se manifestent cliniquement.
L'*in situ* de bas grade a le plus souvent une extension discontinue avec des intervalles atteignant 1 cm. Dans 70 % des cas, les lésions sont multifocales et 5 % multicentriques.
Les bas grades ne contiennent pas de nécrose.
En IRM, les CCIS s'accompagnent en règle d'un rehaussement canalaire ou segmentaire mais celui-ci peut aussi être non spécifique ou ne pas exister. Le lavage est rare. La sensibilité de l'IRM est meilleure pour les CCIS de haut grade par néoangiogénèse plus importante. Histologiquement, les CCIS de bas grade peuvent être difficiles à distinguer des hyperplasies atypiques.
Quand elle est possible, la chirurgie conservatrice suivie de radiothérapie est utilisée. Le chirurgien peut être amené fréquemment à des reprises chirurgicales (30 %). En effet, la mesure de la taille tumorale en mammographie sous estime alors que l'écueil en IRM peut être la surestimation. Les deux facteurs clefs de rechute locale sont l'âge inférieur à 40 ans et des berges insuffisantes.
La vérification ganglionnaire n'est pas *a priori* nécessaire mais la technique du ganglion sentinelle peut être utilisée dans les formes de haut grade ou très étendues.

Références

- MENELL JH *et al.* Determination of the presence and extent of pure ductal carcinoma in situ by mammography and magnetic resonance imaging. *Breast J 2005; 11: 382-90.*
- HOLLAND R *et al.* Extent, distribution and mammographic/histologic correlations of breast ductal carcinoma in situ. *Lancet 1990; 335: 519-22.*

CAS 4

Mme SOU..., dont la mère a été atteinte d'un cancer du sein à 84 ans et une nièce à 51 ans, est suivie par mammographie tous les deux ans depuis l'âge de 49 ans.
En 1999, elle a 56 ans. Sa mammographie montre l'apparition de deux foyers de microcalcifications du prolongement axillaire gauche.

1. Cliché 4-a : comment classez-vous ces microcalcifications ?
2. Cliché 4-b : classification ACR ?
3. Quel scénario évolutif imaginez-vous entre 1999 et 2003 ?

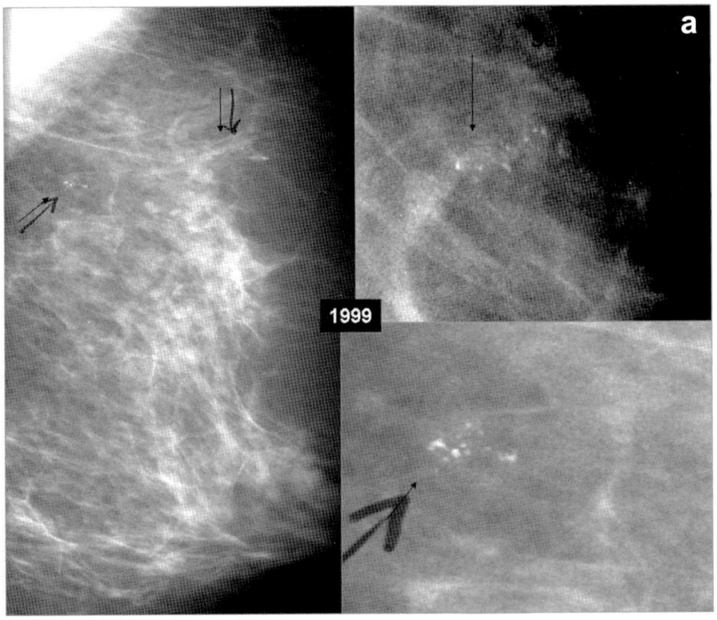

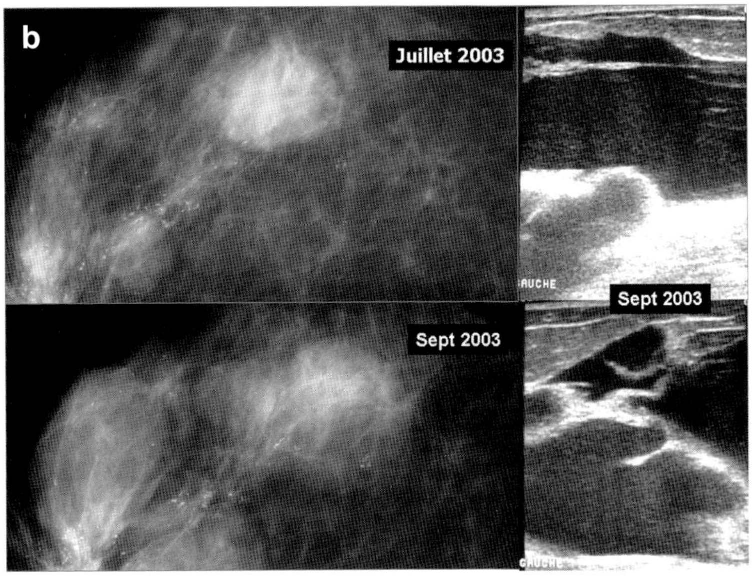

CAS 4 : RÉCIDIVE SUR LE MODE INFILTRANT D'UN CCIS

1. Ces deux foyers ovalaires sont constitués de quelques éléments granulaires polymorphes, de disposition et forme non-spécifiques. Leur apparition récente et le polymorphisme les classent en ACR 4.
   Une zonectomie avec reprise chirurgicale est réalisée. Il s'agit d'un CCIS de grade intermédiaire avec nécrose. Une radiothérapie complète le traitement.

2. Malgré celui-ci, de nouvelles anomalies apparaissent dès 2002 (deux ans plus tard) et progressent :
   - de nouveaux foyers de microcalcifications se multiplient. Leur disposition typiquement canalaire en traînées, orientées vers le mamelon est nette : ACR 5,
   - plusieurs opacités ovalaires homogènes de contours réguliers se constituent et augmentent progressivement de volume. Elles sont d'allure kystique cloisonnée mais éveillent la méfiance chez une femme ménopausée, en milieu lipomateux prédominant.

   L'étude de la pièce de mastectomie montre une volumineuse formation cavitaire contenant un bourgeon tumoral en rapport avec un carcinome canalaire infiltrant d'architecture papillaire et kystique avec composante tubuleuse bien différenciée. Des foyers de carcinome intracanalaire sont associés. Aucun envahissement ganglionnaire n'est constaté.
   Quinze mois après la mastectomie, une récidive cutanée se manifeste au pourtour de la cicatrice et continue à s'étendre depuis quatre ans. Cette évolution locale catastrophique contraste avec le maintien d'un bon état général et l'absence d'évolution métastatique par ailleurs.

COMMENTAIRE

Pour cette femme, le traitement chirurgical suivi de radiothérapie n'a pas évité la récidive locale du CCIS puis l'apparition d'un carcinome canalaire invasif.
Cette observation ramène à des incertitudes toujours non résolues. Le CCIS est-il un simple marqueur de risque ou une étape obligatoire, un précurseur de la maladie invasive ?
En faveur du rôle précurseur de l'*in situ*, on peut noter qu'il partage les mêmes facteurs de risque que l'infiltrant (mastopathie proliférante), que ce dernier survient en général dans la zone où était l'*in situ* et que la récidive locale du CCIS se fait une fois sur deux sur le mode invasif. Cette filiation reste du domaine de la suspicion, elle n'a pas été prouvée.
Il existe des invasifs sans contingent *in situ* associé. Des études rétrospectives (USA, Italie) de femmes dont le CCIS n'avait pas été traité ont montré à 10 et 20 ans de recul que la plupart n'avaient pas évolué en infiltrant. D'autre part, le diagnostic d'*in situ* n'a pas d'effet négatif sur l'espérance de vie des patientes atteintes et surtout la progression marquée de sa détection depuis plus de 20 ans n'a pas réduit le nombre des cancers infiltrants. Ceci atteste de notre incompréhension de l'histoire naturelle de la maladie.
Face à l'apparence de l'observation clinique individuelle, les études épidémiologiques ouvrent la voie à la prise de conscience d'une autre réalité.

Références

- WELCH HG Dois-je me faire tester pour le cancer ? Peut-être pas et voici pourquoi. *Les presses de l'université de Laval. (2005)*
- ERNSTER L *et al.* Mortality among women with ductal carcinoma in situ of the breast in the population-based Surveillance, epidemiology and end results program. *Archives of Internal Medicine, n° 160, 2000, p. 953-8.*

CAS 5

Mme F... 52 ans, G2, sans antécédent mammaire.
Dépistage systématique. Examen clinique normal. TSH.

1. Décrivez-la ou les lésions. Classification BiRads.
2. Quels examens complémentaires demandez-vous ?
3. Que dites-vous à la patiente à votre cabinet ?

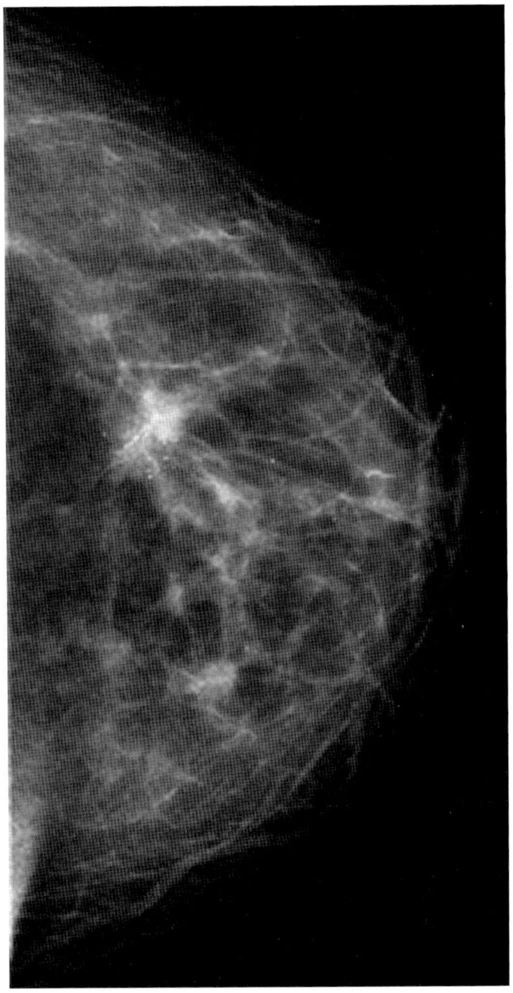

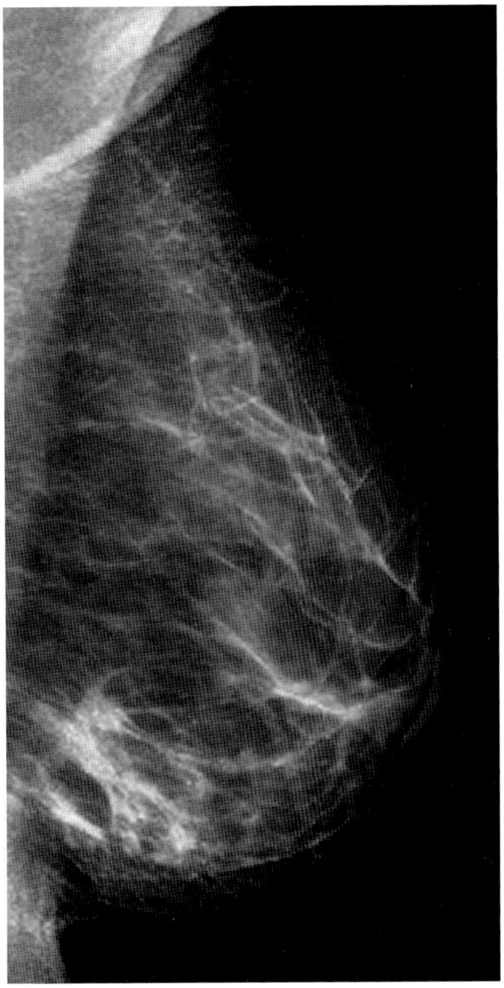

CAS 5 : LÉSION ACR5 MULTIFOCALE, ANNONCE ET INFORMATION PATIENT

1. Opacités multiples, à contours flous ou spiculés siégeant dans les quadrants inférieurs du sein gauche. Désorganisation inféro-externe. Pas de micro-calcifications ni rétraction cutanée. Classification Birads catégorie 5 multifocale.

2. Echographie mammaire à faire immédiatement : corrélation mammographie/US à visée diagnostique, stratégique et balistique.
IRM mammaire à prévoir dans des délais rapides. Confrontation histologique par micro ou macrobiopsie sous US de plusieurs lésions (si corrélation).

3. Pas de diagnostic de cancer en imagerie ! Une lésion Birads 5 est une lésion nécessitant impérativement une confrontation histologique. Le risque de lésion cancéreuse est certes important mais pas obligatoire.

COMMENTAIRE

La découverte en dépistage d'une ou de plusieurs lésions Birads 5 est toujours un moment difficile, pour le patient et pour le médecin qui doit en faire l'annonce.
Toujours se rappeler que l'on ne s'adresse pas à un "organe" mais à une personne dont la vie risque de basculer à cet instant.
Donc attention aux mots employés et aux attitudes maladroites.
La classification Birads peut aider à vous exprimer avec les mots justes : *"Breast Imaging Reporting and Data System: BI-RADS".*

Objectifs :
a. Standardiser le langage utilisé dans le CR et les recommandations pour la CAT.
b. Faire comprendre aux patientes la description des images mammographiques.
"Imaginer le pire en espérant le meilleurs" telle est la situation du médecin face à ce type d'image et qu'il faut faire partager.

En cas de confirmation histologique de malignité le dialogue devra alors se structurer sur mesure pour chacun :
Le médecin doit connaître les tenants et les aboutissants des différentes phases du traitement.
Le sein n'est pas un organe comme les autres. Derrière de mot de cancer ce cache toujours l'idée de la mort, même si aujourd'hui la guérison est la plus fréquente.
Pour le cancer du sein si ajoute l'idée de la MORT de la féminité et donc de la sexualité.
J'ai eu un cancer ?
J'ai un cancer ?
Après : JE SUIS une AUTRE, désexuée ?...

A nous de soutenir nos patientes pour les aider à vaincre ce cancer qui, craignent-elles, leur a retiré leur visa pour la maternité, la féminité, la séduction, la sexualité et interdit le désir.

"La sexualité est la lecture toujours nouvelle d'un livre mille fois relu"

W. Jankelevitch

"La vie ne vaut rien, mais rien ne vaut la vie"

A. Malraux

Références

- AMERICAN COLLEGE OF RADIOLOGY. Breast imaging reporting and data system (BI-RADS). *4th ed. Reston, Va: American College of Radiology, 2003.*
- FERRIS M. Hall, Screening Breast US [letter]. *Radiology 2003, 227: 607-609; doi:10.1148.*

CAS 6

Mme G. 44 ans. Dépistage systématique G3/27.
Antécédents familiaux de cancer du sein chez sa sœur à 58 ans.
Examen clinique normal.

1. Existe-t-il une lésion suspecte visible sur ces clichés ?
2. Classification de densité BiRads. Sur quels critères ?
3. Le risque de cancer est-il accru compte tenu de la densité ?

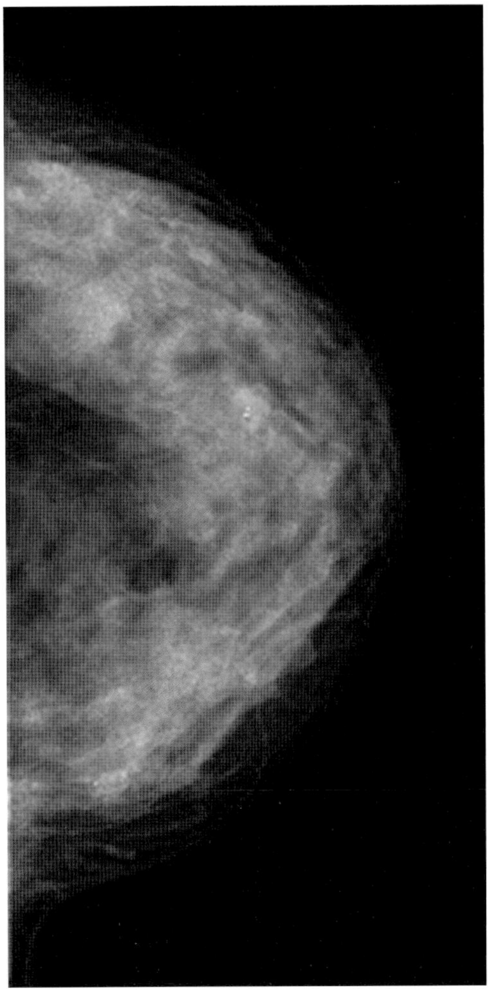

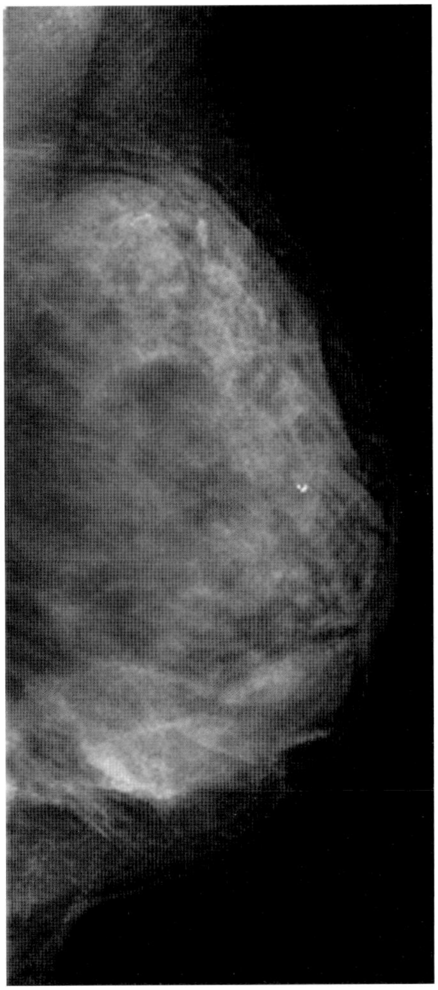

CAS 6 : DENSITÉ MAMMAIRE : FACTEUR DE RISQUE DE CANCER DU SEIN

1. Non, mammographie normale hormis un microkyste calcifié bénin rétro-mamelonnaire.
2. Classification BiRads 4 pour la densité soit plus de 75 % de densité glandulaire.
3. Oui, le risque de cancer du sein est multiplié par 4 en cas de sein de densité grade 4 par rapport au grade 1.

COMMENTAIRE

Depuis 10 ans, une cinquantaine d'études publiées concernant la population générale ont retrouvé un sur-risque de cancer du sein chez les femmes ayant des seins denses.
Une méta-analyse ayant regroupé 42 études retrouve un risque relatif de 1.79 pour une densité de 5 à 24 %, de 2.11 pour [25-49 %], de 2.92 pour [50-74 %] et de 4.64 pour une densité > 75 %. Les résultats sont moins significatifs dans les études ayant analysé les mammographies de populations symptomatiques. La densité mammaire (DM) est corrélée à d'autres facteurs de risque de cancer du sein tels que l'index de masse corporelle et l'âge. La DM reste un facteur de risque indépendant après ajustement aux autres facteurs, et ce, dans la majorité des études publiées.
Le risque attribuable à la densité mammaire semble plus élevé chez les femmes jeunes et souligne l'importance de ce facteur en terme prédictif dans cette population.
En résumé, la DM, est un facteur de risque significatif et indépendant de cancer du sein, généralisable à différentes populations (ménopausées ou non, ethnies).
Le fait qu'une forte densité concerne un pourcentage non négligeable de femmes (31 à 43 % ont une densité BI-RADS 3 ou 4) invite à envisager l'intégration de ce paramètre dans des modèles prédictifs de risque de cancer du sein.
Des modèles (Gail models) ayant intégré la mesure de la densité mammaire montrent que l'ajout de la densité mammaire fournit une amélioration significative des estimations prédictives de risque de cancer du sein.
En l'absence de méthode standardisée de quantification, la DM n'est pas encore prise en compte dans les modèles prédictifs de risque de cancer du sein. De nouvelles techniques non irradiantes de quantification devront être validées.
De ce fait, actuellement, la densité mammaire a peu d'impact en termes de stratégie de dépistage. Seule l'association à des antécédents familiaux de cancers du sein survenus avant l'âge de 50 ans peut faire discuter un dépistage annuel entre 50-59 ans.
La technique numérique est à privilégier avant 50 ans. L'échographie complémentaire a un impact qui reste à évaluer en l'absence d'autres facteurs de risque associés.
L'IRM n'a pas d'indication systématique et doit donc être discutée au cas par cas.
L'association d'une forte densité à d'autres facteurs de risques significatifs fait recommander une surveillance annuelle où la place de l'IRM reste à évaluer dans des essais prospectifs multicentriques.

RÉFÉRENCES

- BOYD NF *et al.* Mammographic density and the risk and detection of breast cancer. *N Engl J Med 2007; 356: 227-36*
- MARTIN *et al.* Breast Mammographic density. Potential mechanisms of breast cancer risk associated with mammographic density: hypotheses based on epidemiological evidence. *Cancer Research 2008; 10: 201.*
- McCORMACK VA *et al.* Breast density and parenchymal patterns as markers of breast cancer risk: a meta-analysis. *Cancer Epidemiol Biomarkers Prev 2006 ;15: 1159-69.*

CAS 7

Mme R..., 58 ans, G3. Antécédent de prothèses mammaires posées en 2001.
Antécédent de tumorectomie chirurgicale QSE gauche en 2008 : adénofibrome bénin.
Apparition récente d'un nouveau nodule palpable à l'union des quadrants supérieurs gauches.
Pas d'antécédents familiaux, patiente très anxieuse.

1. Description du nodule.
2. Classification Birads.
3. Quelle conduite à tenir vous semble la plus appropriée ?

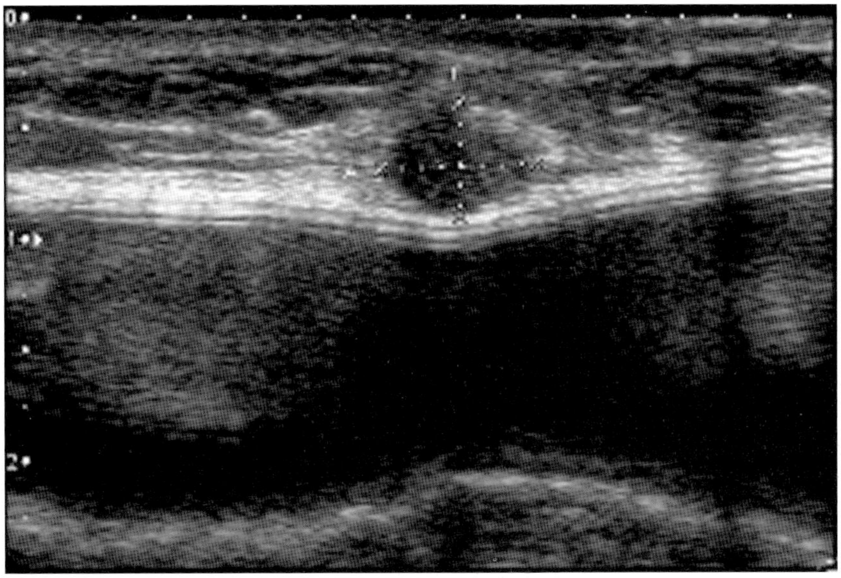

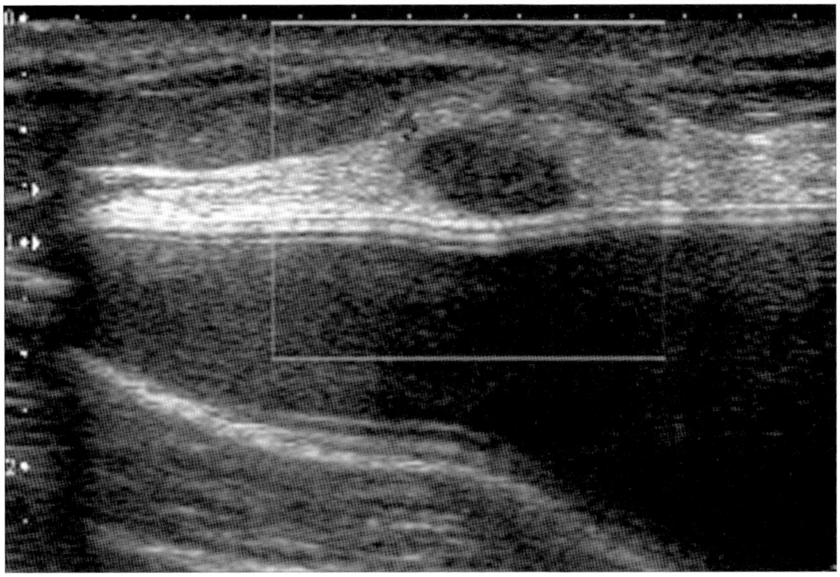

CAS 7 : LE NODULE ET LA PROTHÈSE

1) Nodule tissulaire bien limité, homogène de 7 x 7 x 5 mm, situé sur le rayon de midi à 4 cm du mamelon, profondeur entre 4 et 9 mm du plan cutané, au contact de la paroi prothétique non rompue.

2) Classification Birads 4a compte tenu de son apparition récente.

3) Confrontation histologique indiquée : ACR 4 chez une patiente très anxieuse ayant été opérée récemment de la même région.
   a) Macrobiopsie sous contrôle échographique pour étude histologique :
      i) Faisabilité technique (moins dangereuse que microbiopsie),
      ii) VPP +++,
      iii) VPN ++++ (résection complète de la lésion),
      iv) Alternative à la biopsie chirurgicale,
      v) Technique minutieuse respectant la prothèse,
      vi) Mise en place d'un clip en fin d'intervention.

Résultats histologiques : Carcinome lobulaire infiltrant grade 2, RH+, HER2-

Reprise chirurgicale après repérage du clip :
- Tumorectomie et technique du ganglion sentinelle,
- Pas de reliquat tumoral, ganglion sentinelle sain,

Radiothérapie et hormonothérapie par Aromasine

COMMENTAIRE

Nodule d'apparition récente = Classification Bi-Rads Catégorie 4a : Malignité 5 à 30 %
Indication de confrontation histologique par biopsie sous échographie.
La présence de la prothèse rend dangereuse une microbiospie par pistolet automatique, dont le débattement n'est pas contrôlé.
Une étude balistique précise préopératoire est dans tous les cas nécessaire.
L'abord par la face inférieure après décollement du nodule par l'anesthésie locale (Lidocaïne 1 %) permet des prélèvements sans danger dos à la prothèse.
L'exérèse complète permet une meilleure prédictivité tant positive (lésion maligne) que négative (lésion bénigne).
La mise en place d'un clip de marquage en fin d'intervention permet en cas de malignité ou de lésion frontière une reprise chirurgicale sans perte de chance, notamment pour le ganglion sentinelle.

Références

- SCHUELLER G *et al.* US-guided 14-gauge Core-needle breast biopsy: results of a validation study in 1352 cases 1. *Radiology 2008; 248: 406-13.*
- HUBER S *et al.* Benign breast lesions: minimally invasive vacuum-assisted biopsy with 11-gauge needles-patient acceptance and effect on follow-up imaging findings. *Radiology 2003; 226: 783.*
- JACKMAN RJ *et al.* Stereotactic histologic biopsy in breasts with implants 1. *Radiology 2002; 222: 157-64.*

PATHOLOGIE ORL

F. BIDAULT

CAS 1

Femme de 42 ans, obstruction nasale progressive sur six mois, écoulement nasal, puis épistaxis.
Clinique : tumeur faisant saillie dans la fosse nasale.
Biopsie sous anesthésie locale, histologie : carcinome.

1. Observez la figure 1a seule : quelle est la nature de chaque zone numérotée 1, 2 et 3 (tumeur, rétention, autre ?...).
2. Observez les trois figures (1a, 1b, 1c) : votre classification change-t-elle ?
3. Quelle conséquence pratique pour le protocole technique d'étude des tumeurs du massif facial ?

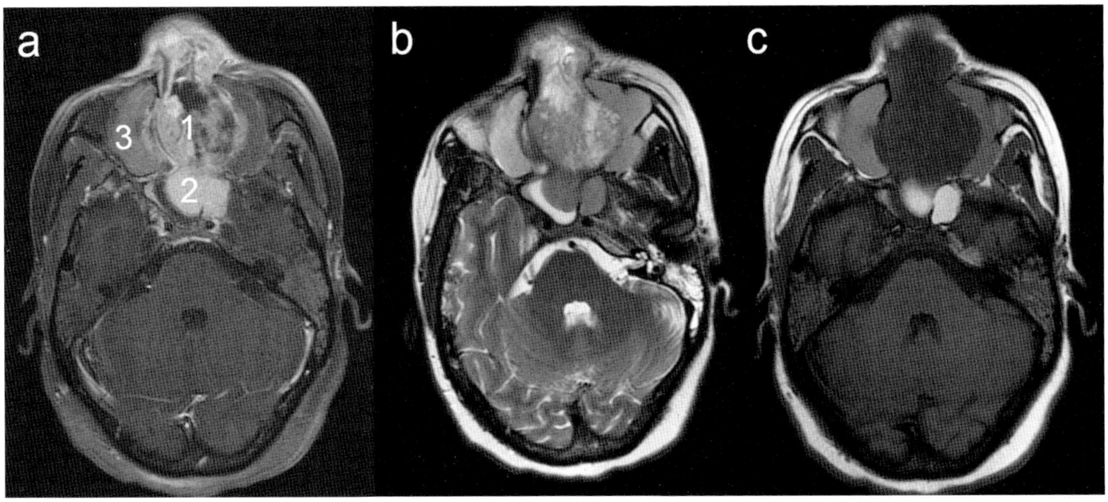

Figures 1 a, b, c : IRM en coupes axiales ; pondération T1 fatsat avec injection de produit de contraste (a), T2 (b), T1 avant injection (c).

CAS 1 : TUMEUR DU MASSIF FACIAL

1. La zone 1 correspond à la tumeur clinique. La zone 2 est d'interprétation difficile du fait de sa forme arrondie et de son hypersignal : tumeur ou élément rétentionnel ? La zone 3 a un hypersignal d'interprétation difficile, mais une forme moulée entre la tumeur et la cavité sinusienne très évocatrice de simple rétention.
2. L'observation des trois figures lève l'ambiguïté. La zone 1 correspond à la tumeur, les zones 2 et 3 à des éléments rétentionnels.
3. En conclusion : les séquences sans injection en pondération T1, et en pondération T2, sont très utiles pour l'interprétation du contenu sinusien et ne doivent pas être omises du protocole technique.

COMMENTAIRE

Les tumeurs malignes des sinus de la face sont souvent longtemps cliniquement silencieuses, et découvertes à un stade avancé par les symptômes d'obstruction nasale et de rétention sinusienne, voire par un saignement.
Le tableau I résume la sémiologie du contenu sinusien. On peut proposer la démarche d'analyse sémiologique suivante : dans un premier temps, observation de la séquence T2 ; un franc hypersignal T2 (eau) est en général rassurant du point de vue carcinologique (œdème muqueux, rétention aiguë). Si le signal est intermédiaire en T2, il faut se tourner vers les autres séquences : T1 et T1 avec injection. Un hypersignal spontané T1 non modifié après injection correspond souvent à une rétention sinusienne plus ancienne. Un signal intermédiaire T1 avec rehaussement après injection de produit de contraste est très suspect de processus tissulaire. Cette analyse de la sémiologie de base est très utile, mais certains cas présenteront bien sûr plus de difficultés pour le radiologue. On peut noter par exemple : les zones de nécrose tumorale en hypersignal T2, non rehaussées en pondération T1 après injection ; certaines tumeurs en franc hypersignal T2 comme les chordomes et les chondrosarcomes ; certaines tumeurs en hypersignal spontané T1 comme le mélanome (en fonction de sa charge en mélanine).

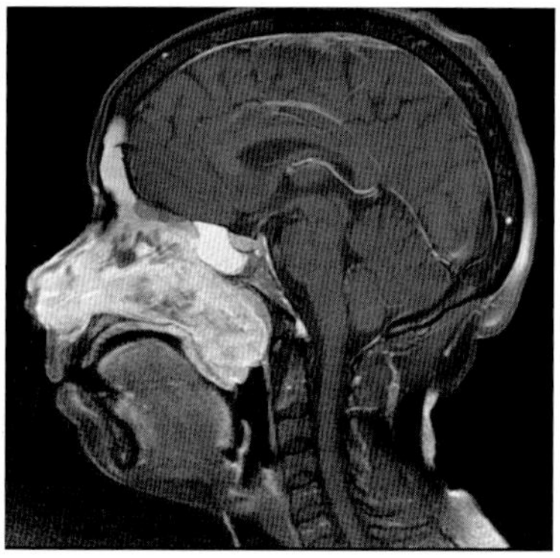

Figure 2 : IRM en coupe sagittale, en pondération T1 fatsat avec injection de produit de contraste.

	Pondération T2	Pondération T1	Pondération T1 : modification avec produit de contraste au Gadolinium
Rétention récente, muqueuse inflammatoire	Hypersignal	Hyposignal	Stable (seul le liséré muqueux superficiel prend le contraste)
Rétention ancienne	Signal intermédiaire	Hypersignal	Stable (seul le liséré muqueux superficiel prend le contraste)
Tumeur	Signal intermédiaire (signal inférieur au signal liquidien)	Signal intermédiaire	Rehaussement (plus ou moins marqué).

Tableau I : Sémiologie de base du contenu sinusien en IRM

Référence

• BIDAULT F. Tumeurs malignes des sinus de la face. Journées Françaises de Radiologie 2008. *Formation Médicale Continue. N° 28.*

CAS 2

Femme de 50 ans, antécédent de carcinome épidermoïde T2-N1 amygdalien droit avec traitement par radiothérapie 6 ans auparavant. Actuellement : douleur mandibulaire droite, paresthésie mentonnière droite.

1. Observez la figure 1 : lequel des deux examens doit être pratiqué le premier ?
2. Quelles sont la(les) anomalie(s) sémiologique(s) observable(s) sur l'orthopantomogramme et sur le scanner ?
3. Quel est votre diagnostic ?
4. Quelle est la technique de scanner à utiliser pour un bilan de cette affection ?

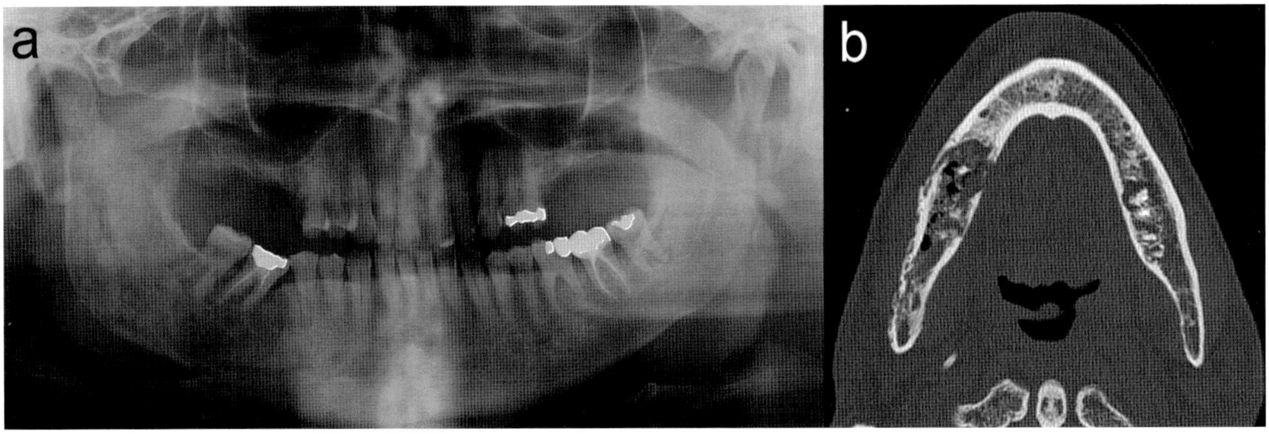

Fig. 1 : Orthopantomogramme (a), scanner (b).

CAS 2 : OSTÉORADIONÉCROSE OU OSTÉOMYÉLITE

1. Orthopantomogramme en premier, qui reste l'examen de débrouillage incontournable.
2. Orthopantomogramme : ostéolyse étendue du siège de la dent 46 (extraite) à l'angle mandibulaire droit. Scanner : ostéolyse corticale interne, médullaire et corticale externe de la branche horizontale droite et de l'angle mandibulaire ; images aériques intra-osseuses.
3. Ostéoradionécrose.
4. La technique du dentascanner permet de bien préciser l'extension de la lyse osseuse (figure 2).

COMMENTAIRE

L'ostéoradionécrose (ORN) ou ostéomyélite mandibulaire est une complication pouvant survenir après traitement par radiothérapie. Elle est en fait multifactorielle favorisée par l'hypoxie tissulaire chronique et la survenue d'un foyer infectieux dentaire ou d'une parodontopathie. Pour le clinicien, la stadification de l'ostéoradionécrose repose sur la classification de Marx (*stade I :* un foyer d'ORN ± une ulcération ; *stade II :* stade I et absence de réponse au traitement médical ; *stade III :* atteinte du bord basilaire, fistule cutanée ou fracture pathologique) [1]. Pour le radiologue la sémiologie est facile à connaître : ostéolyse bien reconnaissable sur la corticale, souvent associée à des images aériques intra-osseuses. L'ostéolyse n'est cependant pas spécifique, et un piège pour le clinicien et le radiologue reste le sarcome radio-induit débutant (rare et de délai tardif). Le rôle du radiologue est de décrire l'extension de la plage ostéolytique : siège, mensuration, corticales atteintes, englobement du canal du nerf dentaire, état du rebord basilaire de la mandibule. Le dentascanner (scanner sans injection de produit de contraste, reconstruit en filtre osseux et coupes fines, avec post-traitement sur logiciel dédié permettant des reconstructions perpendiculaires à l'arche mandibulaire) permet de préciser cette extension (figure 2). Les appareils de tomographie volumétrique à faisceau conique sont de plus en plus présents sur le marché [2]. Ils pourraient concurrencer le scanner pour cette indication. Le traitement de l'ORN découle souvent du stade (*stade I :* antibiothérapie ; *stade II :* chirurgie de curetage et de couverture du foyer ; *stade III :* résection mandibulaire interruptrice ± reconstruction par lambeau libre micro-anastomosé de péroné).

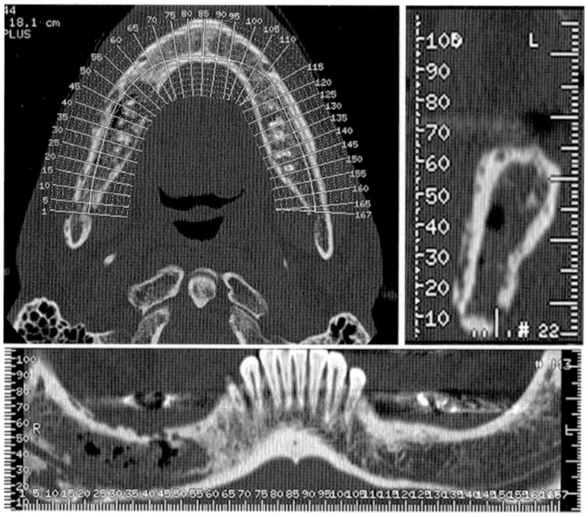

Fig. 2 : Dentascanner, topogramme de reconstruction, coupe perpendiculaire à la mandibule et coupe parallèle à l'arche mandibulaire

RÉFÉRENCES

- MARX RE. A new concept in the treatment of osteoradionecrosis. *J Oral Maxillofac Surg. 1983; 41: 351-7.*
- HAURET L *et al.* Nouveauté en radiologie dento-maxillofaciale : la tomographie volumétrique à faisceau conique. *J Radiol 2009; 90: 604-17.*

CAS 3

Homme de 74 ans, antécédent d'adénocarcinome de l'ethmoïde avec traitement par chimiothérapie et radio-chimiothérapie. Absence de plainte clinique. Examen IRM de surveillance carcinologique.

1. Observez la figure : quelle est la sémiologie des anomalies ?
2. Quel est votre diagnostic ?
3. Quel est le piège en cas de mauvais diagnostic ?

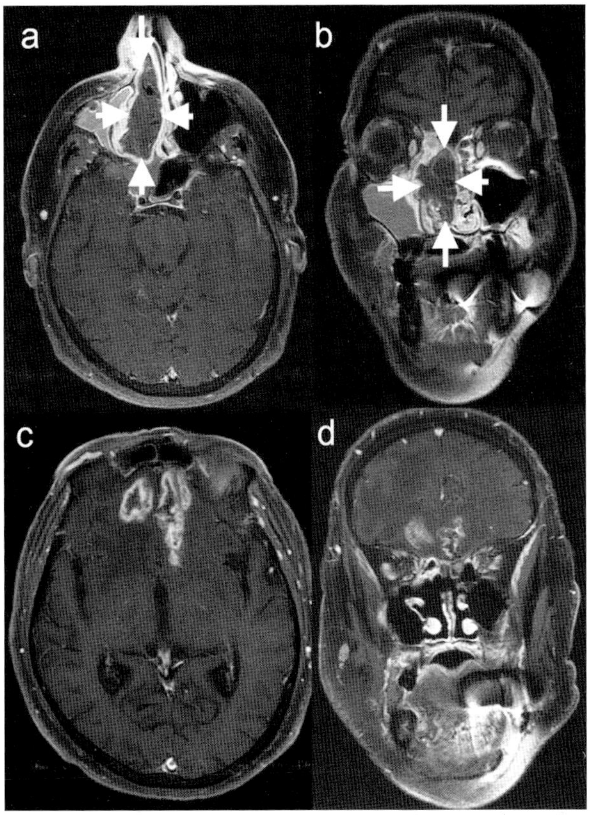

IRM en pondération T1 fatsat après injection de produit de contraste. Tumeur initiale (a, b, flèches). Examen de suivi (c, d).

CAS 3 : RADIONÉCROSE CÉRÉBRALE

1. Apparition de prises de contrastes parenchymateuses cérébrales frontales bilatérales, serpigineuses, sans effet de masse.

2. Radionécrose cérébrale.

3. Le piège est le diagnostic différentiel de récidive locorégionale ou de métastase, car dans ce cas le suivi rapproché ne permet pas de se rassurer, les anomalies allant en augmentant à la phase initiale (figure 2).

COMMENTAIRE

La radionécrose cérébrale survient classiquement dans les deux ans suivant une radiothérapie pour tumeur cérébrale ou ORL. L'origine radique ne peut, bien sûr, être formellement affirmée qu'en connaissance de la dosimétrie du traitement. En pathologie ORL les régions les plus exposées sont : les lobes temporaux en cas de radiothérapie du cavum, les lobes frontaux en cas de radiothérapie de l'ethmoïde. La sémiologie IRM est peu spécifique : hyposignal T1, prise de contraste, hypersignal T2 périphérique (œdème). Cependant, quelques éléments aident à évoquer le diagnostic : absence de plainte clinique (découverte sur un examen de surveillance carcinologique), survenue dans les champs de radiothérapie (souvent bilatérale), discordance entre des prises de contrastes importantes et le peu d'effet de masse. Les techniques d'IRM avancées peuvent objectiver sur le site de la radionécrose : augmentation du coefficient apparent de diffusion (ADC), diminution du volume sanguin cérébral (CBV), augmentation des coefficients reflétant la perméabilité capillaire. L'évolution se fait sur de nombreux mois avec dans un premier temps augmentation des anomalies IRM, puis diminution avec atrophie cérébrale résiduelle (figure 2). Il n'y a pas de traitement spécifique hormis celui de l'œdème cérébral s'il est symptomatique.

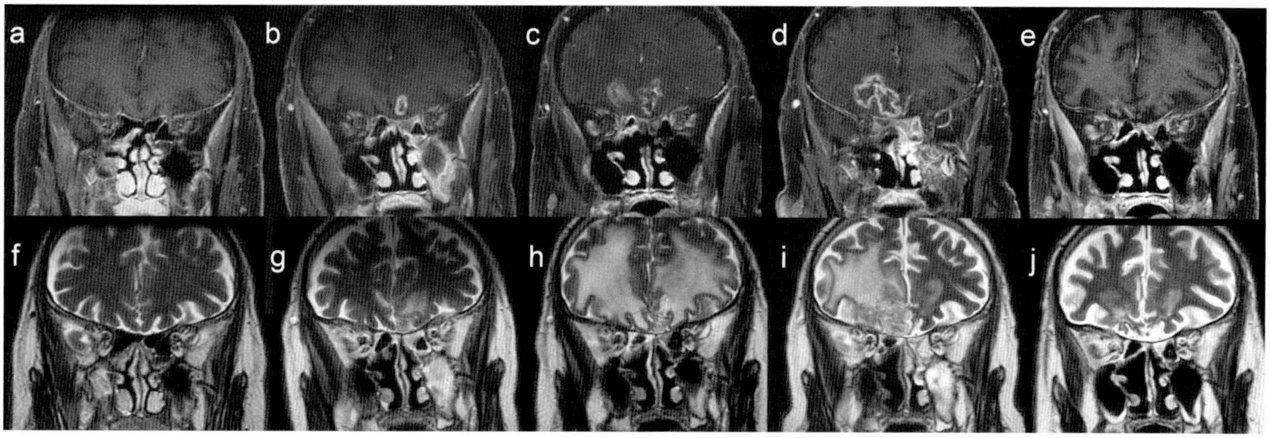

Fig. 2 : IRM en pondération T1 fatsat après injection de produit de contraste (a, b, c, d, e), IRM en pondération T2 (f, g, h, i, j). Evolution au fil du temps : examen normal 3 mois après radiothérapie (a, f) apparition d'anomalies 18 mois après radiothérapie (b, g), suivi à 25 (c, h) 29 (d, i) 46 (e) mois après radiothérapie.

RÉFÉRENCE

• DIETMANN JL *et al.* Tumeurs cranio-encéphaliques : tumeurs intra-axiales. In : Neuro-Imagerie diagnostique. Dietman JL, *ed. Elsevier-Masson, Paris 2007: 179-255.*

CAS 4

PATHOLOGIE NEURO-ORL

Femme de 56 ans, absence d'antécédent notable. Depuis six mois acouphène pulsatil et bourdonnement d'oreille du côté gauche, vertiges. Cliniquement : audition normale, tympan normal.

1. Observez la figure : quelle est la sémiologie des anomalies ?
2. Quel est votre diagnostic ?
3. Quels sont les diagnostics différentiels ?

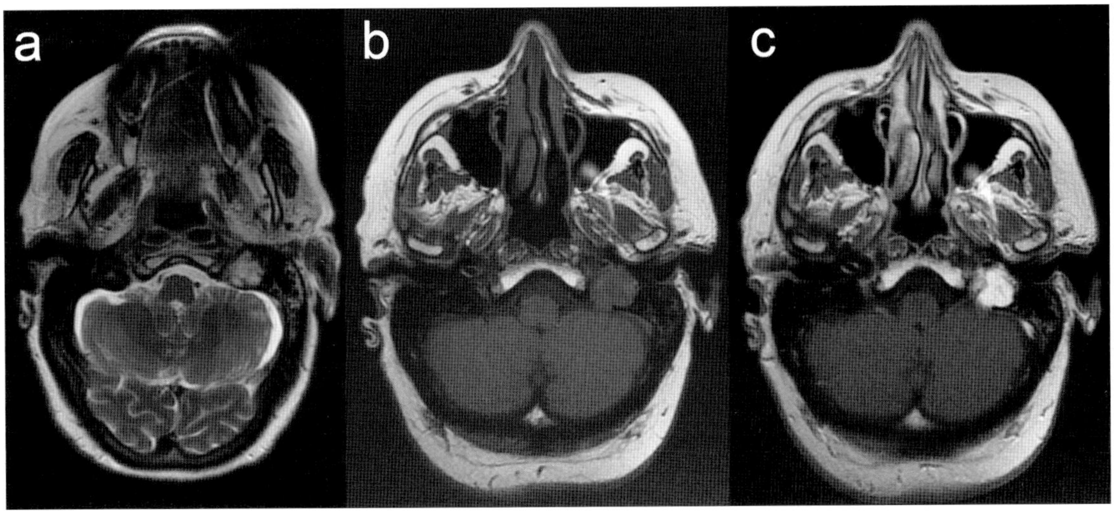

IRM en coupes axiales, en pondération T2 (a), T1 (b), T1 après injection intraveineuse de produit de contraste (c).

CAS 4 : PARAGANGLIOME DU FORAMEN JUGULAIRE

1. Masse centrée sur le foramen jugulaire gauche en hypersignal T2, isosignal T1, intensément rehaussée après injection de produit de contraste.

2. Paragangliome du foramen jugulaire (synonyme : tumeur glomique du foramen jugulaire).

3. Diagnostics différentiels : le schwannome du foramen jugulaire (nerfs IX, X, XI), le méningiome du foramen jugulaire, les variantes anatomiques du foramen jugulaire.

COMMENTAIRE

Le paragangliome est la tumeur la plus fréquente du foramen jugulaire. Il est composé de cellules chémoréceptrices d'origine ectodermique. Le signe clinique dominant est l'acouphène pulsatil, qui peut être associé à une baisse de l'acuité auditive ou à une atteinte des nerfs IX, X, XI. En cas d'extension vers l'oreille moyenne, l'examen otologique objective une masse rétro-tympanique rouge pulsatile. Au scanner, une lyse des parois du foramen jugulaire peut être observée. En IRM, la sémiologie est parfois complétée par le classique aspect en poivre et sel de la tumeur en T1, lié à ses remaniements hémorragiques et à la présence de vaisseaux à circulation rapide.

Les diagnostics différentiels sont : le schwannome du foramen jugulaire, le méningiome du foramen jugulaire, les variantes anatomiques du foramen jugulaire. Le traitement est chirurgical, radiothérapique ou une association des deux.

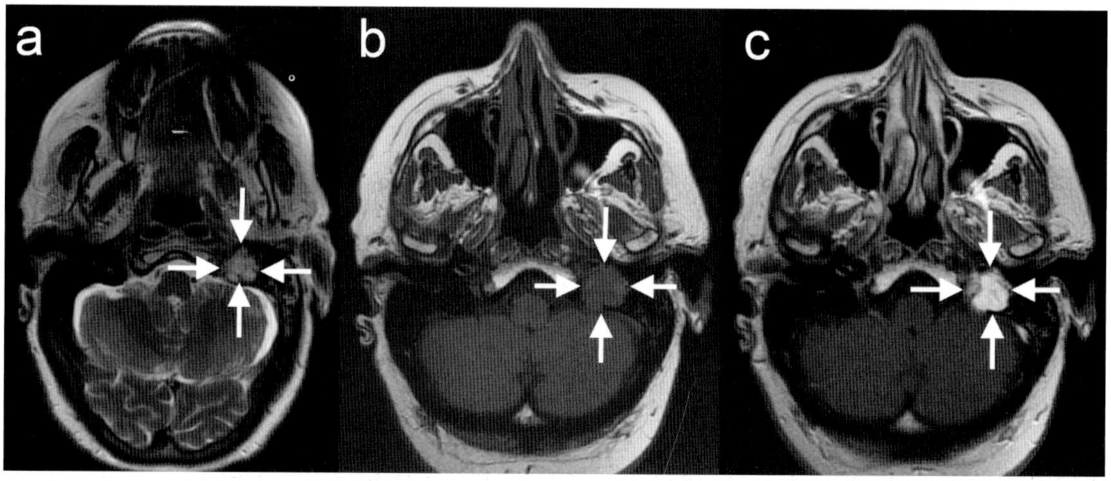

IRM en pondération T2 (a), T1 (b), T1 après injection intraveineuse de produit de contraste (c). Paragangliome du foramen jugulaire gauche (flèches).

Référence

• HARNSBERGER HR. La radiologie de poche tête et cou : les 100 principaux diagnostics. *Maloine, Paris 2004.*

CAS 5

Homme de 49 ans, consommation régulière d'alcool et de tabac. Présente un vraisemblable carcinome épidermoïde du bord droit de langue mobile.

1. Quel est le bilan complémentaire de ce type de lésion ?
2. Voyez la figure, observez-vous des adénopathies ?
3. Si oui, dans quel groupe ganglionnaire ?

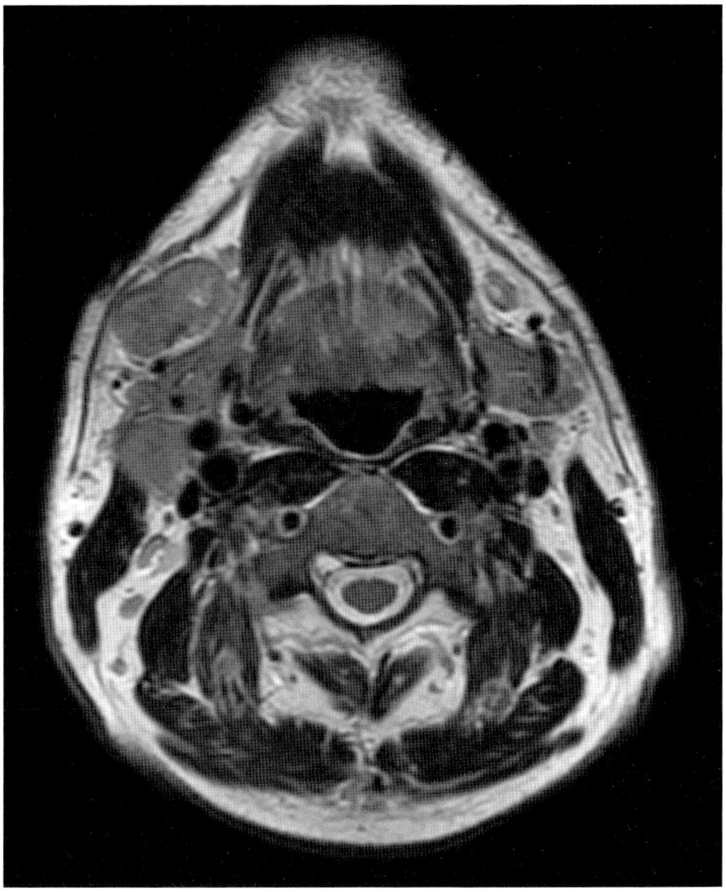

IRM en coupes axiales et pondération T2

CAS 5 : ADÉNOPATHIES CERVICALES

1. Bilan d'anesthésie ; pan-endoscopie avec biopsies ; imagerie locorégionale et ganglionnaire cervicale (idéalement scanner et IRM), bilan d'extension à distance (scanner thoracique). Les places de l'échographie hépatique et de la tomographie par émission de positons sont encore l'objet de discussions (rôle reconnu de la TEP pour le bilan ganglionnaire et le bilan à distance, notamment en cas de risque métastatique important, ainsi que pour le bilan de cancer indifférencié du nasopharynx).
2. Oui à droite.
3. Groupe Ib droit et IIa droit.

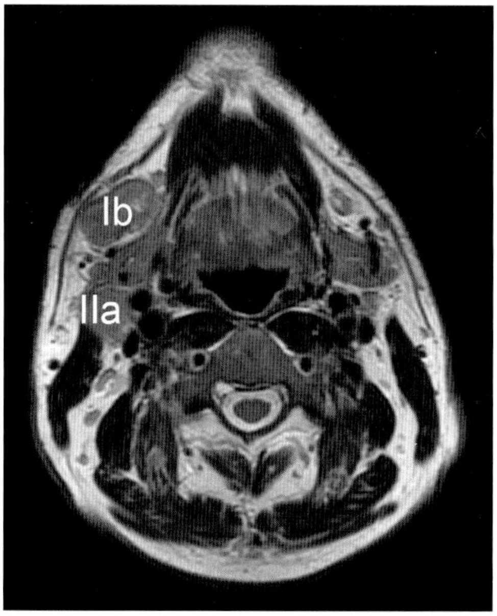

Fig. 2 : IRM en coupes axiales et pondération T2. Réponse

COMMENTAIRE

Les signes les plus reconnus d'adénopathie cervicale au scanner et en IRM sont : nécrose centrale (quelle que soit la taille) [1], diamètre transverse minimum > 11 mm pour le groupe II, > 10 mm pour les autres groupes [2] ; contours flous, spiculés, mal limités, engainant les structures adjacentes (rupture capsulaire) ; forme trop ronde ; trop nombreux dans le même groupe ; perte du hile adipeux normal. Cependant, on note l'absence de limite bénin/malin formelle, ainsi que l'absence de spécificité tumorale des signes, qui peuvent être partagés par les pathologies infectieuses et inflammatoires. La figure 3 rappelle la nomenclature des principales aires ganglionnaires cervicales.

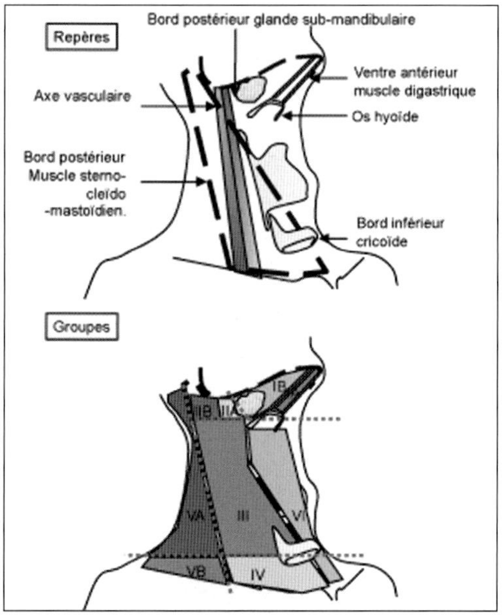

Fig.3 : Principales aires ganglionnaires cervicales : schéma des repères anatomiques et des aires.

Références

- HARSNBERGER H. Handbook of head and neck imaging, second edition. *St-Louis: Mosby, 1995.*
- VAN DEN BRECKEL M *et al.* Cervical lymph node metastasis: assessment of radiologic criteria. *Radiology 1990; 177: 379-84.*

CAS 6

Enfant de 13 ans, absence d'antécédent particulier. Douleur de la mandibule à gauche et présence d'une tuméfaction jugale ferme avec peau et muqueuse normales. Absence de fièvre.

1. Sur lequel des espaces ci-après est centrée la pathologie ? Donnez la bonne réponse parmi :
   A) Espace masticateur
   B) Espace parotidien
   C) Espace graisseux parapharyngé
   D) Espace muqueux
   E) Espace carotidien (ou vasculaire)
   F) Espace rétropharyngé
2. Quelle(s) est(sont) vos hypothèse(s) pour le diagnostic ?

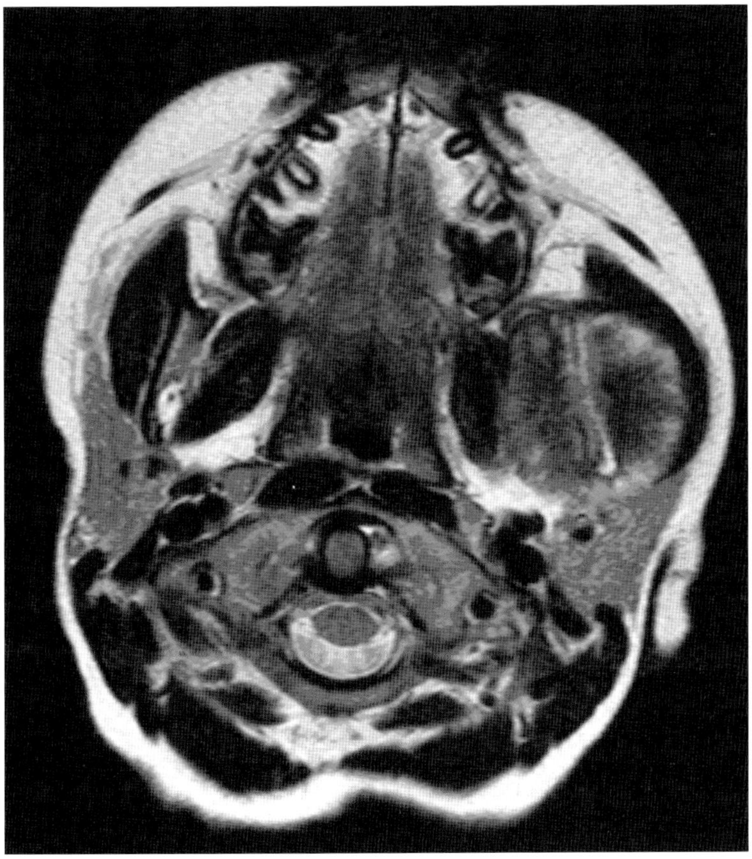

Figure 1 : IRM en coupe axiale et pondération T2.

CAS 6 : OSTÉOSARCOME DE LA MANDIBULE

1. Espace masticateur gauche.
2. Ostéosarcome de la mandibule.

COMMENTAIRE

L'anatomie profonde de la face est décrite par espaces, principalement dans la littérature anglo-saxonne. Cette description repose sur une réalité anatomique composée des tuniques du facia cervical profond. Le principal intérêt de cette approche est de proposer une gamme de diagnostics pour chaque espace. L'application en clinique est la caractérisation d'une masse profonde de la face avec à l'examen ORL une muqueuse normale. Ici le processus tumoral est clairement centré sur le ramus mandibulaire gauche, repoussant les muscles ptérygoïdiens et le masséter. Les principaux diagnostics pour un processus pathologique centré sur l'espace masticateur gauche sont : abcès dentaire, sarcome, ostéoblastome. Certaines tumeurs voisines de cet espace ou l'envahissant peuvent être un piège diagnostic : carcinome épidermoïde de la muqueuse rétro-molaire, tumeur du prolongement parotidien. Cette approche diagnostic ne remplace pas l'histologie.

RÉFÉRENCE

• HARNSBERGER H. Handbook of head and neck imaging, second edition. *St-Louis: Mosby, 1995.*

CAS 7

Homme de 42 ans, absence d'antécédent particulier. Présente une voussure de la loge amygdalienne gauche avec muqueuse apparemment normale.

1. Sur lequel des espaces ci-après sont centrés la pathologie ? Donnez la bonne réponse parmi :
   A) Espace masticateur
   B) Espace parotidien
   C) Espace graisseux parapharyngé
   D) Espace muqueux
   E) Espace carotidien (ou vasculaire)
   F) Espace rétropharyngé

2. Quelle(s) est (sont) vos hypothèse(s) pour le diagnostic ?

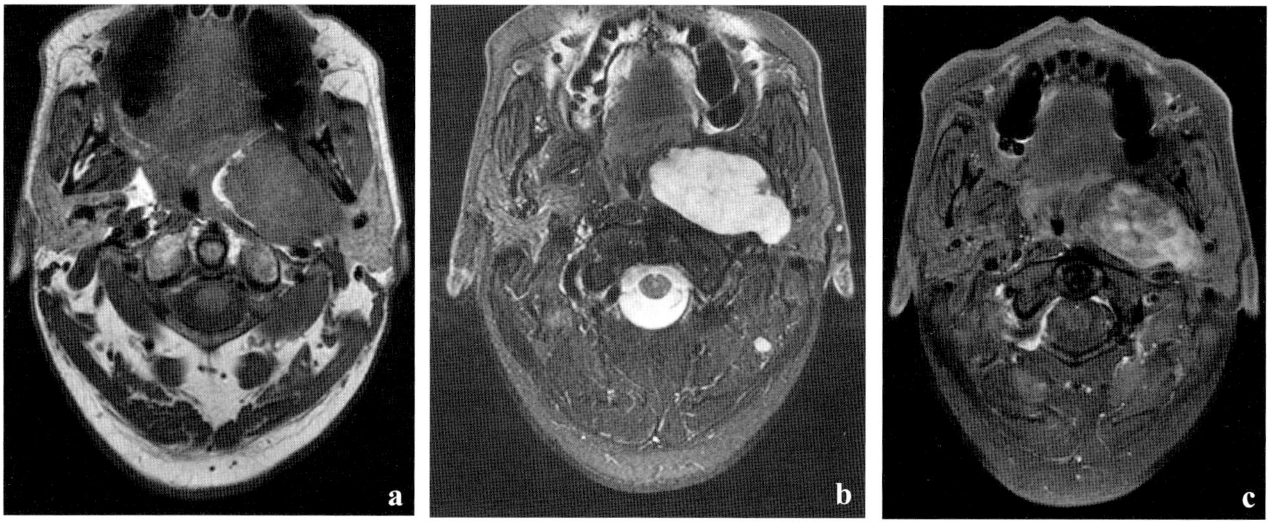

IRM en coupes axiales et pondération T1 (a), T2 fatsat (b), T1 fatsat avec injection de produit de contraste (c).

CAS 7 : ADÉNOME PLÉOMORPHE DU PÔLE PROFOND DE LA PAROTIDE

1. Espace parotidien gauche.
2. Adénome pléomorphe de la parotide.

COMMENTAIRE

Comme pour le cas n° 6, l'intérêt est d'aborder l'anatomie profonde de la face décrite par espaces. Cette description repose sur une réalité anatomique composée des tuniques du facia cervical profond. Le principal intérêt de cette approche est de proposer une gamme de diagnostics pour chaque espace. L'application en clinique est la caractérisation d'une masse profonde de la face avec à l'examen ORL une muqueuse normale. Ici le déplacement en dedans de l'espace graisseux parapharyngé, bien visible en pondération T1, permet de localiser la masse sur l'espace parotidien. Les principaux diagnostics pour une masse centrée sur l'espace parotidien sont : tumeur mixte (adénome pléomorphe), cystadénolymphome (tumeur de Whartin), carcinome muco-épidermoïde, métastase ganglionnaire de tumeur cutanée [1]. Cette approche diagnostique ne remplace pas l'histologie, mais orientera le clinicien pour les explorations et notamment pour la voie d'abord chirurgicale.

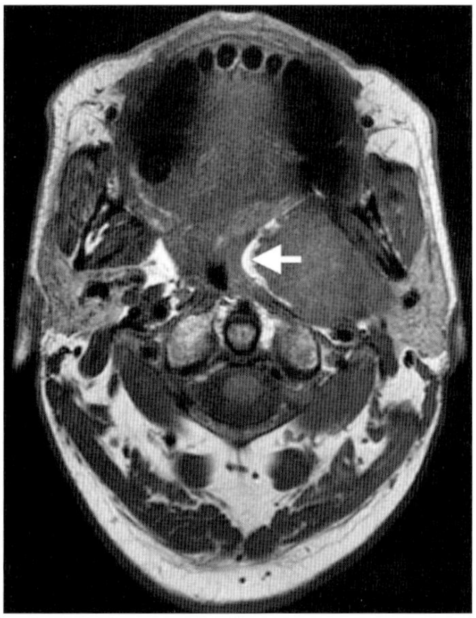

IRM en coupe axiale et pondération T1 : déplacement de l'espace graisseux parapharyngé gauche en dedans (flèche).

Référence

• HARNSBERGER H. Handbook of head and neck imaging, second edition. *St-Louis: Mosby, 1995.*

PATHOLOGIE OSTEO-ARTICULAIRE

F. ZEITOUN, P. LE HIR

CAS 1

Mme DEL a 51 ans, elle se plaint d'une vive douleur du poignet droit. Elle porte une attelle depuis trois semaines. Elle n'a pas d'antécédent particulier.
Quelles sont les structures anatomiques lésées ?
Décrivez les anomalies
Quel diagnostic évoquez-vous ?
Quels sont les autres diagnostics qui auraient pu être évoqués devant une douleur du bord radial du poignet ?
Quel traitement auriez-vous proposé ?

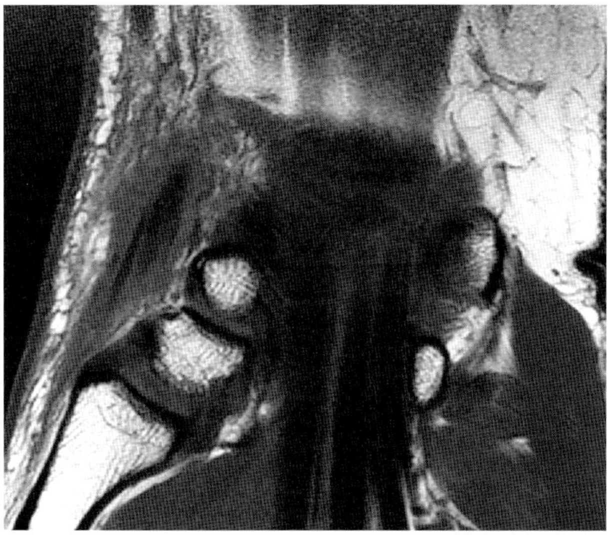

Fig. 1a : IRM. Coupe coronale en T1.

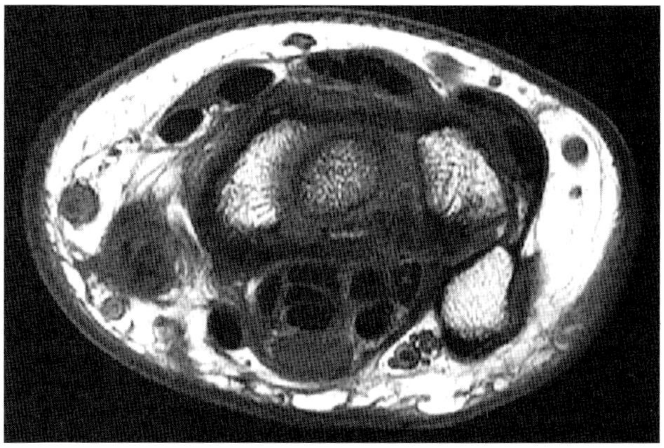

Fig. 1b : IRM. Coupe axiale en T1.

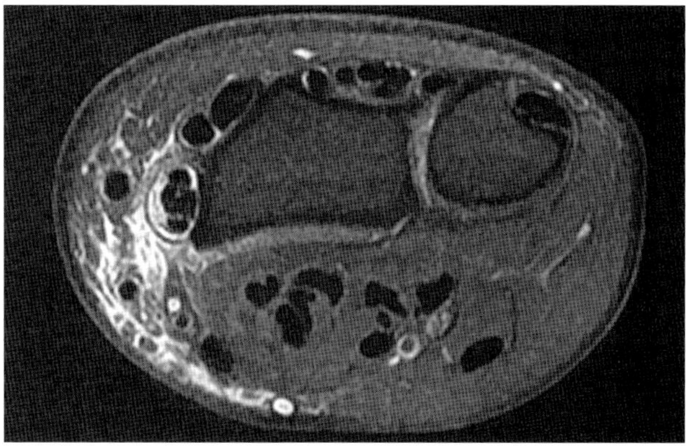

Fig. 1c : IRM. Coupc axiale en DP avec saturation de la graisse.

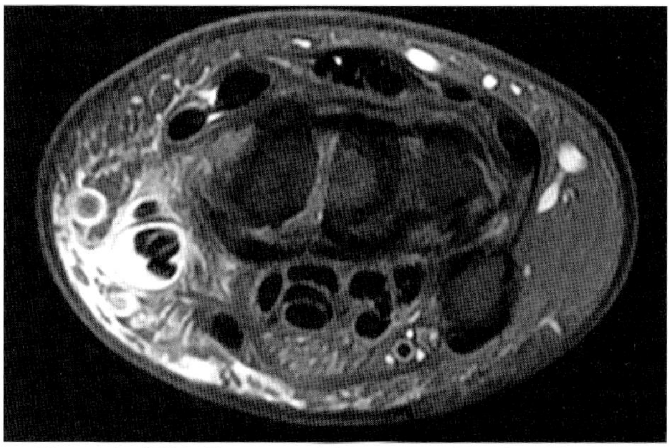

Fig. 1d : IRM. Coupe axiale en pondération T1 avec saturation de la graisse et injection de Gadolinium.

CAS 1 : TÉNOSYNOVITE DE DE QUERVAIN

Les coupes d'IRM montrent un épaississement circonférentiel des parties molles autour des tendons du long abducteur du pouce (abductor pollicis longus ou APL) et du court extenseur du pouce (extensor pollicis brevis EPB), avec un rehaussement sur les coupes pratiquées avec injection de gadolinium. L'aspect est en faveur d'une ténosynovite.

COMMENTAIRE

La ténosynovite sténosante du premier compartiment dorsal du poignet a été décrite initialement en 1895 par de Quervain, chirurgien suisse. Elle intéresse le premier compartiment dorsal du poignet, qui contient les tendons abductor pollicis longus (APL) et extensor pollicis brevis (EPB). Elle résulte de l'inadéquation entre le contenu et le contenant, avec un épaississement et une sténose de la coulisse ostéo-fibreuse qui contient le long abducteur et le court extenseur du pouce. Il va se produire un conflit mécanique aboutissant à des remaniements inflammatoires péri-tendineux.

Cette affection touche le plus souvent la femme aux alentours de la cinquantaine. Elle est favorisée par les mouvements répétés du pouce et de la pince pouce-index. La présence d'un septum fibreux cloisonnant le premier compartiment en deux sous-compartiments et la présence de tendons multiples (notamment pour l'APL) sont des facteurs favorisant le conflit mécanique, en réduisant l'espace dévolu aux tendons.

Le diagnostic est clinique, devant une tuméfaction et une douleur au bord externe du poignet. La manœuvre de Finkelstein consiste en une inclinaison ulnaire du poignet, tout en mobilisant le pouce vers la base du cinquième doigt. Cette manœuvre met en tension les tendons concernés et réveille la douleur, elle est très évocatrice d'une ténosynovite de de Quervain.

L'échographie permet de confirmer le diagnostic, en montrant un épaississement du rétinaculum dorsal du premier compartiment, ainsi qu'un épanchement ou un épaississement de la gaine synoviale entourant les tendons. On peut également observer une augmentation du volume des tendons. L'échographie permet également de rechercher la présence de tendons multiples et d'un septum fibreux intertendineux. L'IRM fait également le diagnostic de ténosynovite, en montrant un épanchement péritendineux, une hypertrophie synoviale ou un épaississement tendineux.

Devant des douleurs du bord radial du poignet, il conviendra d'éliminer une rhizarthrose du pouce, un syndrome du croisement entre les tendons du premier compartiment dorsal et ceux du deuxième compartiment, à savoir les tendons radiaux (long et court extenseur radial du carpe). Il faut également éliminer un syndrome de Wartenberg (névrite de la branche antérieure du nerf radial).

Le traitement est d'abord médical (mise au repos du pouce, anti-inflammatoires par voie orale et par voie locale et un appareillage de repos la nuit). Pour les cas résistants, une ou deux infiltrations locales de corticoïdes (si possible sous contrôle échographique) peuvent être utiles.

Le traitement chirurgical sera proposé dans les formes rebelles au traitement médical bien conduit ou lors des récidives douloureuses.

Références

- VUILLEMIN V *et al.* Ténosynovite de de Quervain. In "Poignet et Main". *Editions Sauramps médical 2009. P. 25-37.*
- BOUTRY N *et al.* Pathologies tendineuses et ténosynoviales du poignet. In "Imagerie musculosquelettique : pathologies locorégionales". *Ed Elsevier Masson 2008. P 242-272.*
- DIOP AN *et al.* Role of US in the management of de Quervain's tenosynovitis: review of 22 cases *J Radiol. 2008; 89 : 1081-4.*

CAS 2

Lu est âgé de 14 ans. Son professeur de gymnastique lui a fait remarquer depuis quelques semaines la présence d'une tuméfaction cervicale gauche. Lu a le sentiment que cette tuméfaction a tendance à augmenter de volume. Sa mère commence à s'inquiéter et consulte un chirurgien qui lui demande une échographie. Celle-ci montre la présence d'une masse allongée d'échostructure hétérogène, sans hypervascularisation en Doppler couleur ou énergie, située dans le muscle sterno-cleïdo-mastoïdien gauche.
Un scanner et une IRM ont été réalisés.
Décrivez les anomalies.
Quelles sont vos hypothèses diagnostiques ?
Comment confirmer vos hypothèses ?
Quel traitement faut-il envisager ?

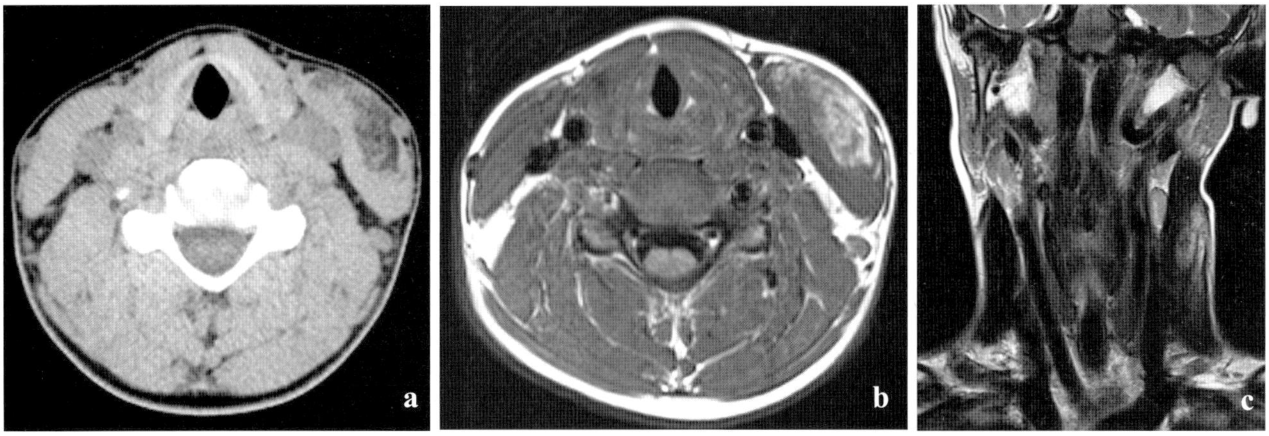

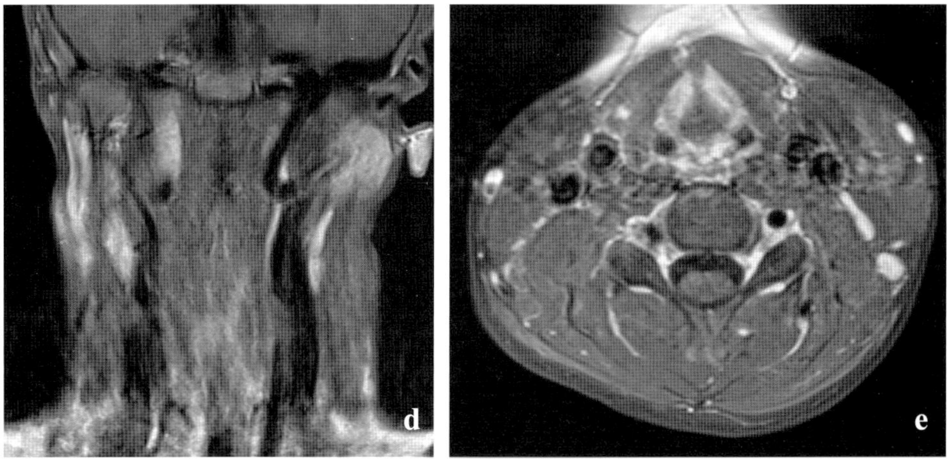

a) Coupe axiale de scanner, sans injection de produit de contraste.
b) IRM. Coupe axiale en pondération T1.
c) IRM. Coupe coronale en pondération T2.
d) IRM. Coupe coronale en pondération T1 avec saturation de la graisse et injection de Gadolinium.
e) IRM. Coupe axiale en pondération T1 avec saturation de la graisse et injection de Gadolinium.

CAS 2 : LIPOBLASTOME DU MUSCLE STERNO-CLEÏDO-MASTOÏDIEN GAUCHE

Le scanner met en évidence la présence d'une masse ovalaire développée au sein du muscle sterno-cléïdo-mastoïdien gauche. La masse est hétérogène, avec une forte composante graisseuse hypodense, traversée de septas denses. L'IRM confirme la présence d'une masse allongée à grand axe vertical, située dans le sterno-cléïdo-mastoïdien gauche. La masse est hétérogène, elle est en hypersignal en T1 et en signal intermédiaire en T2. Son signal s'annule sur la séquence avec saturation de la graisse et l'injection de Gadolinium n'entraîne pas de rehaussement significatif de la lésion.

COMMENTAIRE

Le lipoblastome est une tumeur rare des tissus mous de l'enfant. Elle touche les enfants, principalement les garçons (ratio 3/1) et le plus souvent avant 5 ans. Cette tumeur se localise principalement au niveau des extrémités des membres, sur le tronc, la tête et le cou. Son éthiopathogénie n'est pas encore bien établie. Il s'agit probablement d'une prolifération anormale des cellules graisseuses et des lobules immatures, c'est-à-dire de lipoblastes et non de lipocytes.

Il s'agit d'une tumeur bénigne qui ne métastase pas, mais qui par contre peut tout à fait récidiver, en particulier si l'exérèse chirurgicale est incomplète, car l'ablation chirurgicale complète est le traitement habituel. C'est une tumeur généralement bien encapsulée. Dans les formes infiltrant les tissus adjacents on parle plutôt de lipoblastomatose.

Elle se présente cliniquement comme une masse indolore à croissance lente. L'échographie est généralement le premier examen demandé devant une masse des tissus mous chez l'enfant. Elle permet une première approche de la lésion, en précisant son caractère solide ou liquide, la présence ou non d'une composante graisseuse hyperéchogène et sa vascularisation au Doppler. Toutefois l'échographie est insuffisante, elle sera donc complétée par une IRM, voire par un scanner.

L'IRM sera préférée au scanner pour faire un bilan plus précis des rapports anatomiques de la tumeur. Elle confirme la nature graisseuse de la tumeur et son aspect hétérogène en rapport avec le rehaussement des septas fibrovasculaires. Elle permet aussi de mieux étudier les rapports de la tumeur avec les organes adjacents, surtout dans la forme infiltrante, pour prévoir une exérèse la plus complète possible.

Les principaux diagnostics différentiels sont le liposarcome ou le lipome qui sont exceptionnels chez l'enfant.

Seule l'histologie permet d'affirmer le diagnostic en identifiant les cellules graisseuses immatures. Le caryotype tumoral est également indispensable, car le lipoblastome s'associe très souvent à des anomalies du chromosome 8.

Finalement, la découverte d'une tumeur graisseuse chez l'enfant doit faire évoquer en premier lieu le diagnostic de lipoblastome.

RÉFÉRENCES

- CROZIER F *et al.* Lipoblastome de la fesse. *J Radiol 2002; 83: 983-5.*
- COFFIN CM *et al.* Lipoblastoma (LPB): A clinicopathologic and Immunohistochemical analysis of 59 cases. *Am J Surg Pathol. 2009; Sep 4. [Epub ahead of print]*
- GEORGE HL *et al.* Lipoblastoma-an unfamiliar but important diagnosis. A case series and literature review. *Acta Orthop Belg 2009; 75: 533-6.*

CAS 3

Monsieur Kaci est âgé de 26 ans. Il se plaint de fourmillements et de brûlures sur la paume et les trois premiers doigts de la main. Un EMG a confirmé le syndrome du canal carpien. Il est adressé pour une IRM à titre de bilan préopératoire.
Décrivez les structures anatomiques en présence.
Décrivez les anomalies permettant d'étayer le diagnostic de syndrome du canal carpien.
Quels sont les signes d'atteinte du nerf médian en imagerie (échographie et IRM).
Quels sont les autres éléments à rechercher par l'imagerie ?

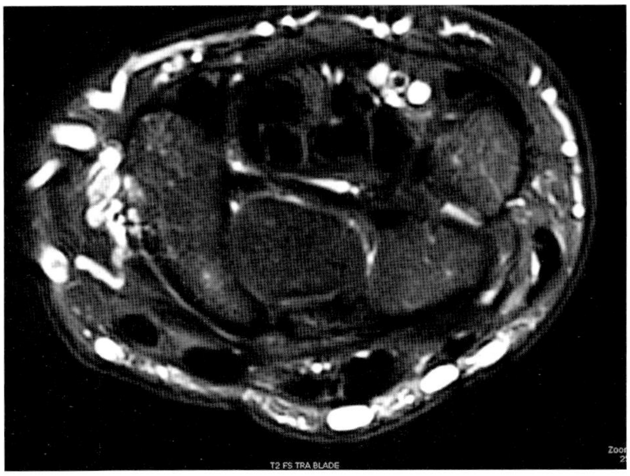

Fig. 3a : IRM. Coupe axiale en T2 avec saturation de la graisse, à la partie proximale du canal carpien.

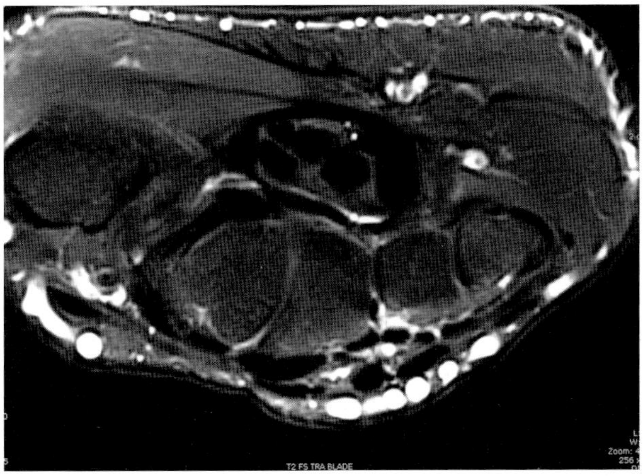

Fig. 3b : IRM. Coupe axiale en T2 avec saturation de la graisse, à la partie distale du canal carpien.

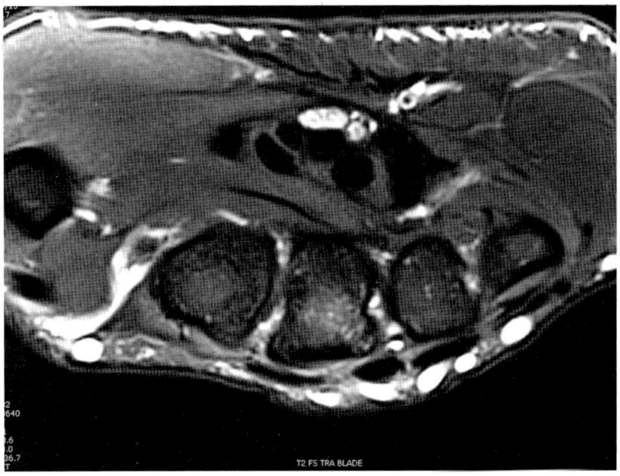

Fig. 3c : IRM. Coupe axiale en T2 avec saturation de la graisse, à la sortie du canal carpien.

Fig. 3d : IRM. Coupe sagittale en T2 avec saturation de la graisse.

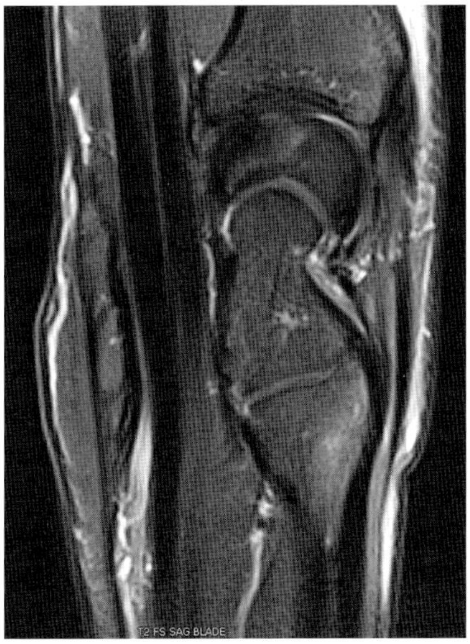

CAS 3 : DIAGNOSTIC : SYNDROME DU CANAL CARPIEN (SCC)

La figure 3b met en évidence un aplatissement du nerf médian dans la partie distale du canal carpien. A sa sortie du canal, le nerf apparaît en hypersignal spontané, ce qui traduit probablement la présence d'un œdème neural. Enfin, le nerf médian est bifide (variante de la normale, importante à connaître en préopératoire).

COMMENTAIRE

Le SCC résulte d'une inadéquation entre le contenant et le contenu, aboutissant à une compression du nerf médian. Il est le plus souvent idiopathique. Plus rarement, on pourra mettre en évidence une compression nerveuse d'origine extrinsèque ou une lésion intrinsèque du nerf médian. Le SCC survient le plus souvent chez la femme, aux alentours de la cinquantaine, il est souvent bilatéral. Il se traduit par des troubles sensitifs de la face palmaire de la main et des trois premiers doigts reproduits par la percussion du canal carpien et la mise en flexion forcée du poignet.

Parmi les examens complémentaires : L'EMG est indispensable en cas de traitement chirurgical.

L'échographie et l'IRM peuvent être normales en cas de syndrome SCC idiopathique. En revanche, elles peuvent montrer des anomalies évocatrices d'une compression et d'une souffrance du nerf médian. On recherchera les trois signes cardinaux que sont :

1) Une augmentation de calibre du nerf médian en amont du canal carpien ou dans sa partie proximale, entre le scaphoïde et le pisiforme.
2) Une diminution de la surface de section du nerf à la partie distale du canal carpien.
3) Un bombement du rétinaculum.

On peut également observer une disparité brutale de calibre du nerf médian lorsqu'il pénètre sous le rétinaculum des fléchisseurs.
L'échographie peut également montrer un aspect hypoéchogène du nerf médian, une perte de la mobilité transversale du nerf médian dans les mouvements de flexion-extension des doigts et une hypervascularisation du nerf au Doppler. L'IRM recherchera un hypersignal du nerf médian en T2 avec saturation de la graisse ou au contraire un hyposignal. L'injection de gadolinium peut montrer un rehaussement marqué et hétérogène du nerf médian après injection de gadolinium (traduisant l'œdème) ou à l'inverse l'absence de rehaussement (en cas d'ischémie). Enfin, on peut observer un œdème voire une amyotrophie des muscles thénariens.
En dehors de ces critères diagnostiques, l'échographie et l'IRM rechercheront une cause locale de compression extrinsèque ou une pathologie tumorale du nerf médian et rechercheront une variante anatomique (nerf médian bifide, persistance d'une artère médiane).

RÉFÉRENCES

- BOUTRY N *et al.* Pathologies nerveuses et vasculaires. In "Imagerie musculosquelettique : pathologies locorégionales". *Ed Elsevier Masson 2008. P 273-84.*
- BIANCHI S *et al.* L'échographie dans le syndrome du canal carpien. In "Poignet et Main". *Editions Sauramps médical 2009. P 123-33.*
- COTTEN A *et al.* Syndrome du canal carpien : IRM préopératoire. In "Poignet et Main". *Editions Sauramps médical 2009. P 134-42.*

CAS 4

Monsieur Cho se plaint d'une douleur à la face latérale de l'avant-bras irradiant jusqu'au coude depuis plusieurs mois.
Quelles sont les structures anatomiques lésées ?
Décrivez les anomalies observées.
Quel(s) diagnostic(s) évoquez-vous ?
Quels traitements auriez-vous proposé ?

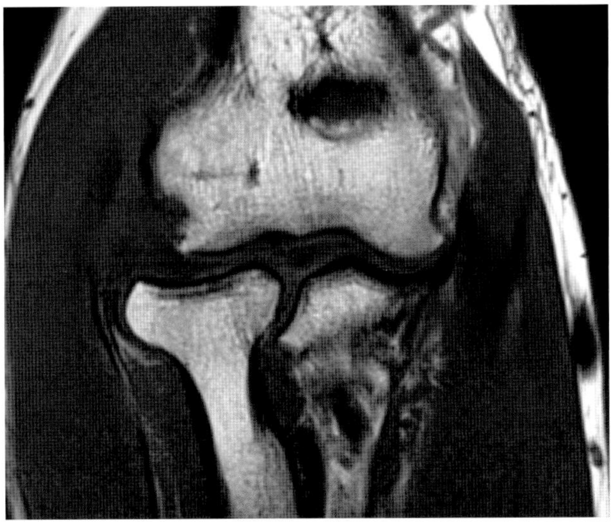

Fig. 4a : IRM. Coupe coronale en pondération T1.

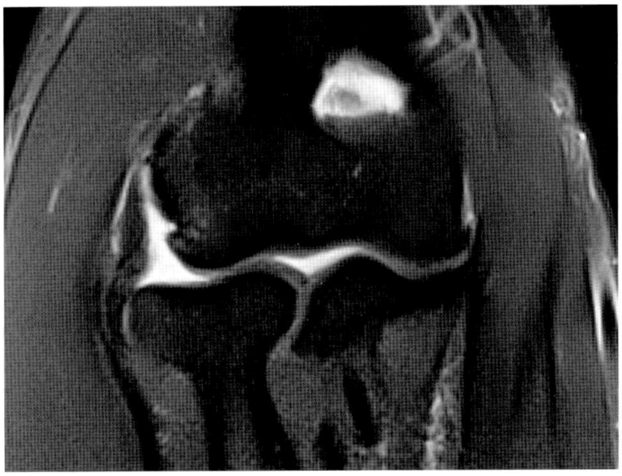

Fig. 4b : IRM. Coupe coronale en DP avec saturation de la graisse.

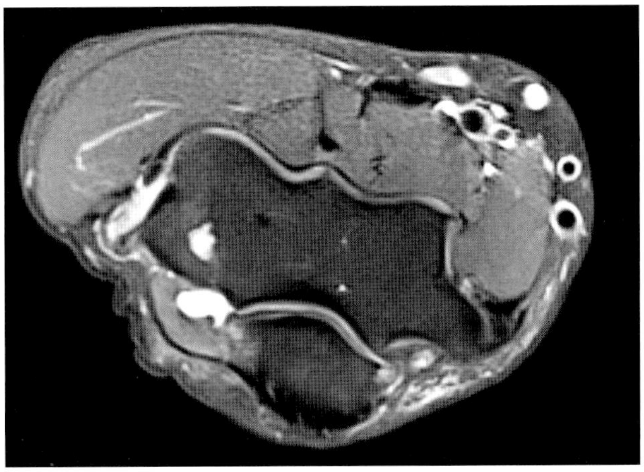

Fig. 4c : IRM. Coupe axiale en DP avec saturation de la graisse.

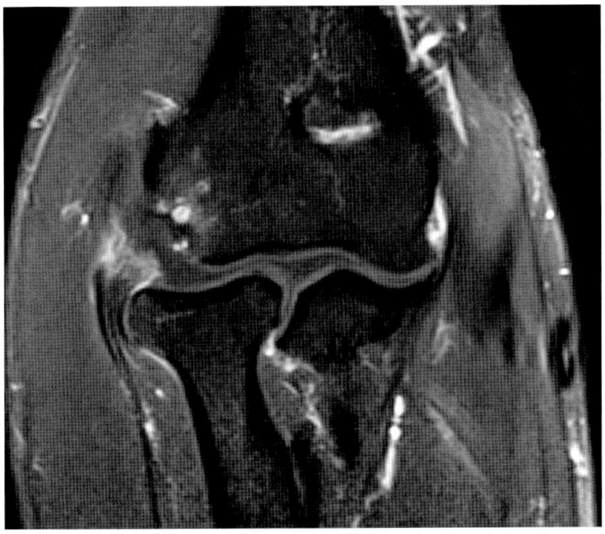

Fig. 4d : IRM. Coupe coronale en T1 avec injection de Gadolinium et saturation de la graisse.

CAS 4 : EPICONDYLITE LATÉRALE AVEC DÉSINSERTION TENDINEUSE

L'IRM montre un épaississement et un hypersignal du tendon conjoint des extenseurs, avec une désinsertion du tendon et du ligament collatéral latéral. On observe également un œdème osseux et des petites géodes au niveau de l'enthèse.

COMMENTAIRE

La tendinopathie d'insertion des épicondyliens est une pathologie fréquemment rencontrée. On l'appelle aussi "tennis-elbow". Elle intéresse l'insertion sur l'épicondyle latéral du tendon conjoint des extenseurs, constitué de haut en bas et d'avant en arrière par l'extensor carpi radialis brevis (ECRB), l'extensor digitorum communis (EDC), l'extensor digiti minimi (EDM) et l'extensor carpi ulnaris (EUC).
Les fibres profondes de ce tendon conjoint sont essentiellement représentées par l'ECRB et les fibres superficielles par l'EDC. Les fibres le plus souvent atteintes dans cette pathologie sont celles de l'ECRB. Il s'agit d'une atteinte dégénérative du tendon, liée à des micro-traumatismes répétés et aboutissant à une fragilisation du tendon, avec des micro-ruptures, des ruptures, de la nécrose et des calcifications.
Elle se traduit par une douleur d'apparition brutale ou progressive, aggravée par l'extension du poignet et reproduite par la palpation de l'épicondyle, l'extension contrariée du poignet et des doigts longs, surtout du majeur et la supination forcée.

En fait, trois types de lésions peuvent s'associer pour provoquer une épicondylalgie latérale :

1) Une tendinopathie d'insertion des épicondyliens.
2) Une arthropathie huméro-radiale.
3) Un syndrome canalaire du nerf radial par épaississement de l'aponévrose du court supinateur ou arcade de Fröhse.

Les examens complémentaires peuvent faire la part de ces trois syndromes.

Le diagnostic de la tendinopathie repose essentiellement sur l'échographie ou sur l'IRM.
L'échographie peut être normale. Lorsqu'il existe des anomalies, elles se situent préférentiellement sur les fibres profondes et antérieures du tendon, témoignant ainsi de l'atteinte prépondérante de l'ECRB. L'échographie permet aussi d'analyser le ligament collatéral latéral et enfin de visualiser la branche postérieure motrice du nerf radial, au niveau de l'arcade de Fröhse.
L'IRM précise le degré de l'atteinte tendineuse, elle précise l'état du ligament collatéral latéral et recherche des signes d'arthropathie huméro-radiale.
Le traitement est avant tout préventif. Il faut mettre le coude au repos et éviter tous les mouvements qui reproduisent la douleur. Les anti-inflammatoires, par voie locale ou per-os ont peu d'intérêt, en revanche les infiltrations de corticoïdes sont souvent très efficaces.
On peut également proposer des massages transverses profonds ou des ondes de choc.
Le traitement chirurgical est réservé aux échecs du traitement conservateur après six mois ou un an d'évolution. Il comporte une désinsertion associée à l'allongement des épicondyliens, une arthrolyse huméro-radiale et dans certains cas une libération du nerf radial.

RÉFÉRENCE

• PATHOLOGIE DU COMPARTIMENT LATÉRAL DU COUDE. In "Imagerie musculosquelettique : pathologies locorégionales". P 137-140.

CAS 5

Bilan post-traumatique, déficit d'extension du genou. Coupes sagittales et axiales en densité de proton et saturation du signal de la graisse.

1. Analysez le ligament croisé antérieur et donnez les diagnostics différentiels.
2. Quels éléments sémiologiques recherchez-vous pour confirmer votre diagnostic ?

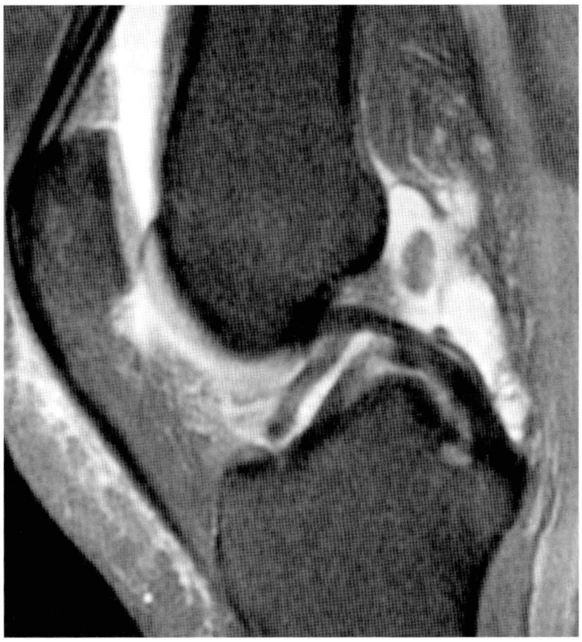

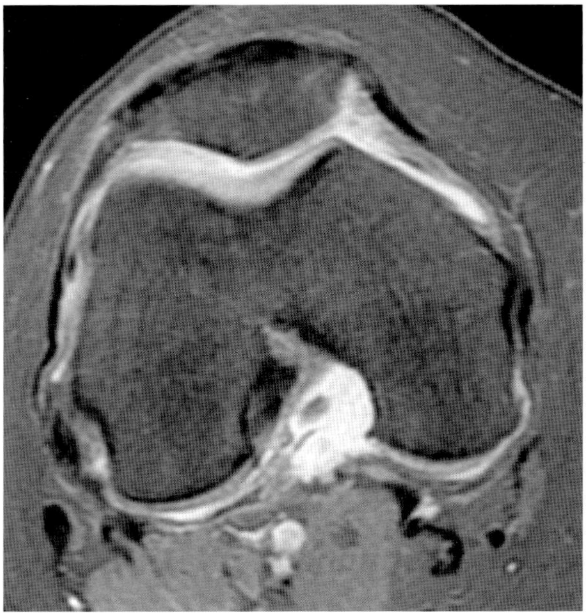

CAS 5 : PLICAE INFRAPATELLAIRE OU LIGAMENTUM MUCOSUM

1. On observe un épaississement du ligament croisé antérieur (LCA) avec un hypersignal linéaire qui semble séparer deux faisceaux. Les diagnostics différentiels sont :
   • lésion post-traumatique du LCA,
   • plicae infrapatellaire,
   • dégénérescence mucoïde du LCA.

2. En dehors des signes directs et indirects de rupture du LCA, on étudie l'anatomie du LCA et on observe sur la coupe axiale qu'il ne s'agit pas d'une rupture car les deux faisceaux du LCA sont bien visualisés. On observe par contre un "troisième faisceaux" qui correspond à une plicae infrapatellaire épaissie.

COMMENTAIRE

La plicae infrapatellaire correspond à un reliquat embryologique d'un septum séparant le compartiment latéral et médial du genou. Cette plicae est issue de la partie antérieure de la fosse intercondylienne et descend vers l'avant en suivant le trajet du ligament croisé antérieur puis remonte s'attacher au pôle inférieur de la rotule. Bien que fréquemment présente (65 % des autopsies), elle n'est visible en IRM que si elle est épaissie. Cet épaississement peut être congénital ou secondaire à une fibrose post-traumatique.

Référence

• COTHRAN RL *et al.* MR imaging of infrapatellar plica injury. *AJR 2003; 180: 1443-7.*

CAS 6

Hydarthrose chronique sans contexte traumatique. Coupe sagittale T1 et T2 avec saturation du signal de la graisse.

1. Quelles séquences supplémentaires pouvez-vous demander ?
2. Quels sont les diagnostics différentiels ?
3. Quelle est la conduite à tenir ?

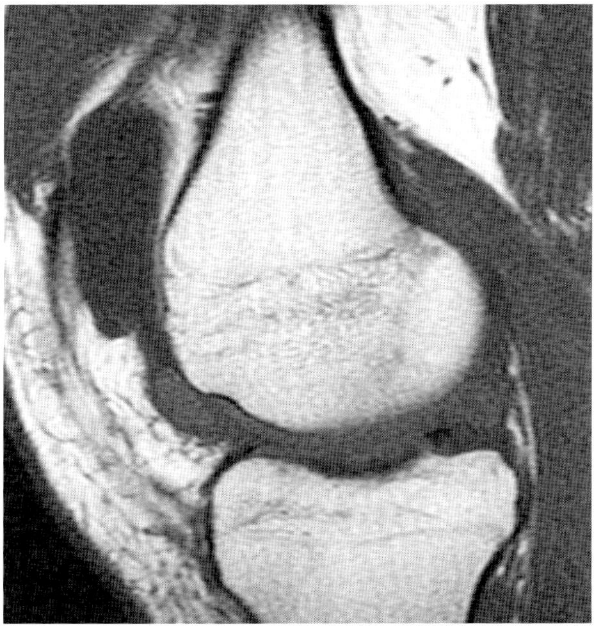

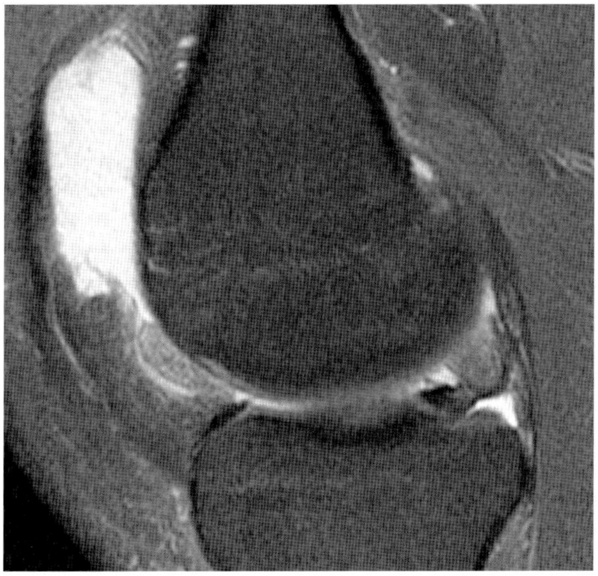

CAS 6 : SYNOVITE NODULAIRE

1. Devant l'existence d'images nodulaires en hyposignal T1 et T2 dans l'articulation on suspecte le diagnostic de synovite nodulaire : on cherche à le confirmer en demandant une séquence avec injection de gadolinium car la synoviale prendra le contraste et on cherche des arguments étiologiques comme des pigments d'hémosidérine en demandant une séquence en écho de gradient T2 (plus sensible que le DP fat sat).

2. Synovite, ostéochondromatose synoviale, corps étrangers intra-articulaires.

3. Arthroscopie.

COMMENTAIRE

Les épaississements nodulaires de la synoviale articulaire sont fréquents. Il s'agit le plus souvent d'épaississement isolé sans pigment d'hémosidérine correspondant à une forme focale de synovite villonodulaire.
L'anatomopathologie est proche de celle d'une tumeur à cellule géante.

RÉFÉRENCE

• HUANG GS *et al.* Localized nodular synovitis of the knee: MR imaging appearance and clinical correlates in 21 patients. *AJR Am J Roentgenol. 2003; 181: 539-43.*

CAS 7

Douleur du genou, bilan méniscoligamentaire et ostéocartilagineux. Coupe sagittale T1 et frontale T2 avec saturation du signal de la graisse.

1. Quels sont les deux diagnostics devant l'hypersignal intraméniscal rejoignant la surface articulaire ?
2. Quels éléments supplémentaires recherchez-vous sur l'IRM ?
3. En cas de doute quel examen d'imagerie demandez-vous ?

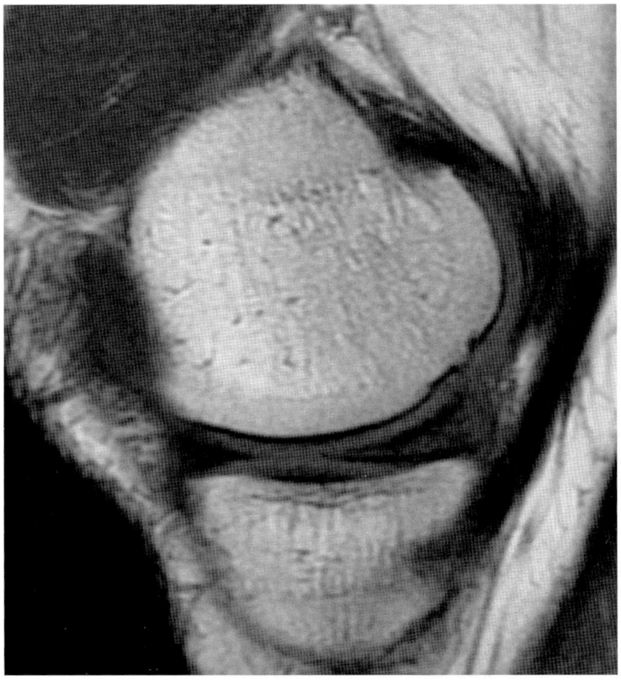

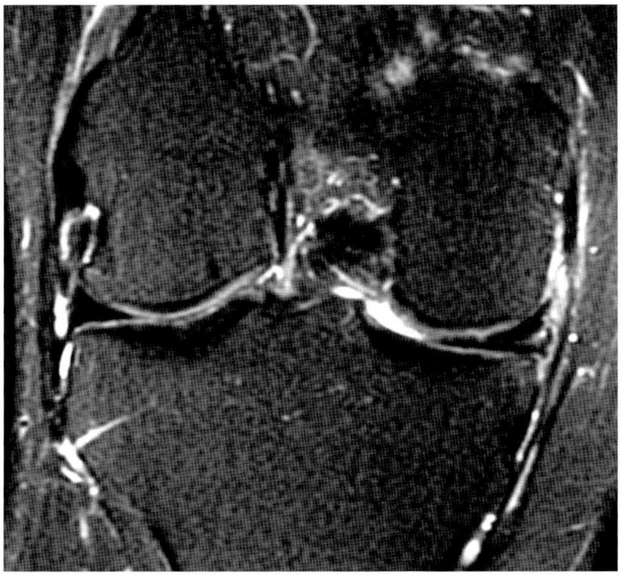

CAS 7 : MÉNISCOCALCINOSE

1. Lésion méniscale traumatique ou méniscocalcose.

2. Autres dépôts de cristaux (cartilage, ménisque, capsule).

3. Arthroscanner avec un passage sans injection si le doute clinique pour une lésion méniscale est fort ou seulement radiographie simple.

Commentaire

La chondrocalcinose articulaire correspond à des dépôts de cristaux de pyrophosphate dihydrate de calcium au niveau des cartilages articulaires et des fibrocartilages. Sa prévalence est de 5 à 15 % et augmente avec l'âge.

La présence d'une chondrocalcinose articulaire au genou diminue la fiabilité de l'IRM dans le diagnostic de lésion méniscale car les dépôts linéaires de cristaux s'observent sous la forme d'hypersignaux linéaires rejoignant la surface articulaire pouvant mimer une lésion méniscale. On observe aussi bien des faux positifs que des faux négatifs (la chondrocalcinose peut masquer une lésion méniscale).
Le terme de chondrocalcinose articulaire fait référence aux dépôts cartilagineux. L'arthropathie liée aux dépôts de cristaux de pyrophosphate dihydrate de calcium est souvent associée à d'autres pathologies : hémochromatose, hyperparathyroïdie, hypomagnésémie et hypothyroïdie. L'arthropathie peut avoir une présentation brutale pseudogoutteuse ou subaiguë ou chronique pouvant mimer une arthropathie dégénérative. Au genou, elle se caractérise par une arthropathie fémoropatellaire engrénée.

Référence

• BURKE BJ *et al.* Chondrocalcinosis mimicking a meniscal tear on MR imaging. *AJR Am J Roentgenol. 1998: 170: 69-70.*

CAS 8

Traumatisme récent du genou. Coupes sagittales T2 avec saturation du signal de la graisse.

1. Faites le bilan lésionnel.
2. Quel élément pose l'indication d'une arthroscopie ?
3. Quelles sont les options thérapeutiques ?

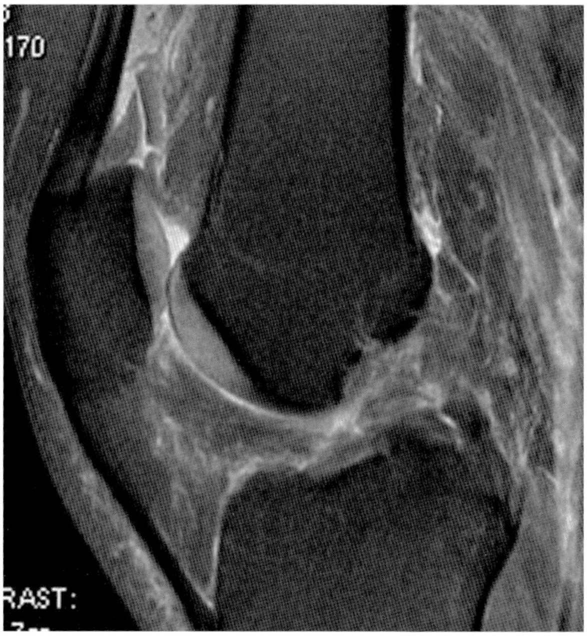

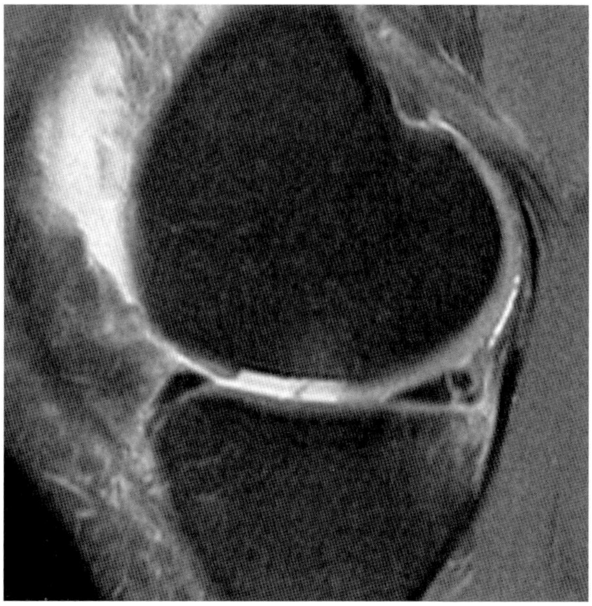

CAS 8 : LÉSION CHONDRALE PURE, CORPS ÉTRANGER INTRA-ARTICULAIRE

1. Rupture complète du ligament croisé antérieur, fissure verticale longitudinale périphérique de la corne postérieure du ménisque interne, lésion chondrale pure avec migration du fragment cartilagineux dans le récessus sous-quadricipital.

2. Le corps étranger libre nécessite la réalisation d'une arthroscopie pour exérèse et éventuellement plastie du cartilage et plastie du LCA. La lésion méniscale périphérique n'est pas une indication.

COMMENTAIRE

Devant un défect cartilagineux, il faut s'acharner à trouver le fragment cartilagineux dans l'articulation.
Les lésions chondrales post-traumatiques sont une source importante d'arthrose du genou surtout lorsque la lésion chondrale intéresse la surface portante des condyles fémoraux.
Chez les sujets jeunes, une greffe ostéochondrale (mosaïc plasty) peut être proposée.

Référence

• HANGODY L *et al.* Repair of cartilage defects. Technical aspects. *Rev Chir Orthop Reparatrice Appar Mot. 1999; 85: 846-57.*

PATHOLOGIE VISCERALE

Y. MENU, C. LAFONT

CAS 1

Une femme de 62 ans, présente un cancer de l'ovaire métastatique. Le bilan initial en octobre 2008, montre qu'il existe des métastases péritonéales multiples, ainsi que des implants dans la paroi abdominale antérieure comme illustré sur la coupe abdominale d'octobre 2008. Par contre, il n'y a pas d'anomalie thoracique en octobre. On prend donc la décision de commencer une chimiothérapie par TAXOL-CARBOPLATINE. En décembre, on réalise un nouveau scanner destiné à évaluer la réponse au traitement. L'état général est bon, l'examen clinique est normal, la tolérance clinique et biologique au traitement est excellente.

1. Comment évaluer la réponse de la lésion de la paroi abdominale ?
2. Comment interpréter les changements de l'image thoracique ?
3. Que conclure sur la réponse au traitement et quelle décision thérapeutique faut-il prendre ?

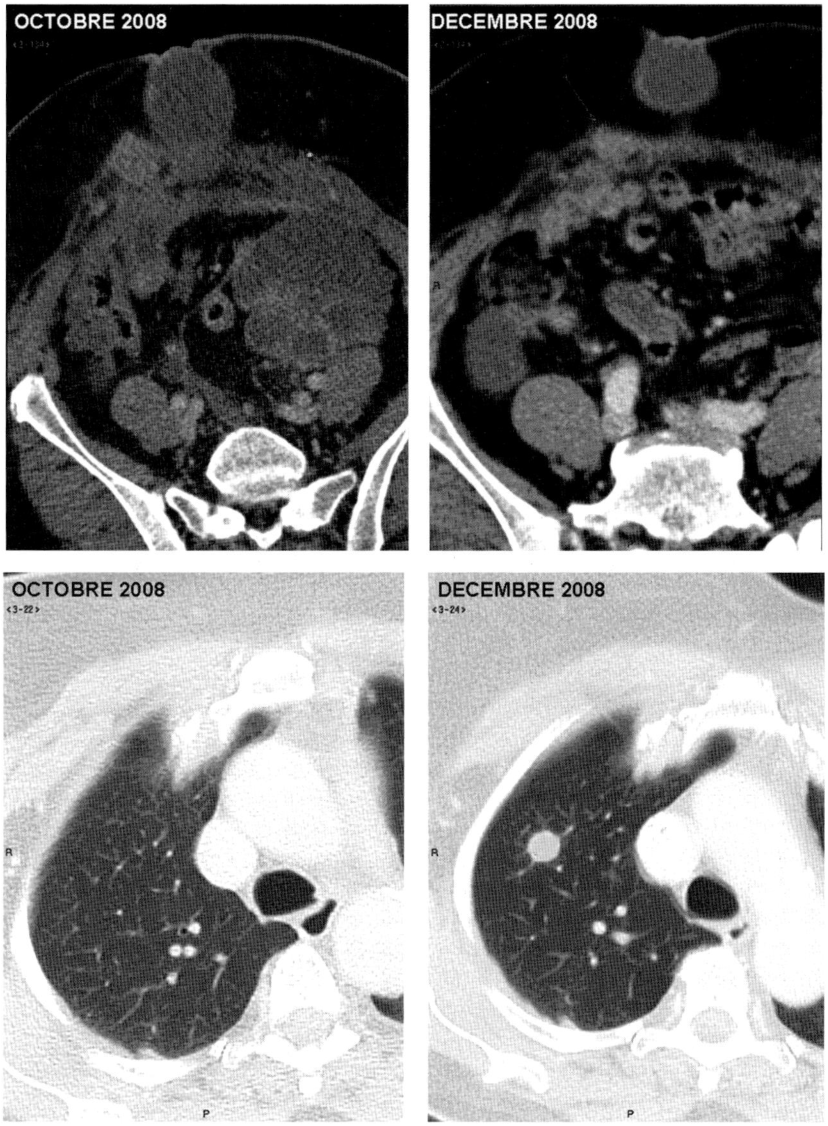

CAS 1 : FAUSSE PROGRESSION TUMORALE

1. La lésion solide de la paroi abdominale antérieure a nettement régressé. Comme la lésion était mesurable et que son plus grand diamètre a diminué de plus de 30 %, on peut dire que la réponse de cette lésion cible est une réponse partielle (RP).

2. Au niveau du thorax en revanche, la lésion observée est clairement apparue, puisque l'examen d'octobre comportait toutes les coupes nécessaires pour montrer qu'à cet endroit, aucune lésion n'était visible. De plus, cette lésion est clairement nodulaire, a des contours finement spiculés si bien qu'on peut difficilement imaginer que cette lésion corresponde à une infection ou à un infarctus. On doit donc parler de nouvelle lésion, ce qui est un signe de progression tumorale.

3. Lorsqu'il existe un signe de progression, le malade est réputé en progression quelle que soit l'évolution, même très favorable, des autres cibles tumorales. Toutefois, l'oncologue n'a pas agi de cette façon, et il n'a pas changé le traitement. Curieusement, deux mois plus tard, la lésion pulmonaire régressait tandis que les lésions pariétales et péritonéales disparaissaient presque complètement. En mai 2009, cette patiente présentait de nouveau une progression au niveau des cibles pariétales et péritonéales, mais la lésion pulmonaire continuait de régresser.

COMMENTAIRE

Sur l'image pulmonaire de décembre 2008, une lésion apparaît alors qu'elle était clairement absente sur l'examen d'octobre. Il est donc parfaitement logique d'appeler cette image "nouvelle lésion" et donc de déterminer que cette patiente progresse sous traitement. Toutefois, on doit être frappé par deux éléments qui doivent attirer l'attention :

- Il y a ce qu'on appelle une réponse dissociée. Bien sûr, cela est relativement fréquent. L'exemple le plus courant est celui des métastases cérébrales qui peuvent progresser tandis que les autres cibles régressent, car la barrière hémato-encéphalique s'oppose à l'arrivée des anticancéreux dans ces métastases. Il est rare que cette dissociation soit aussi évidente, certaines lésions réagissant très favorablement et d'autres très défavorablement. Toutefois, ceci invite à une certaine prudence et notamment à rechercher s'il n'y a pas un problème de caractérisation de certaines lésions jugées tumorales.
- Le deuxième élément est que l'examen de décembre est la première évaluation après traitement. Or, cette première évaluation est parfois soumise à un piège particulier. On estime en général par défaut que le traitement a commencé très rapidement après la réalisation de l'examen d'imagerie initial. Toutefois, il arrive, pour diverses raisons, que ce ne soit pas le cas. C'était le cas chez cette patiente où cinq semaines s'étaient écoulées entre le scanner baseline et le début du traitement. L'explication la plus plausible est donc que la lésion pulmonaire était apparue pendant ce laps de temps.

En conclusion, il faut avoir le maximum de renseignements sur le traitement reçu par le patient, et se méfier du délai de début de traitement. Ceci est évidemment valable uniquement pour la première évaluation.

RÉFÉRENCE

• EISENHAUER EA *et al.* New response evaluation criteria in solid tumours: revised RECIST guideline (version 1.1). *Eur J Cancer 2009; 45: 228-47.*

CAS 2

Un homme de 59 ans présente une altération de l'état général et une fatigue intense. Une échographie abdominale montre une petite masse de 13 mm appendue au pôle inférieur du rein droit. La lésion est hypoéchogène, homogène, mais il n'y a pas vraiment de renforcement postérieur.

1. Quel est le diagnostic différentiel ?
2. Le scanner est-il correctement réalisé pour caractériser la lésion ?
3. Quels sont les examens à réaliser pour mieux caractériser la masse ?

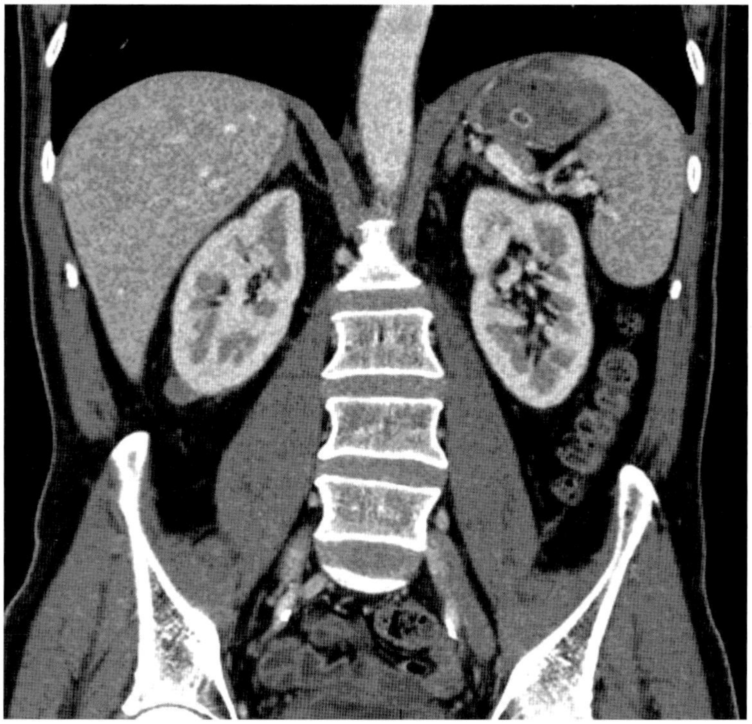

CAS 2 : MÉTASTASE RÉNALE D'UN CANCER BRONCHIQUE

1. Le diagnostic différentiel est très large puisqu'il comprend les kystes complexes, le cancer primitif du rein, le lymphome, les abcès et les métastases rénales. Cette dernière éventualité est de loin la plus rare.

2. Chaque fois qu'un scanner ou une IRM est fait dans le but d'explorer une masse rénale indéterminée, il faut faire un protocole complet incluant des coupes sans injection, pour établissement de la densité de référence, des coupes au temps artériel afin de juger d'une éventuelle hypervascularisation, des coupes au temps portal afin de détecter un éventuel lavage et surtout pour comparer la densité avec les coupes sans injection, afin de déterminer si la lésion a capté ou non le produit de contraste. Enfin, il faut toujours faire des coupes thoraciques, car d'une part les masses rénales sont souvent associées à des métastases pulmonaires, et d'autre part la plupart des masses rénales secondaires sont d'origine bronchique.

3. Si la masse était isolée, il serait justifié de pratiquer une IRM, dans le but d'identifier un éventuel contenu liquidien atypique, comme un contenu hémorragique, et rechercher une hypervascularisation. Dans ce cas particulier, regarder les coupes thoraciques a suffi à établir le diagnostic puisqu'un cancer bronchique primitif a été découvert. L'existence de la masse rénale impliquait que le patient était en stade IV, ce qui a néanmoins été confirmé par une TEP.

COMMENTAIRE

Les métastases rénales sont cliniquement rares et le plus souvent asymptomatiques. L'origine est très majoritairement bronchique, avec quelques cas rapportés au cours de cancers épidermoïdes de l'œsophage. En réalité elles sont sûrement sous estimées puisque les séries autopsiques montrent qu'au moment du décès, elles sont présentes chez 20 % des patients atteints de cancers bronchiques. La taille est comprise entre 1 et 3 cm dans 21 % des cas et elle est supérieure à 3 cm dans 10 %. Elles sont plus souvent corticales que médullaires et c'est pourquoi elles doivent être en priorité discutées en cas de tumeur périphérique du rein. Elles sont généralement hypodenses et se rehaussent peu après injection de produit de contraste. Il est intéressant de constater que la biopsie peut être en difficulté car il n'est pas toujours facile de différencier une tumeur primitive et secondaire.
En réalité, devant une masse rénale indéterminée qui pourrait être une métastase, la solution se trouve tout simplement au niveau du thorax, généralement le poumon, parfois l'œsophage. Une raison supplémentaire de toujours associer ces deux examens.

RÉFÉRENCE

• TROMPETTE A *et al.* Métastases rénales symptomatiques d'un carcinome bronchique. *Rev Mal Respir 1999; 16 :833-5.*

CAS 3

Une femme de 25 ans, d'origine maghrébine se plaint de dyspnée et de toux. Il n'y a pas de fièvre mais il existe un syndrome inflammatoire. Un premier scanner montre l'existence d'une pneumopathie interstitielle.

1. Quels sont les différents éléments sémiologiques visibles sur cet examen ?
2. Quelle(s) maladie(s) pourrait(ent) expliquer cette sémiologie ?
3. Quelle est la stratégie diagnostique à proposer ?

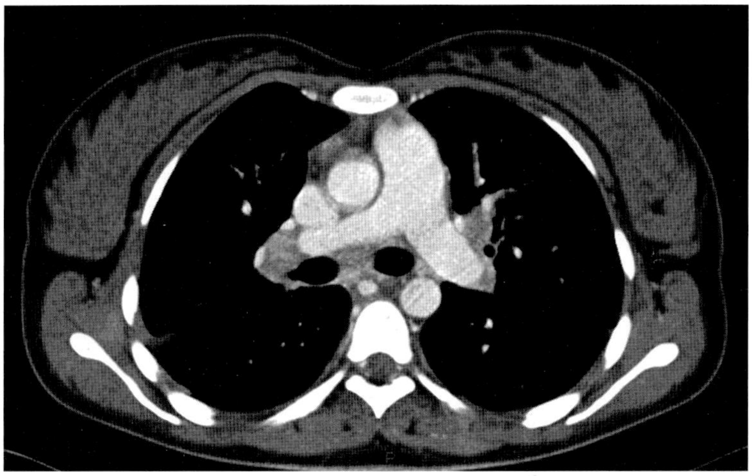

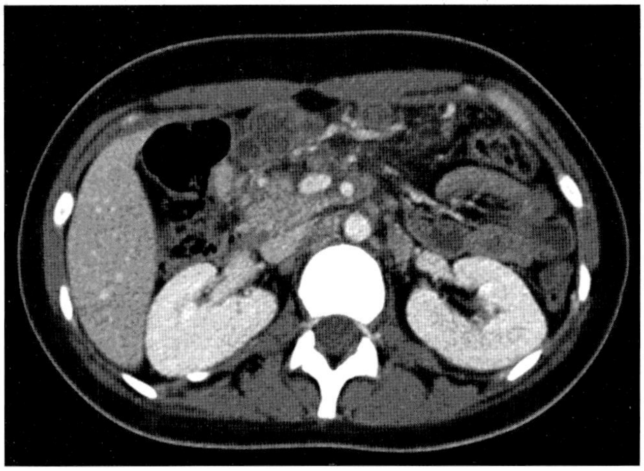

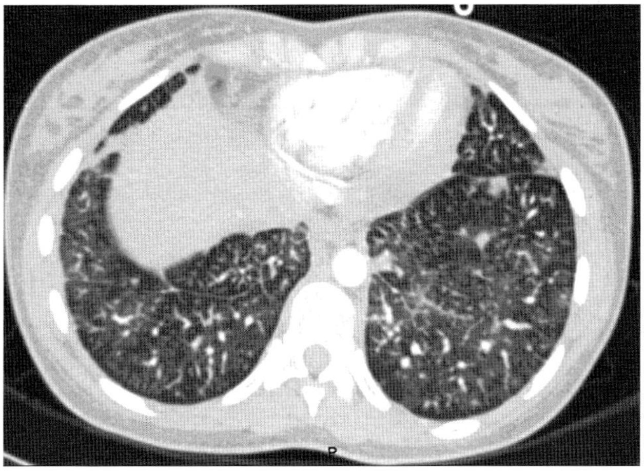

CAS 3 : CANCER GASTRIQUE AVEC MÉTASTASES GANGLIONNAIRES ET PULMONAIRES (LYMPHANGITE)

1. Il existe trois éléments sémiologiques différents : *a)* des adénopathies médiastinales et hilaires, non nécrotiques, *b)* un syndrome interstitiel pulmonaire avec des septas épaissis aux deux bases et *c)* des adénopathies d'allure nécrotique situées le long de la grande courbure gastrique.

2. Compte tenu de l'âge jeune et du contexte épidémiologique, les deux premières hypothèses à envisager sont une tuberculose et un lymphome. Le statut VIH doit être vérifié. En l'occurrence, la patiente ne présentait pas de signe d'infection par le VIH. L'hypothèse d'une tuberculose était à envisager en premier. Toutefois, il y a deux éléments peu caractéristiques : d'une part, la tuberculose donne exceptionnellement lieu à un syndrome interstitiel sous forme d'épaississement septal, mais plutôt un syndrome nodulaire ; d'autre part, les adénopathies abdominales sont compatibles avec l'hypothèse du fait de leur caractère nécrotique, mais pas leur localisation le long de la grande courbure. L'hypothèse du lymphome était donc plus plausible, d'autant que l'examen attentif de la paroi gastrique montrait qu'elle était épaissie.

3. L'examen à réaliser était une endoscopie haute pour rechercher et biospier une masse endogastrique. C'est ce qui a été fait. La surprise était que la lésion gastrique n'était pas un lymphome mais un adénocarcinome.

COMMENTAIRE

Il faut retenir que la présence d'adénopathies le long de la grande courbure gastrique est un élément sémiologique très fort qui pointe presque toujours vers une pathologie gastrique. Comme l'estomac est très difficile à examiner lorsqu'on ne l'a pas préalablement distendu, la suite des explorations est largement dépendante de cette suspicion. Lorsqu'on les découvre en cours d'examen, on peut immédiatement remplir l'estomac et faire une autre acquisition. De toute façon, la réalisation d'une endoscopie haute s'impose.

Le cancer gastrique n'est pas rare chez les jeunes. On estime que 9 % des cancers gastriques surviennent chez des patients de moins de 35 ans ou moins, avec une prédominance féminine de 2 sur 1. Quand on les compare à des sujets plus âgés, les tumeurs sont beaucoup plus graves puisque l'envahissement de voisinage est de 74 % contre 29 % chez les sujets plus âgés, la présence de métastases au premier examen est de 81 % (contre 50 %). Au total, moins de 17 % de ces sujets jeunes peuvent bénéficier d'un traitement curatif. Il semble donc que les tumeurs du sujet jeune soient plus agressives, et justifient de les dépister au plus tôt.

Référence

• SMITH BR *et al.* Extreme aggressiveness and lethality of gastric adenocarcinoma in the very young. *Arch Surg 2009; 144: 506-10.*

CAS 4

Une femme de 81 ans, d'origine polonaise est hospitalisée pour une prothèse totale de hanche. Lors de son bilan préopératoire, l'échocardiographie met en évidence une zone calcifiée de l'apex, sans pouvoir dire si cette lésion est située dans la paroi ou dans la lumière. Le scanner thoraco-abdomino-pelvien est pratiqué dans le même temps.

1. Quels sont les différents éléments sémiologiques visibles sur cet examen ?
2. Quelles sont les causes les plus fréquentes des masses cardiaques ?
3. Quelle est la stratégie thérapeutique à proposer ?

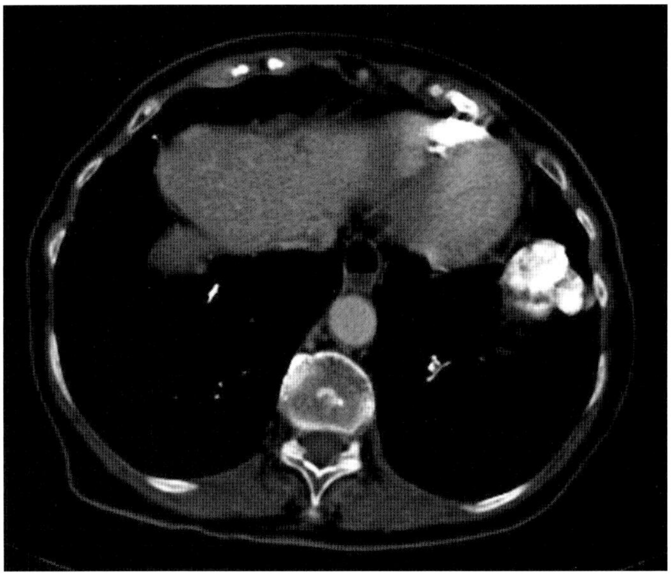

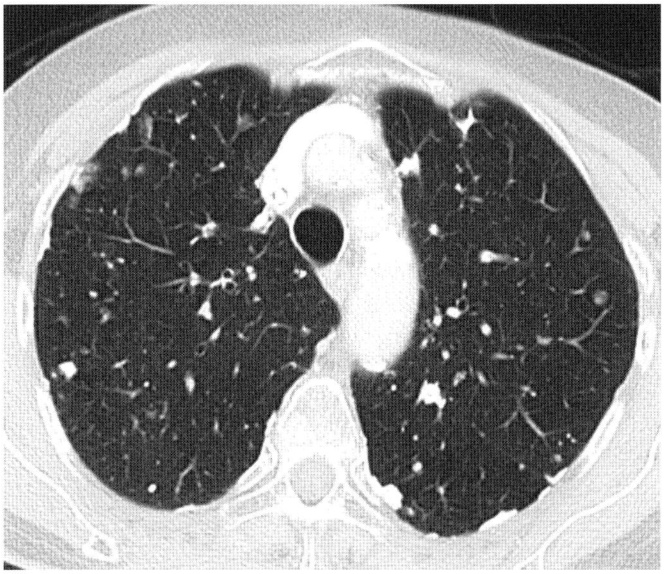

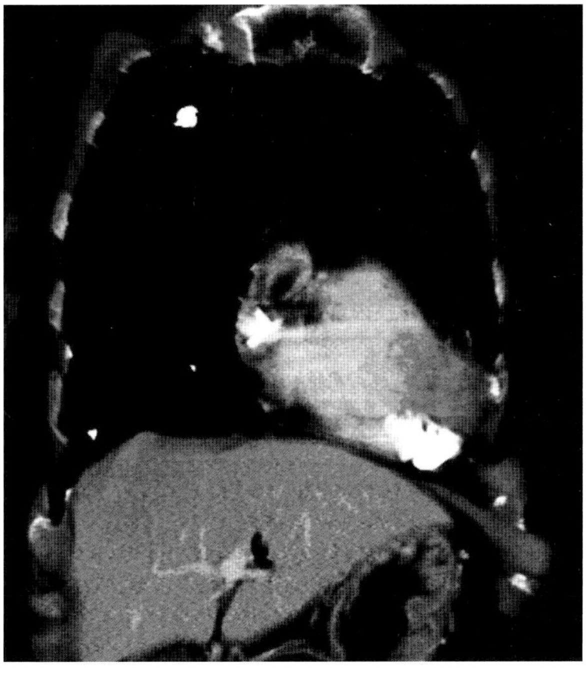

CAS 4 : MÉTASTASES CARDIAQUES ET PULMONAIRES D'UN OSTÉOSARCOME

La masse cardiaque se situe au niveau de l'apex, plutôt en regard du ventricule droit. Comme il ne s'agit pas d'un coroscanner la résolution n'est pas suffisante pour savoir si la masse est située tout ou partie dans la paroi. On observe également des nodules pulmonaires multiples, dont certains semblent calcifiés également.

1. Le thrombus est la masse intraventriculaire la plus fréquente. Au stade aigu, il s'agit clairement d'une masse endocavitaire, mais avec le temps, le thrombus peut s'endothélialiser et donc faire en apparence partie de la paroi cardiaque. Dans l'immense majorité des cas, le thrombus est la complication d'un infarctus, donc retrouvé en face d'une paroi ventriculaire hypo ou akinétique, ce qui n'était pas signalé en échocardiographie. Le thrombus du ventricule droit est exceptionnel, en dehors de l'association à une embolie pulmonaire massive ou à une dysplasie arythmogène du ventricule droit. La calcification du thrombus n'est pas rapportée, mais elle est sûrement possible. Le myxome est la masse bénigne la plus fréquente, tandis que l'angiosarcome est la tumeur maligne primitive la plus commune. Toutefois, les tumeurs secondaires du cœur sont 20 à 40 fois plus fréquentes que les tumeurs primitives. Les cancers primitifs les plus fréquents sont le poumon, le mélanome, les sarcomes, plus rarement le foie, le rein. Le lymphome peut aussi envahir le cœur. Devant la présence d'une masse cardiaque calcifiée, et de plusieurs nodules pulmonaires eux-mêmes calcifiés, l'hypothèse à évoquer est celle de métastases cardiaques d'un ostéosarcome. Effectivement, cette patiente était porteuse d'un ostéosarcome de l'extrémité supérieure du fémur.

2. Le traitement ne peut être que la chimiothérapie, dont l'efficacité est moyenne.

COMMENTAIRE

Les métastases viscérales des ostéosarcomes sont en principe bien connues, du fait de leur caractère calcifié (plus exactement ossifié) mais d'une part, cette ossification n'est pas constante, d'autre part, il s'agit d'une maladie rare et cette éventualité est plutôt exceptionnelle. Chez cette patiente, la majorité des masses métastasiques étaient ossifiées, y compris dans l'abdomen, où des dépôts intra-péritonéaux ont été retrouvés.

D'une façon plus générale, le cœur est un site métastasique qui est relativement fréquent et souvent sous-estimé. Pourtant 46 % des mélanomes ont ou auront une atteinte secondaire du cœur, 38 % des tumeurs germinales, 17 % des cancers bronchiques, 15 % des sarcomes, 13 % des cancers de l'œsophage et 10 % des cancers du sein. L'atteinte cardiaque est présente dans 17 % des lymphomes. Compte tenu de la prévalence relative de ces différents cancers, c'est le cancer bronchique qui est la cause la plus fréquente, suivie du cancer du sein. Une analyse attentive de la morphologie cardiaque est possible, même sur un examen qui n'est pas fait avec un gating cardiaque. Dans le doute, on doit proposer la réalisation d'une échocardiographie, puis, le cas échéant, soit d'un scanner cardiaque, soit d'une IRM cardiaque.

RÉFÉRENCE

• VAN BEEK EJ *et al.* CT and MRI of pericardial and cardiac neoplastic disease. *Cancer Imaging 2007; 7: 19-26.*

CAS 5

Jeune homme de 28 ans consulte un collègue urologue pour des douleurs éjaculatoires. Il n'a pas d'antécédent notable et en particulier pas de notion d'infection urinaire ou génitale antérieure. A l'examen clinique, la palpation des bourses est normale. La prostate est hypertrophiée au toucher rectal mais indolore. L'ECBU est normal.

Une échographie génito-prostatique est prescrite : les images jointes sont des coupes prostatiques dans le plan sagittal et axial obtenues par voie transrectale.

1. Décrivez les images échographiques.
2. Quelle hypothèse diagnostique formulez-vous ?

Notre collègue urologue décide au vu de cette anomalie de prescrire un bilan spermiologique.

3. A votre avis, que recherche-t-il et quelle(s) voie(s) thérapeutique(s) peuvent être exposées au patient ?
4. Quelles sont les différentes causes d'azoospermie qu'il faut savoir explorer en imagerie ?

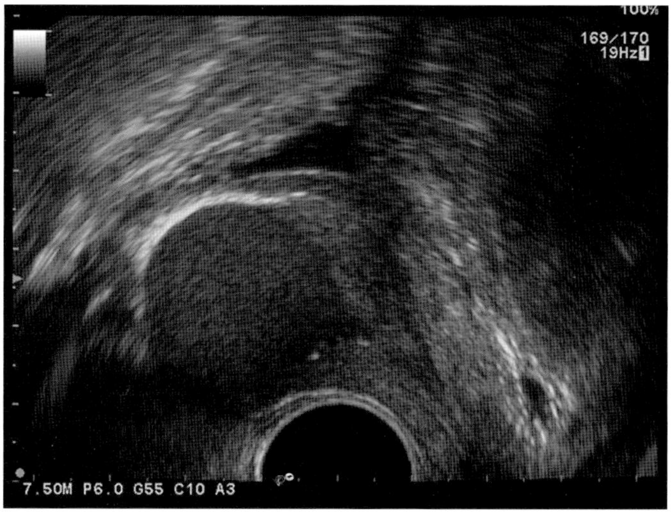

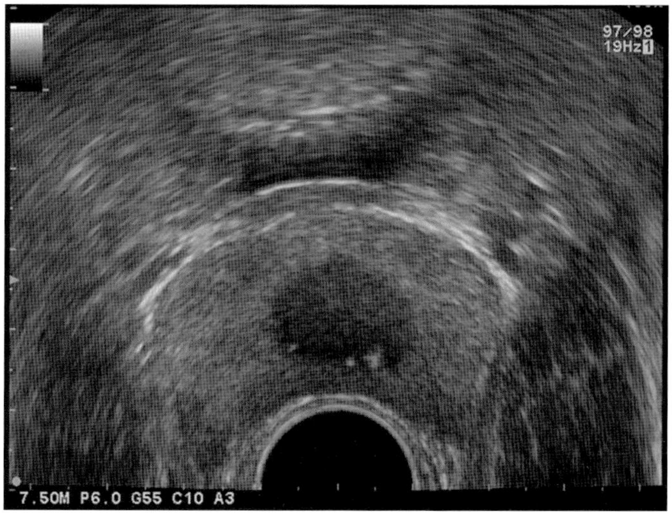

CAS 5 : KYSTE MULLERIEN

1. Images liquidiennes à contenu discrètement échogène et homogène de situation **médiane** à proximité de l'urètre et dépassant la base de la prostate.

2. Kyste médian du carrefour uro-génital ou kyste mullérien.

3. Azoospermie excrétoire.
Plusieurs thérapeutiques sont possibles en fonction de la symptomatologie :
   - *Techniques percutanées par ponction-aspiration.* La ponction se fait par voie périnéale ou transrectale, elle est nettement facilitée par le guidage échographique endorectal. Après un tel geste le spermogramme peut se normaliser, une conservation (CECOS) est préconisée en raison du risque important de récidive.
   - *Techniques endoscopiques*
   Proposées pour les kystes récidivants et symptomatiques (infections, signes urinaires) ; soit une simple incision transurétrale, soit une résection endoscopique de la paroi antérieure. Cette technique expose au risque d'éjaculation rétrograde, donc pas indiquée en première intention chez notre patient.

4. **Azoospermie sécrétoire ou hypogonadismes par insuffisance testiculaire primaire** : échographie des bourses anormale (testicules de petite taille et/ou d'échostructure anormale) :
   - Anomalies chromosomiques (syndrome de Klinefelter 47XXY, mosaïques, translocations, inversions, **microdélétions du chromosome Y**, etc.) ;
   - Tumeurs testiculaires (tumeurs bénignes et cancers) ;
   - Cryptorchidie (anomalie de position du testicule qui n'est pas au fond de la bourse) ;
   - Antécédent d'orchite ourlienne (microlithiases) ;
   - Antécédent de torsion du cordon spermatique, traumatismes testiculaires ;
   - Varicocèle (dilatation de veines autour du testicule) ;
   - Plus de la moitié des azoospermies sécrétoires restent d'origine indéterminée.

Azoospermie d'origine excrétoire, obstruction ou absence des voies spermatiques. (Échographie endorectale +++)
- Malformations congénitales de la voie séminale : absence le plus souvent bilatérale des canaux déférents associée à des anomalies rénales.
- Anomalies génétiques avec agénésie bilatérale des canaux déférents (gène de la mucoviscidose CFTR).
- Séquelles d'infections génitales de la prostate et des vésicules séminales (épididymite, déférentite, vésiculite, prostatite, urétrite) ou urinaires.
- Kyste du carrefour urogénital : kystes mulleriens et wolfiens.

COMMENTAIRE

L'échographie scrotale et endorectale fait maintenant partie du bilan masculin à part entière. L'échographie testiculaire complète les données de l'examen clinique.
L'échographie par voie endorectale donne des informations importantes sur la prostate (calcifications post-infectieuses, hypertrophie), les vésicules séminales (anomalies congénitales avec agénésie uni- ou bilatérale, hypoplasie ou hypertrophie en amont d'un obstacle), les canaux éjaculateurs (calcification, dilations en cas d'obstacle).
Elle permet également la recherche d'un kyste de l'utricule ou d'un kyste mullérien qui comprime le carrefour vésiculo-prostatique, donnant un tableau d'azoospermie excrétoire basse. Le traitement par ponction du kyste peut être miraculeux avec spermogramme normal à la suite et grossesse spontanée. Il faudra tout de même réaliser une congélation de sécurité du sperme car une récidive est toujours possible.

RÉFÉRENCES

- KULIGOWSKA E *et al.* Male infertility: role of transrectal US in diagnosis and management. Radiology 1992; 185: 353-60.
- KULIGOWSKA E *et al.* Transrectal US in male infertility: spectrum of findings and role in patient care. *Radiology 1998; 207: 173-81.*
- ABBITT PL *et al.* Abnormalities of the seminal tract causing infertility: diagnosis with endorectal sonography. *AJR 1991; 157: 337-9.*

CAS 6

Patiente âgée de 25 ans, consulte aux urgences gynécologiques pour douleur pelvienne intense, rapidement progressive.
A l'interrogatoire, la patiente précise la notion de douleurs pelviennes chroniques et rythmées par les cycles.
L'interne de gynécologie de garde réalise une échographie pelvienne par voie endovaginale et décrit une masse pelvienne complexe mi-solide mi-kystique. Les ovaires paraissent normaux.
Il prescrit une IRM pelvienne pour caractérisation.

1. Quel est votre diagnostic ?
2. Quelles sont les localisations habituelles de cette pathologie ?
   La patiente a un désir de grossesse ; elle signale un arrêt de la contraception depuis 3 ans.
3. Quel(s) est (sont) le(s) élément(s) important(s) à signaler dans votre compte rendu ?

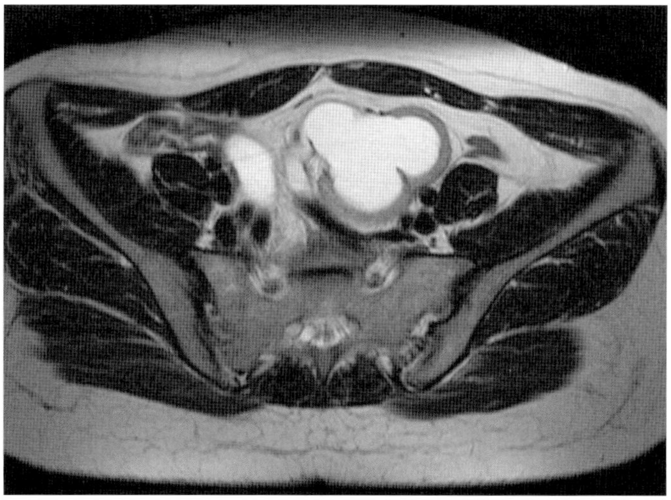

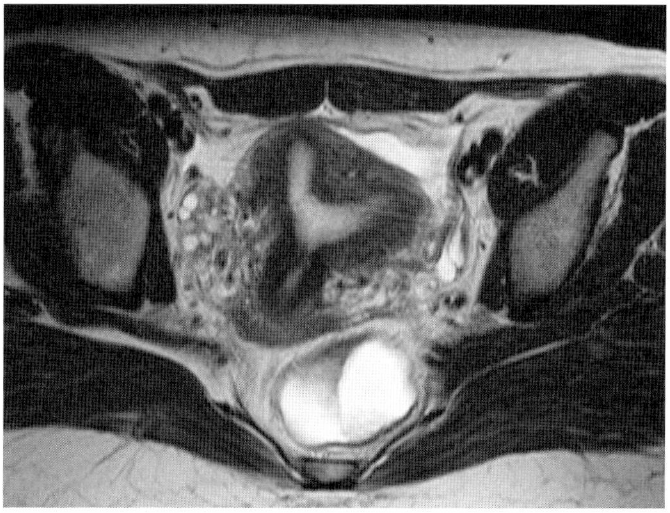

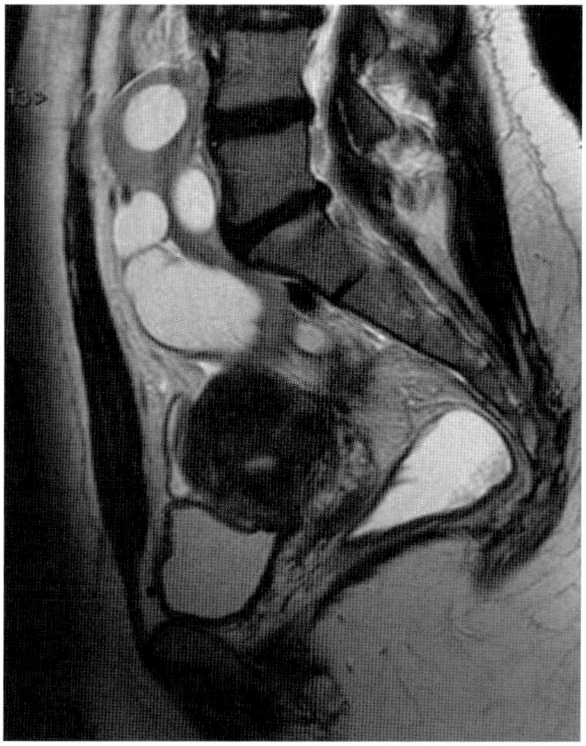

CAS 6 : ADÉNOMYOSE/ENDOMÉTRIOSE

1. Rein pelvien gauche avec dilatation des cavités pyélocalicielles et urétérale secondaire à une endométriose sous péritonéale infiltrant le paramètre gauche.

2. Ovaires : endométriome.
   Espace sous-péritonéal postérieur : torus uterinum, ligaments utérosacrés, tube digestif, vagin et cloison recto-vaginale.
   Espace sous-péritonéal antérieur : cul-de-sac vésico-utérin et plus rarement sur le trigone ou le plancher vésical.
   Endométriose superficielle.

3. L'endométriose profonde peut être responsable d'infertilité. Chez cette patiente d'autres causes d'infertilité sont visibles sur l'IRM et doivent être signalées sur le compte rendu afin d'adapter au mieux la prise en charge thérapeutique. En effet, il existe une malformation utérine à type d'utérus cloisonné et une adénomyose utérine évoquée devant la présence d'un pseudo-épaissisement de la zone jonctionnelle et la présence de spots hyperintenses au sein du myomètre sur les séquences pondérées T2.

COMMENTAIRE

L'association adénomyose-endométriose existe mais la fréquence réelle de celle-ci est difficile à déterminer. Dans une large série de 195 patientes suspectes cliniquement d'endométriose, Bazot *et coll.* retrouvaient en IRM une suspicion d'adénomyose associée chez 44/163 (27 %) patientes ayant une endométriose prouvée.

Ces données sont en accord avec Zacharia et O'Neill qui retrouvaient une association adénomyose-endométriose dans 30 % de patientes étudiées en IRM.

Le péristaltisme utérin normal (variable en fonction de la période du cycle : antérograde en phase folliculaire, rétrograde en période menstruelle) pourrait être perturbé en présence d'une adénomyose et/ou une endométriose. Cette perturbation du péristaltisme physiologique pourrait être responsable d'une hypofertilité. Le péristaltisme utérin peut être étudié en ciné-IRM en utilisant des séquences hyper-rapides pondérées T2.

RÉFÉRENCES

- BAZOT M *et al.* Deep pelvic endometriosis: MR imaging for diagnosis and prediction of extension of disease. *Radiology 2004; 232: 379-89.*
- REINHOLD C *et al.* Diffuse adenomyosis: comparison of endo-vaginal US and MR imaging with histopathologic correlation. *Radiology 1996; 199: 151-8.*

CAS 7

Patient âgé de 48 ans ayant comme antécédents familiaux, un père décédé d'un cancer de la prostate à l'âge de 60 ans et un frère ayant bénéficié d'une prostatectomie radicale à l'âge de 45 ans pour un cancer de prostate.
Le patient a eu une première série de biopsie par voie transrectale, il y un an bien que le taux de PSA était normal compte tenu des antécédents familiaux.
Le patient a réalisé un taux de PSA, il est mesuré à 3,2 ng/ml alors qu'il était à 2,7 ng/ml, il y a un an lors de la première série de biopsie.
Le toucher rectal et l'échographie endorectale sont normaux. L'urologue prescrit une IRM de prostate avant la réalisation d'une nouvelle série de biopsie.

1. Pensez-vous que cette IRM soit justifiée ?
2. Quelles sont les séquences IRM ci-dessous ? Donnez les éléments sémiologiques et votre diagnostic.
3. Quels sont les éléments fondamentaux qui doivent apparaître dans votre compte rendu ?

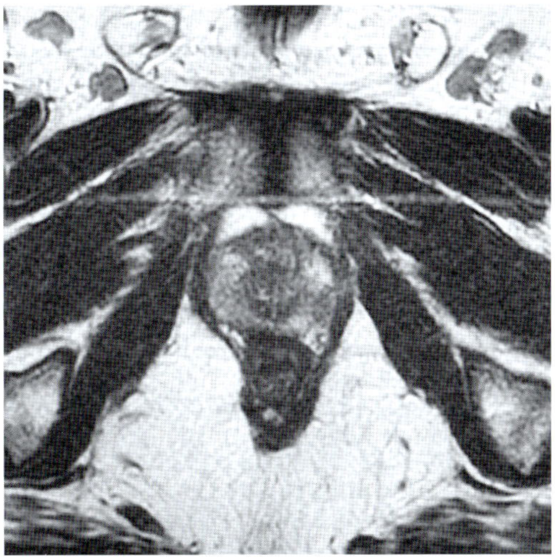

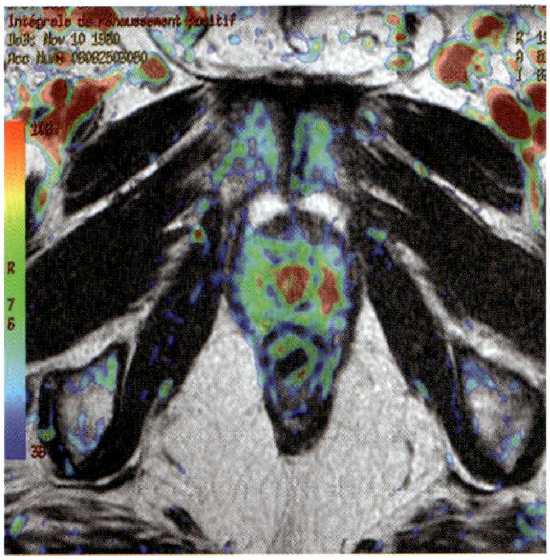

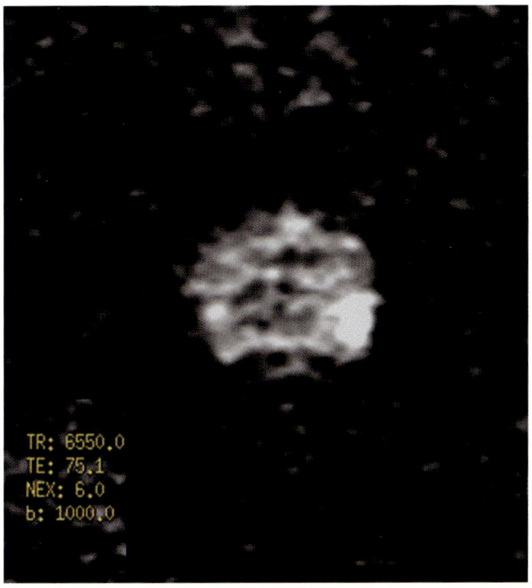

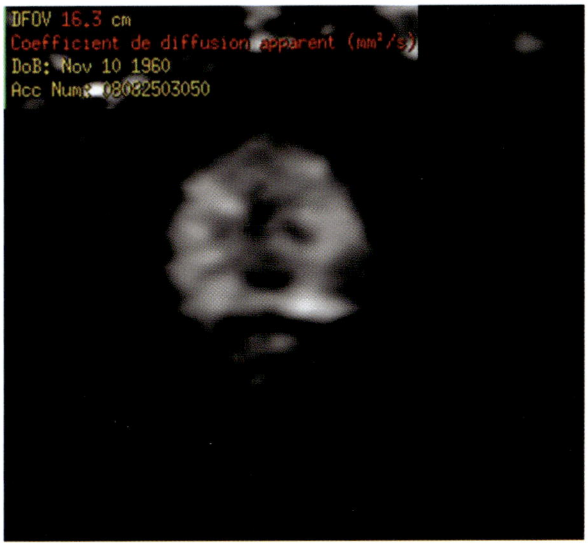

CAS 7 : ADÉNOCARCINOME PROSTATIQUE

1. Ce patient présente un risque élevé de cancer de prostate devant les antécédents familiaux et une croissance rapide du taux de PSA. Il existe donc une indication de biopsie de prostate, voire des biopsies de saturation pour ne pas rater un cancer de petite taille ou de localisation difficile d'accès (apex, prostate antérieure). Une IRM avant de réaliser la 2e série de biopsies permet de faire une cartographie de lésion suspecte pour guider les biopsies.

2. a) axial T2.
   b) séquence de perfusion fusionnée avec la séquence axiale T2.
   c) séquence de diffusion B1000 axiale.
   d) cartographie de l'ADC.

   Nodule médio-prostatique gauche en hyposignal T2 de 7 mm, en hypersignal sur la séquence de diffusion B1000 avec chute de l'ADC ($0,7.10^{-3}$ mm^2/s) et hypervascularisé sur la séquence de perfusion. Ces séquences fonctionnelles permettent de mettre en évidence l'hypercellularité et la néo-angiogénèse tumorale. Pas d'extension extraprostatique.
   Cette IRM a permis de réaliser des biopsies ciblées et d'éviter les biopsies de saturation.

3. Cartographie des lésions suspectes avec localisation précise.
   Extension capsulaire et locorégionale (vessie, rectum).
   Aspect des vésicules séminales.
   Présence d'adénopathie.
   Cadre osseux.

COMMENTAIRE

Le cancer de la prostate est le plus fréquent des cancers chez l'homme (plus de 40.000 cas par an en France). Son incidence augmente en raison du vieillissement global de la population, mais aussi à cause de son dépistage par le PSA. Le dépistage par le PSA a fait passer la proportion de formes palpables de 91 à 17 % et le volume moyen des cancers prostatiques observés sur pièce de prostatectomie de 5 cc à moins de 2 cc.
Le diagnostic de plus en plus précoce du cancer de la prostate pose aussi le problème d'un éventuel surdiagnostic (et donc d'un surtraitement) de foyers tumoraux peu évolutifs.
Le challenge de l'imagerie, et en particulier de l'IRM, est de proposer une solution pour sortir du dilemme entre la nécessité d'un diagnostic précoce et le désir d'éviter des sur-traitements inutiles, en prenant pour objectif la détection de lésions "significatives" (volume > 0,2- 0,5 cc, score de Gleason ≥ 6) pour diriger les biopsies sur les sites considérés comme suspects comme le proposent certains auteurs en échographie.
Classiquement orientée vers la recherche d'une extension extraprostatique, l'RM prend de plus en plus une place au moment du diagnostic, au moment de la planification thérapeutique (cartographie intraprostatique), pour le suivi des patients après traitement (recherche de récidive locale ou suivi après ultrasons focalisés, radiothérapie, thérapie focale...), voire dans la surveillance des patients chez qui une abstention thérapeutique temporaire a été décidée pour éviter le "surtraitement" ; attitude encore controversée.

RÉFÉRENCES

- TANIMOTO A *et al.* Prostate cancer screening: The clinical value of diffusion-weighted imaging and dynamic MR imaging in combination with T2-weighted imaging. *J Magn Reson Imaging 2007; 25: 146-52.*
- ANASTASIADIS AG *et al.* MRI-Guided Biopsy of the Prostate Increases Diagnostic Performance in Men with Elevated or Increasing PSA Levels after Previous Negative TRUS Biopsies. *Eur Urol 2006; 50: 738-48.*

REVUE DE PRESSE

Lionel ARRIVÉ

HENNEMAN MM *et al.* Multislice computed tomography coronary angiography for ruling out suspected coronary artery disease: what is the prevalence of a normal study in a general clinical population? *Eur Heart J 2008; 29: 2006-13.*

Cette étude hollandaise vient confirmer ce qui était généralement estimé en matière d'indication du scanner coronaire, à savoir l'intérêt d'une stratification du risque avant de poser l'indication d'un scanner coronaire. Ainsi donc, en monocentrique 340 patients consécutifs ont été stratifiés en patients à faible risque de cardiopathie ischémique, à risque intermédiaire ou haut risque de cardiopathie ischémique.
Le scanner coronaire était normal chez 58 % des patients du groupe à faible risque, 33 % des patients à risque intermédiaire et 17 % des patients à haut risque. Cette étude confirme donc que le scanner coronaire permet d'exclure une cardiopathie ischémique dans un pourcentage élevé de cas, à la condition qu'il ne soit réalisé qu'en cas de faible risque de cardiopathie ischémique.
Chez les patients à haut risque de cardiopathie ischémique, le scanner est trop peu souvent normal pour avoir un intérêt individuel ou un intérêt pour diminuer le nombre de coronarographies pratiquées.

SERRUYS P *et al.* Percutaneous coronary intervention versus coronary-artery bypass grafting for severe coronary artery disease. *N Engl J Med 2009; 360: 961-72.*

Cet article relate les résultats de l'étude SYNTAX (synergy between PCI with taxus and cardiac surgery) dont l'objectif était de comparer l'efficacité des techniques chirurgicales et de revascularisation percutanée chez des malades ayant une coronaropathie sévère.
4337 patients ont été initialement considérés du fait d'une atteinte tritronculaire et/ou d'une sténose du tronc commun de la coronaire gauche.
Ces malades ont été recrutés dans différents services de cardiologie d'Europe ou des Etats-Unis. Sur ce groupe de malades initialement considérés, 1 800 ont été évalués conjointement par un chirurgien cardiaque et un cardiologue interventionniste comme de bons candidats aux deux méthodes de revascularisation. Ces 1 800 malades ont donc été randomisés en deux bras : pontage aortocoronarien et revascularisation percutanée avec des stents bioactifs.
Le critère principal de jugement était la survenue d'un événement défavorable sévère durant les 12 premiers suivant la procédure : décès, accident vasculaire cérébral, infarctus du myocarde et nécessité d'une nouvelle revascularisation. La chirurgie était significativement supérieure à la revascularisation percutanée avec 12 % d'événements défavorables pour le pontage aortocoronarien contre 18 % avec la revascularisation percutanée.

En fait, la différence n'était significative que pour la nécessité de procéder à une nouvelle revascularisation. Les autres événements défavorables, décès, accident vasculaire cérébral et infarctus du myocarde n'étaient pas différents de façon significative.
Les résultats ont été ensuite analysés en fonction de la sévérité des lésions traitées. Cette analyse a permis d'isoler le groupe pour lequel le pontage aortocoronarien était supérieur à la revascularisation percutanée, soit le groupe des malades présentant les sténoses les plus complexes.
Il apparaît donc qu'on peut conclure de cet article que la revascularisation par pontage est vraisemblablement plus efficace que la revascularisation par procédure percutanée, notamment pour les lésions coronariennes les plus sévères.

CHEE KG *et al.* Positron emission tomography and improved survival in patients with lung cancer. The Will Rogers phenomenon revisited. *Arch Intern Med 2008; 168: 1541-9.*

L'objectif de cette étude est de déterminer si l'utilisation de la tomographie par émission de positons, par le biais de modifications dans le bilan d'extension et la classification des cancers bronchiques pouvait être à l'origine d'une amélioration apparente de la survie observée, phénomène généralement rapporté sous le nom d'effet Will Rogers.
On entend par "effet Will Rogers" le phénomène observé lorsqu'en déplaçant un élément d'un groupe à l'autre, on augmente la moyenne au sein des deux groupes. C'est au comédien, essayiste et humoriste Will Rogers, originaire de l'Oklahoma que revient la paternité de ce phénomène qu'il rapportait de façon humoristique après la crise des années 30 aux Etats-Unis *"When the Okies left Oklahoma and moved to California, they raised the average intelligence level in both states"*. Il s'agissait en fait de rivalités assez classiques entre les originaires d'Oklahoma dont faisaient partie Will Rogers et les habitants de Californie, les premiers étant généralement considérés par les seconds comme d'incultes paysans. Par cette phrase, Will Rogers sous-entendait que c'était finalement les moins intelligents des habitants d'Oklahoma qui émigraient vers la Californie (de façon selon lui assez stupide) et qu'ainsi ils augmentaient le coefficient intellectuel moyen des habitants de l'Oklahoma. Mais que compte tenu du fait que même les moins intelligents des habitants de l'Oklahoma étant plus intelligents que la moyenne des Californiens, ils augmentaient également le coefficient intellectuel moyen des Californiens. Ainsi, par le simple fait de déplacer certains individus d'un groupe à l'autre, on obtenait le résultat *a priori* paradoxal d'améliorer la moyenne de coefficient intellectuel dans les deux groupes. Il existe de multiples exemples de l'effet Will Rogers. Ainsi, pour prendre une application arithmétique très simple, si l'on considère les deux ensembles R = "1, 2, 3" et S = "4, 5, 6, 7", si l'on déplace l'élément 4 du groupe S au groupe R, on augmente la moyenne arithmétique du groupe R mais également la moyenne arithmétique du groupe S.
Cet effet Will Rogers a d'évidentes applications en médecine. Il se manifeste par exemple lorsqu'on abaisse le seuil de diagnostic d'une maladie. Si on diminue le chiffre de tension diastolique nécessaire au diagnostic d'hypertension artérielle de 9 mm de mercure à 8 mm de mercure, on va probablement améliorer la survie dans le groupe des sujets hypertendus et dans le groupe des sujets non hypertendus. Effectivement, on va rajouter dans le groupe des sujets hypertendus des sujets moins hypertendus que les autres et donc à moindre risque et on va enlever au groupe des patients non hypertendus des sujets limites éventuellement exposés à un risque. Ainsi, en modifiant le seuil, on va améliorer la survie dans les deux groupes.
Cet effet Will Rogers a de multiples applications en oncologie. Le terme généralement utilisé dans la littérature anglo-saxonne est celui de stage migration et pourrait être traduit par changement de stade. Il se rapporte ici à l'amélioration des techniques de classification et de stadification des maladies cancéreuses. Par exemple, en se servant d'une nouvelle technique diagnostique permettant de détecter de plus petites métastases, on va inclure dans le groupe des sujets M+ des sujets porteurs de métastases plus petites et donc de meilleur pronostic et on va exclure des sujets M- des sujets ayant de petites métastases. Ainsi, par le biais d'une amélioration des techniques diagnostiques, on va améliorer la survie dans le groupe M- comme dans le groupe M+.
L'objectif de l'étude publiée par Chee *et al.* discutée dans cette analyse est donc de se demander si l'utilisation récente de la tomographie par émission de positons lors du bilan d'extension du cancer bronchique primitif pouvait être à l'origine d'une amélioration apparente de la survie.

Les auteurs ont donc réalisé une analyse rétrospective dans laquelle ont été inclus 12.395 patients consécutifs atteints d'un cancer bronchique non à petites cellules (CBNPC). Les patients analysés faisaient partie d'une large cohorte issue des registres de santé publique de la région de Sacramento en Californie.
Les patients recrutés sur dix ans (de 1994 à 2004) ont été regroupés en deux périodes consécutives d'inclusion :
- de 1994 à 1998, la période dite "pré-TEP".
- de 1999 à 2004, la période dite "TEP".

L'année 1999 a été choisie comme seuil entre les périodes pré-TEP et les périodes TEP parce que l'analyse des registres a montré que c'est à cette année que c'est nettement infléchi l'utilisation du TEP, notamment à cause du début de remboursement de cet examen par les services de santé.
Les deux groupes ont été comparés en termes de réalisation d'un examen tomodensitométrique, réalisation d'une tomographie par émission de positons, âge, sexe, stade de la maladie et traitement reçu. La seule différence entre les deux groupes était l'utilisation de la tomographie par émission de positons, utilisée dans 6,3 % des cas à la période pré-TEP et dans 20,1 % des cas dans la période TEP ($p < 0,001$). La survie était améliorée de façon significative pendant la période TEP par rapport à la période pré-TEP pour les CBNPC de stade III ($p < 0,001$) et de stade IV ($p < 0,001$), la survie restant inchangée pour les malades des stades I et II. Parallèlement, on notait une diminution de 5,4 % des malades atteints d'un CBNPC de stade III et une augmentation de 8,4 % du nombre des patients atteints d'un CBNPC de stade IV.
Du fait de l'absence d'autre différence significative entre les groupes tels que le sexe, l'âge ou la nature du traitement, il est vraisemblable que l'amélioration de la survie dans les stades IV et III soit due à une meilleure classification des malades, comme en témoignent l'augmentation du nombre de stades IV et la diminution du nombre de stade III. En soustrayant du groupe des stades III les malades porteurs de toutes petites métastases on se met à l'évidence dans les conditions d'une amélioration de la survie, mais on se met également dans les conditions d'une amélioration de la survie en ajoutant aux malades de stade IV, d'autres malades de stade IV porteurs d'une maladie métastatique très débutante. Ce phénomène correspond exactement à ce qui est connu comme l'effet Will Rogers.

Julien CAZEJUST

Radiofréquence pulmonaire

NOUR-ELDIN *et al.* Risk factors involved in the development of pneumothorax during radiofrequency ablation of lung neoplasms. *AJR Am J Roentgenol. 2009; 193: W43-8.*

Il s'agit d'une étude rétrospective dont le but est de déterminer les facteurs de risque d'apparition d'un pneumothorax au décours d'une radiofréquence pulmonaire. L'étude a porté sur 124 radiofréquences pulmonaires chez 82 patients. Il n'y avait pas de tumeur de plus de 5 cm et aucun patient n'avait plus de 5 lésions. Quatorze pneumothorax étaient survenus lors des 124 procédures (11.3 %), 4 traités de façon symptomatiques, 6 évacués par aspiration au décours immédiat du geste et 4 nécessitant un drain thoracique pendant quelques jours.
Deux groupes de facteurs de risque étaient détectés :
- Les facteurs de risque non contrôlables, parmi lesquels l'âge de plus de 60 ans (p=0.046), l'emphysème pulmonaire (p=0.02), une tumeur de petite taille (1.5 cm ou moins), en raison de l'augmentation du nombre des manipulations pour bien centrer l'aiguille au centre de la lésion (p=0.0008), et une localisation aux lobes inférieurs, où les mouvements respiratoires sont plus importants (p=0.027).
- Les facteurs de risque contrôlables étaient une distance de poumon traversé de plus de 2.6 cm (p=0.0017) et la traversée d'une scissure par l'aiguille de radiofréquence (p=0.004).

La conclusion de cet article est qu'il faut éviter de traverser une scissure et choisir le trajet le plus court possible dans le parenchyme pulmonaire lors de la réalisation d'une radiofréquence pulmonaire pour minimiser le risque de pneumothorax lors de la procédure.

CLASEN *et al.* Delayed development of pneumothorax after pulmonary radiofrequency ablation. *Cardiovasc Intervent Radiol 2009; 32: 484-90.*

La radiofréquence pulmonaire a ses complications propres : épanchement pleural et pneumothorax (entre 9 et 67 % en fonction des séries), dont 10 à 20 % nécessitent la pose d'un drain thoracique. Un

pneumothorax retardé est un pneumothorax dont les signes cliniques apparaissent de façon retardée (> 24 heures) par rapport à la radiofréquence pulmonaire avec augmentation de taille du pneumothorax (si une minime lame était présente sur le contrôle post-procédure) ou apparition d'un pneumothorax, absent sur le contrôle post-procédure.
Dans cette étude portant sur 34 patients et 44 radiofréquences pulmonaires, les auteurs décrivent 3 cas de pneumothorax retardés (deux apparitions et une majoration d'un minime pneumothorax apical initial), dont 2 cas de fistules broncho-pleurales. Au total, 11 pneumothorax sur 44 procédures étaient apparus, 5 nécessitant un drainage thoracique. Ces résultats sont à mettre en parallèle des complications post-biopsies thoraciques où 89 % des pneumothorax apparaissent immédiatement après la biopsie, 9 % apparaissent après 1 heure et seulement entre 2 et 3 % surviennent 4 heures après le geste.
Les auteurs posent également une question technique encore non résolue à ce jour : faut-il coaguler (au moins partiellement) le trajet de l'aiguille, lors du retrait, pour éviter hémorragie et dissémination tumorale comme cela est classiquement réalisé lors des radiofréquences hépatiques, par exemple ; ou faut-il ne pas le faire pour minimiser le risque de fistule broncho-pleurale ? Une évaluation avec aiguille coaxiale pourraît peut-être, donner la solution. A suivre...

ANDERSON EM *et al.* Early indicators of treatment success after percutaneous radiofrequency of pulmonary tumors. *Cardiovasc Intervent Radiol 2009; 32: 478-83.*

La radiofréquence pulmonaire est efficace pour le traitement des tumeurs primitives et des métastases pulmonaires, avec une survie globale à 3 ans d'environ 46-47 %. Une récidive locale survient dans 38 à 55 % des cas en fonction des séries.
Le diagnostic précoce de ces récidives est difficile en raison de la zone de verre dépoli péri lésionnelle (zone d'ablation), couvrant le nodule traité, qui apparaît dès la fin de la procédure et persiste parfois jusqu'à un an après traitement, sur les scanners de surveillance. Le diagnostic de récidive étant alors retardé et posé à un stade où la tumeur ne peut généralement plus bénéficier d'un traitement curatif.
Le but de cet article est de trouver des facteurs prédictifs de récidive précoce après radiofréquence pulmonaire. Pour ce faire, les auteurs ont comparé la taille de 36 tumeurs, les distances minimale et maximale entre la périphérie de la zone d'ablation et la périphérie du nodule sur le scanner post-procédure immédiat (J0 ou J1) entre le groupe sans récidive et le groupe avec récidive, avec un suivi minimum de 6 mois et un suivi médian de 15 ± 7 mois en cas de non-récidive précoce. Treize récidives sur 36 tumeurs (36 %) étaient apparues. Trois facteurs prédictifs de récidive étaient statistiquement significatifs. Dans le groupe "récidive", le diamètre des tumeurs était plus grand : 24 mm ± 11 contre 17 mm ± 7 dans le groupe sans récidive (p=0.045) ; la marge d'ablation minimale était plus petite 0.6 mm ± 1 contre 6 mm ± 5 dans le groupe sans récidive (p=0.001) et la présence de vaisseaux au contact de la tumeur était associée à une récidive précoce (p=0.017).
Une étude récente a montré que si le diamètre de la zone d'ablation était 4 fois celui de la tumeur traitée, le risque de récidive tombait à 7 %, mais sans localisation précise de cette zone d'ablation par rapport aux limites du nodule traité. Les auteurs n'ayant pas observé de récidive locale avec une marge minimale de 4.5 mm, concluent, quant à eux, qu'une marge d'ablation minimale de 5 mm est requise pour espérer une ablation tumorale complète.

Nouvelle méthode de guidage en chimio-embolisation

MEYER BC *et al.* The value of combined soft-tissue and vessel visualisation before transarterial chemoembolisation of the liver using C-arm computed tomography. *Eur Radiol 2009; 19: 2302-9.*

La chimio-embolisation est une technique bien établie pour le traitement des carcinomes hépatocellulaires et les métastases hépatiques hypervasculaires. La première étape, lors de la réalisation d'une chimio-embolisation, est l'acquisition d'une angiographie digitale par soustraction pour déterminer l'origine et le trajet des vaisseaux nourriciers de la tumeur. Ceci permet alors de guider le cathéter dans la ou les artères vascularisant la tumeur pour un traitement efficace (toutes les artères nourri-

cières doivent être traitées) et peu agressif (les artères ne nourrissant pas la tumeur doivent être épargnées). Puisque seules des images en 2 dimensions peuvent être obtenues par angiographie, plusieurs acquisitions (injection de contraste, utilisation de rayons X) sont parfois nécessaires. Le développement des détecteurs plans et des tubes rotationnels ont permis l'émergence de système hybride "C-arm" permettant l'obtention à la fois d'images conventionnelles (type projections angiographiques), mais également d'images tridimensionnelles de type scanner. Des images vasculaires, mais également des tissus mous, peuvent être obtenues grâce au système "C-arm" au cours de la procédure, dans la même pièce, sans déplacement du patient de la table d'examen.
L'objectif de cette étude pilote prospective est d'évaluer l'apport du système C-arm pour le positionnement du cathéter lors d'une procédure de chimio-embolisation et de comparer la détection des vaisseaux intrahépatiques tumoraux par rapport au système classique angiographique.
L'étude a porté sur 30 patients consécutifs bénéficiant d'une première cure de chimio-embolisation pour carcinome hépato cellulaire (n=13), métastases hépatiques de mélanome (n=12) et métastases hépatiques de tumeur endocrine (n=5). Aucun patient n'avait plus de 3 lésions par lobe hépatique.
Les résultats sont éloquents : plus de vaisseaux nourriciers ont été visualisés avec le système C-arm qu'en angiographie seule (120 contre 99). En moyenne, 4 vaisseaux nourriciers étaient visualisés par tumeur avec le système C-arm, alors que seulement 3 en moyenne étaient vus en angiographie ; cette différence était statistiquement significative (p=0.03). Dans 9 cas sur 30, des artères nourricières n'étaient vues qu'avec le système C-arm. Deux thromboses portales, qui étaient absentes sur le scanner réalisé un mois avant la procédure étaient apparues, visualisées uniquement avec le système C-arm, mais pas en angiographie.
Au total, l'apport du système C-arm avait permis de modifier 50 % des procédures. Ceci plaide fortement en faveur de l'équipement des salles de radiologie interventionnelle avec le système C-arm, qui est maintenant utilisé en routine lors de chaque première séance de chimio-embolisation pour les patients traités dans ce centre berlinois.

TOYODA H *et al.* Impact of a unified CT angiography system on outcome of patients with hepatocellular carcinoma. *AJR Am J Roentgenol 2009; 192: 766-74.*

L'objectif de cet article est d'évaluer l'impact d'un "système couplé" angiographie + scanner, sur le même principe que le C-arm de l'étude précédente, pour le management de patients ayant un carcinome hépato-cellulaire. L'end point principal étant la survie des patients.
Il s'agit d'une revue rétrospective conduite sur 1312 patients suivis entre 1990 et 2003. Le "système couplé" a été installé en 1997 dans l'établissement d'où provient l'étude, créant ainsi 2 groupes de patients, ceux qui ont bénéficié d'une angiographie seule entre 1990 et 1997 et ceux ayant été examinés par "système couplé" entre 1997 et 2003.
Les patients traités par chimio-embolisation (n=438), mais également tous les patients ayant eu une hépatectomie (n=294), un traitement percutané, de type radiofréquence ou alcoolisation (n=271), un autre traitement (n=97) ou aucun traitement (n=212) ont bénéficié soit d'une angiographie (avant 1997) soit d'un examen par "système couplé" (après 1997).
Les résultats sont détaillés en deux parties : la survie globale et la survie après chimio-embolisation.
La survie globale était meilleure dans le groupe "système couplé" que dans le groupe angiographie seule ($p < 0.0001$). Pour les patients classés stade I, la survie était également meilleure dans le groupe "système couplé" (p=0.0093), tandis qu'il n'y avait pas de différence statistiquement significative chez les patients classés stade II, III ou IV.
La deuxième partie de l'étude porte uniquement chez les patients traités par chimio-embolisation, où l'on comprend facilement l'apport du "système couplé" par rapport à l'angiographie seule (à la lecture de l'article précédent). Le contrôle tumoral local était meilleur dans le groupe "système couplé" (126/198 lésions, soit 63.6 %) que dans le groupe angiographie seule (84/173 lésions, soit 48.6 %) et cette différence était statistiquement significative (p=0.0048). Il y avait plus de lésions de plus de 5 cm (p=0.0085) et de patients classés stade IV (p=0.0078) dans le groupe angiographie seule. Après exclusion des patients classés stade IV, la survie était meilleure dans le groupe "système couplé" (p=0.0023).

En analyse multivariée, le "système couplé" lors de la réalisation d'une chimio-embolisation était un facteur prédictif indépendant de la survie (p=0.0387), tout comme la classification TNM et le score de Child Pugh.

Lise DUPERRAY

JORGENSEN KJ *et al.* Overdiagnosis in publicly organised mammography screening programmes: systematic review of incidence trends. *BMJ 2009; 339: b2587.*

Le but de cet article est d'estimer l'ampleur du surdiagnostic dans les programmes de dépistage organisé du cancer du sein.
Le dépistage peut aboutir à la détection plus précoce de cancers mortels mais révèle aussi des cancers inoffensifs qui ne causeront ni décès ni manifestations cliniques. Le diagnostic de ces derniers s'appelle du surdiagnostic. Comme on ne sait pas distinguer les cancers mortels des non dangereux, tous les cancers diagnostiqués sont traités. Surdiagnostic et surtraitement sont dès lors inévitables. On sait bien que de nombreux carcinomes mammaires *in situ* ne se développent pas en maladie invasive potentiellement mortelle. Par contre, pour beaucoup, il est difficile d'accepter que le dépistage du cancer du sein conduise aussi au surdiagnostic de cancers invasifs. Or le cancer invasif inoffensif est fréquent.
Pour évaluer l'ampleur du surdiagnostic, une revue systématique des tendances publiées de l'incidence du cancer du sein avant et après introduction du dépistage organisé a été réalisée en utilisant la technique de la régression linéaire et en tenant compte des changements survenus le cas échéant dans l'incidence de base et d'éventuelles baisses compensatoires d'incidence chez les femmes plus âgées ayant bénéficié antérieurement d'un dépistage. L'étude a concerné des groupes d'âge dépistés et des groupes d'âge non dépistés. Les données ont été recueillies sur des périodes d'au moins sept ans avant et sept ans après mise en place du dépistage pour que l'estimation du surdiagnostic ne soit pas faussée par le pic de prévalence présent à l'introduction du dépistage. Quand les données concernant le carcinome *in situ* manquaient, on a considéré qu'il représentait 10 % des diagnostics de cancers dans la population dépistée.
Les résultats présentés dans l'article ont été recueillis à partir de cinq programmes de dépistage organisé réalisés au Royaume Uni, au Manitoba (Canada), en Nouvelle Galle du Sud (Australie), en Suède et dans certaines régions de la Norvège. Une méta-analyse des données collectées a été effectuée.
La conclusion de cette étude a été que l'augmentation d'incidence du cancer du sein était étroitement liée à l'introduction du dépistage et qu'une faible part de cette hausse était compensée par une baisse de l'incidence du cancer du sein chez les femmes antérieurement dépistées.
Dans les groupes de femmes pour lesquels un dépistage organisé du cancer du sein par mammographie a été proposé, le surdiagnostic a été estimé à 52 % (IC = 95 %, 46 à 58 %) quand le carcinome *in situ* était inclus dans l'estimation et à 35 % (IC=95 %, 29 à 42 %) quand seul le carcinome invasif était pris en compte, ce qui équivaut à dire qu'un cancer sur trois diagnostiqués dans un dépistage organisé est surdiagnostiqué.

GOTZSCHE P *et al.* Breast screening: the facts-or maybe not. *BMJ 2009, 338: b86.*

Au Royaume Uni, la brochure d'information donnée aux femmes invitées au dépistage par mammographie du cancer du sein est intitulée "dépistage du cancer du sein : les faits" ce qui suggère que l'information est digne de confiance. Les auteurs de l'article expliquent pourquoi cette brochure ne peut servir de base à un choix éclairé. Ils proposent de donner sur les effets bénéfiques et les effets néfastes du dépistage l'information complète et objective dont les femmes ont besoin.
La brochure souligne les avantages du dépistage et fournit peu d'informations sur ses préjudices potentiels. Aucune mention n'est faite de l'inconvénient majeur du dépistage : le traitement inutile de lésions inoffensives qui n'auraient pas été identifiées sans le dépistage. Or, le risque de surdiagnostic n'est pas insignifiant, la probabilité d'en être victime après mammographie est 10 fois plus élevée que celle de mourir d'un cancer du sein.

Un autre effet nocif est le faux positif. La brochure signale qu'environ 1 femme sur 20 dépistées sera rappelée pour examens complémentaires mais n'explique pas que ce taux de 5 % ne s'applique qu'à une vague de dépistage. Le taux de faux positifs après 10 dépistages a atteint 50 % aux Etats-Unis et 20 % en Norvège.
Un troisième effet nocif est causé par la radiothérapie chez des femmes victimes de surdiagnostic.
D'autre part, le résumé de la brochure sous-entend que le dépistage conduit à moins de mastectomies. C'est inexact. Il a conduit à 20 % de mastectomies supplémentaires dans les essais randomisés et les études portant sur les programmes de dépistage organisé ont confirmé la hausse initiale du nombre des mastectomies à l'introduction du dépistage sans baisse compensatoire ultérieure chez les femmes plus âgées sorties du dépistage.
Le carcinome *in situ* n'est pas mentionné dans la brochure alors qu'il représente environ 20 % des diagnostics faits par dépistage au Royaume Uni. Moins de 50 % des *in situ* progressent vers un cancer invasif et 30 % sont traités par mastectomie.
Enfin, il n'a pas été prouvé que le dépistage sauve des vies. Les essais montrent que le dépistage ne fait pas baisser la mortalité par cancer et il n'y a aucune preuve fiable que le dépistage abaisse la mortalité totale, alors qu'un demi-million de femmes a participé aux essais de dépistage.
On affirme souvent qu'une mammographie normale rassure les femmes sur leur santé. Mais la moitié environ des cancers qui nécessitent un traitement est découverte entre deux vagues de dépistage.
L'information déséquilibrée concernant le dépistage du cancer du sein a pour conséquences des idées erronées sur ses effets. Une étude portant sur des femmes américaines et européennes a montré que 68 % d'entre elles croyaient que le dépistage réduisait leur risque d'être atteintes, 62 % que le dépistage réduisait au moins de moitié la mortalité et 75 % que 10 ans de dépistage sauvaient 10 participantes sur 1000 (surestimation de 20 fois). Une autre étude a montré que seules 8 % des femmes interrogées étaient conscientes que la participation au dépistage pouvait nuire à des femmes en bonne santé.
Il y a conflit d'intérêt quand ceux qui sont chargés de fournir l'information sont responsables du succès du programme de dépistage.
Pour aider les femmes dans leur choix de participer ou non au dépistage, les auteurs de l'article leur proposent un document alternatif disponible sur www.cochrane.dk. Ce document s'appuie sur la revue effectuée par le groupe Cochrane des données scientifiques disponibles sur la mammographie de dépistage du cancer du sein.

En voici le résumé :

- Il peut être raisonnable de se soumettre à un test de dépistage du cancer du sein par mammographie mais il peut aussi être raisonnable de ne pas s'y soumettre car le dépistage a à la fois des effets bénéfiques et des effets néfastes.
- Si 2000 femmes sont dépistées régulièrement tous les 2 ans pendant 10 ans, 1 femme tirera bénéfice du dépistage en évitant de mourir d'un cancer du sein.
- Dans le même temps, 10 femmes en bonne santé deviendront des patientes cancéreuses et seront traitées inutilement. Ces femmes subiront une ablation partielle ou totale de leur sein et recevront souvent une radiothérapie, quelquefois une chimiothérapie.
- En outre, 200 femmes feront l'expérience d'une fausse alerte. Le stress qu'elles éprouveront jusqu'à ce qu'un cancer soit écarté et même après peut être intense.

Tableau d'après G Welch BMJ 2009, 339 : b 1245
Bilan préliminaire de la mammographie de dépistage chez les femmes de 50 ans.

Avantages
Pour 1 000 femmes passant une mammographie annuelle pendant 10 ans, 1 décès par cancer du sein sera évité

Inconvénients

- 2 à 10 femmes seront surdiagnostiquées et traitées inutilement.
- 10 à 15 femmes sauront plus tôt qu'elles ont un cancer mais cela n'aura pas d'incidence sur leur pronostic.
- 100 à 500 femmes auront au moins une fausse alerte (parmi elles, la moitié environ aura subi une biopsie).

Maïté LEWIN

NASU K *et al.* Diffusion-weighted imaging of surgically resected hepatocellular carcinoma: imaging characteristics and relationship among signal intensity, apparent diffusion coefficient and histopathologic grade. *AJR 2009, 193: 438-44.*

Les caractéristiques histologiques des carcinomes hépatocellulaires (CHC), dont le degré de différentiation, constituent un des paramètres importants fortement prédictifs de l'évolution tumorale et du risque de récidive après traitement. Le but de cet article est d'évaluer l'apport de l'imagerie de diffusion dans le diagnostic du grade histologique des nodules de CHC.

Il s'agit d'une série rétrospective portant sur 99 patients et incluant 125 nodules de CHC opérés et classés en histologie en 25 nodules bien différenciés, 61 nodules moyennement différenciés et 39 nodules peu différenciés. Les auteurs ont analysé sur une IRM à 1.5 Tesla, l'intensité du signal visualisée sur les séquences de diffusion (facteur b : 0, 500) et sur la séquence T2 (TSE) et calculé le coefficient apparent de diffusion (ADC) sur la cartographie obtenue.

En imagerie de diffusion, 11 des 125 nodules de CHC étaient hypo- ou iso-intenses, 27 hyperintenses et 87 en hypersignal marqué. En pratique, 91.2 % soit 114/125 des nodules de CHC étaient en hypersignal par rapport au parenchyme hépatique adjacent. Ce taux de détection des nodules de CHC était statistiquement plus élevé sur la séquence de diffusion que sur la séquence classique T2 ($p<0.0001$). De plus, on observait une corrélation positive entre la présence d'un hypersignal marqué en imagerie de diffusion et un grade histologique élevé ($p=0.031$) ; ce qui n'était pas retrouvé sur la séquence en T2. Les valeurs moyennes d'ADC étaient de 1.45, 1.46 et 1.36 x 10-3 mm^2/s respectivement pour les nodules de CHC bien, moyennement et peu différenciés. Il n'y avait pas de corrélation statistique entre les valeurs d'ADC et le grade histologique.

Les auteurs concluent que l'imagerie de diffusion qualitative et quantitative ne permettait pas de prédire le grade histologique d'un nodule de CHC avant chirurgie.

SANDRASEGARAN K *et al.* Annular pancreas in adults. *AJR 2009; 193: 455-60.*

Le pancréas annulaire est une anomalie congénitale rare dont la prévalence n'est pas connue, découvert dans la moitié des cas dans l'enfance par une sténose duodénale associée ou non à une trisomie 21. Chez l'adulte, l'anomalie est le plus souvent isolée et découverte fortuitement au décours d'un examen d'imagerie ou au décours de pancréatite aiguë ou chronique.

Le but de cette étude est de décrire l'imagerie du pancréas annulaire à partir d'une série rétrospective de 42 patients adultes. Le pancréas annulaire avait été détecté chez 29 patients par une CPRE, chez 22 par un scanner et chez 13 par une IRM bilio-pancréatique. Les données d'imagerie ont été comparées à celles d'un groupe témoin de 30 patients n'ayant pas d'anomalie en CPRE et ayant réalisé une imagerie en coupe par scanner ou IRM.

Les résultats ont montré qu'un anneau complet de tissu pancréatique entourant le deuxième duodénum n'était visible que chez 15 des 24 patients (63.5 %) ayant eu un scanner et/ou une IRM alors que la présence de tissu pancréatique entourant de façon incomplète le deuxième duodénum a été retrouvée chez les 9/24 patients (37.5 %) restants. Pour ces 9 patients, la présence d'un anneau pancréatique complet a cependant été confirmée par CPRE (n=6) ou chirurgie (n=3). Il s'agissait chez ces 9 patients d'une fine bande de tissu pancréatique incorporée dans la paroi duodénale et non détectable en scanner ou en IRM. En comparaison avec le groupe témoin, la présence de tissu pancréatique de localisation postéro-latérale en regard du deuxième duodénum avait une sensibilité de 92 % et une spécificité de 100 % pour la présence d'un pancréas annulaire. Le risque d'avoir une obstruction duodénale était le même pour un pancréas annulaire complet (40 %) que pour un pancréas annulaire incomplet (33 %) ($p=0.75$). L'analyse des canaux pancréatiques a montré dans cette série une fréquence élevée de pancréas divisum (37 %) et de pancréatite chronique (48 %).

Les auteurs concluent que le diagnostic de pancréas annulaire en imagerie ne requiert pas la visualisation d'un anneau complet de tissu pancréatique entourant le deuxième duodénum mais que ce diagnostic peut être suspecté devant la présence d'un anneau incomplet.

JHAVERI KS *et al.* Intrahepatic bile duct dilatation due to liver metastases from colorectal carcinoma. *AJR 2009; 193: 752-6.*

Le but de cet article est d'évaluer la fréquence de l'association entre la détection d'une dilatation des VBIH et la présence de métastases d'origine colorectale versus la présence de métastases hépatiques d'origine non colorectale ou de carcinomes hépatocellulaires (CHC).

A partir de comptes rendus radiologiques de scanner avec injection d'iode, 3 groupes de patients ont été inclus : 297 avec des métastases hépatiques d'origine colorectale, 263 patients avec des métastases hépatiques d'un primitif différent (essentiellement : sein, poumon, ovaire, prostate et pancréas) et 226 avec un CHC.

Une dilatation des VBIH a été retrouvée dans 16.5 % des cas chez les patients ayant des métastases hépatiques d'origine colorectale, dans 3 % des cas chez les patients ayant des métastases hépatiques d'un autre primitif et dans 5.7 % des cas chez les patients ayant un CHC. La présence d'une dilatation des VBIH était donc associée de façon significative à la présence de métastases d'origine colorectale ($p<0.001$). Il n'y avait pas de corrélation significative entre la taille des métastases et la probabilité de détecter une dilatation des VBIH. Le diamètre des VBIH n'était pas différent parmi les trois groupes de patients.

Les auteurs concluent que les métastases d'origine colo-rectale sont associées de façon significative à une dilatation des VBIH en comparaison aux métastases d'autres origines et aux CHC. Ces résultats pourraient être expliqués par une croissance endobiliaire des métastases hépatiques d'origine colorectale. Par conséquent, la détection en imagerie d'une dilatation des VBIH doit être précisée avant toute chirurgie de métastases colorectales hépatiques pour favoriser l'obtention de marge de résection postopératoire saine. Cependant, la présence d'une dilatation macroscopique des VBIH secondaire aux métastases colorectales endobiliaires ne semble pas être un facteur de mauvais pronostic.

Laurence MONNIER-CHOLLEY

PATEL C *et al.* Don't forget perfusion scintigraphy in pregnant patients. *Eur Radiol 2009; 19: 1335-6.*

Cette lettre à l'éditeur fait référence à deux articles récents qui sont parus dans *European Radiology* en 2008. Les deux papiers référencés montrent qu'en angioscanner thoracique le rehaussement dans l'artère pulmonaire est inférieur chez les femmes enceintes, comparé à une population contrôle, entraînant une proportion supérieure d'examens suboptimaux chez les patientes enceintes par rapport aux patientes non enceintes.

Ces données soulignent que le scanner n'est pas la méthode de choix pour la majorité des femmes enceintes et qu'il faudrait ajuster différents paramètres comme la concentration en iode, le débit d'injection pour avoir des scanners plus performants chez ces patientes.

Il semble donc préférable pour ces auteurs d'utiliser en première intention la scintigraphie de perfusion chez la femme enceinte suspecte d'embolie pulmonaire et ils recommandent de réaliser un angioscanner spiralé chez les patientes dont la scintigraphie n'est pas diagnostique, chez les patientes ayant une radio de thorax anormale ou une pathologie pulmonaire sous-jacente et bien sûr quand la scintigraphie de perfusion n'est pas accessible dans un délai raisonnable.

La scintigraphie de perfusion dans la population de femmes enceintes a été validée dans la littérature. Elle a une valeur prédictive négative élevée et une excellente performance diagnostique.

Concernant l'irradiation, l'irradiation au fœtus est négligeable pour les deux techniques, scanner ou scintigraphie. L'irradiation de la mère, en particulier des seins, semble plus problématique au scanner.

Les auteurs concluent que la scintigraphie de perfusion est actuellement l'investigation de choix chez les patientes enceintes suspectées d'embolie pulmonaire.

COPLEY SJ *et al.* Lung morphology in the elderly: comparative CT study of subjects over 75 years old versus those under 55 years old. *Radiology 2009; 251: 566.*

Le but du papier était de décrire l'aspect tomodensitométrique des poumons des sujets âgés asymptomatiques en coupes fines.

Matériels et méthodes : deux groupes de patients, âgés l'un de plus de 75 ans (40 patients) et l'autre de moins de 55 ans (16 patients) ont été étudiés. Ces patients étaient tous asymptomatiques sans antécédent respiratoire. Ils étaient sélectionnés parmi des patients adressés pour des scanners abdominaux et cérébraux. Chez ces patients étaient réalisés en complément un scanner du thorax en coupes fines, en procubitus.

Deux observateurs indépendants ont ensuite interprété les scanners et attribué un score concernant la présence et l'étendue d'anomalies scanographiques (opacités réticulées, verre dépoli et kystes à parois fines). Une comparaison entre les deux groupes a été effectuée et une analyse statistique utilisée pour rechercher une relation entre les données scanographiques, l'âge et le tabagisme.

Résultats : plusieurs aspects tomodensitométriques ont été retrouvés parmi la population des sujets âgés de plus de 75 ans. Tout d'abord la présence de réticulations sous-pleurales basales chez 60 % des patients âgés et 0 % des sujets jeunes, la présence de kystes chez 25 % des sujets âgés et 0 % des sujets du groupe plus jeune. Enfin, la présence de dilatation des bronches et d'épaississement de la paroi des bronches a été retrouvée chez 60 % des sujets du groupe plus âgé et 6 % chez les sujets plus jeunes.

Toutes ces données étaient indépendantes du tabagisme.

En conclusion : les auteurs concluent que l'aspect le plus fréquemment rencontré qui correspondait à des opacités réticulaires sous-pleurales basales bilatérales associées à quelques kystes à paroi fine, correspondait vraisemblablement à un aspect normal du poumon vieillissant et ne devait pas être surinterpréter comme une pathologie évolutive.

LIGHFOOT CB *et al.* Survey of radiologists knowledge regarding the management of severe contrast material-induced allergic reactions. *Radiology 2009; 251: 691-6.*

Cet article avait pour but d'évaluer les connaissances des radiologues concernant la conduite à tenir devant une réaction allergique sévère au produit de contraste par l'intermédiaire d'une enquête téléphonique.

Matériels et méthodes : une enquête téléphonique a été réalisée auprès de radiologues canadiens et américains sélectionnés de façon randomisée. Ils étaient interrogés sur la conduite à tenir devant une réaction allergique sévère au produit de contraste et on leur demandait en particulier quel était le traitement de choix devant une telle réaction et comment ils utilisaient l'adrénaline.

Résultats : 311 radiologues ont été contactés par téléphone et 253 ont réalisé l'enquête jusqu'au bout. Parmi ces radiologues, 91 % choisissaient l'adrénaline comme médicament initial dans le traitement du choc. Quarante et un pour cent connaissaient la voie d'injection, la concentration et la dose à administrer de façon acceptable, 17 % prescrivaient un surdosage en adrénaline et enfin 11 % seulement connaissaient la concentration disponible dans leur kit d'urgence ainsi que le matériel nécessaire pour réaliser l'injection.

La dose recommandée est de 0.01 mg par kilo de poids jusqu'à une dose de 0.5 mg par voie intramusculaire à la concentration de 1 pour 1.000.

En conclusion : le niveau de connaissance de l'utilisation de l'adrénaline par les radiologues est mauvais. Les résultats ont peut-être surévalué les connaissances réelles des radiologues étant donné que 38 radiologues ont quitté l'enquête avant la fin, probablement du fait de leur méconnaissance du sujet, ce qui risque d'avoir faussement élevé le niveau des réponses.

Benjamin HAMMEL

HAN BL *et al.* Coronary Stent fracture: detection with 64-Section multidetector CT angiography in patients and in vitro. *Radiology 2008; 249: 810-9.*

Cette étude évalue les performances du scanner cardiaque 64 barrettes dans la détection des fractures de stents coronaires *in* et *ex vivo*.
L'étude a concerné 371 patients porteurs de 545 stents. Les patients présentant des fractures de stent ont tous bénéficié d'une angiographie conventionnelle dans le cadre de la prise en charge thérapeutique. Des études de fantôme ont parallèlement été conduites portant sur 3 types de stents actifs en radiographiant les stents en position ouverte à courbure maximale et quand déroulés. Une angiographie tomodensitométrique et conventionnelle d'un fantôme contenant 2 stents avec 4 fractures chacun a également été réalisée et l'interprétation en aveugle a été confiée à 2 radiologues.
24 fractures ont été détectées. 18 (14 patients) par TDM dont 6 (5 patients) non vues initialement en angiographie conventionnelle.
6 stents fracturés présentaient une re-sténose intra stent. L'étude *in vitro* montrait elle aussi les meilleures performances du TDM.
Le scanner cardiaque apparaît donc comme performant pour la détection des fractures de stents et supérieur à l'angiographie conventionnelle. Actuellement, les radiologues évaluent un nombre croissant de stents actifs coronaires et doivent connaître et décrire ces fractures surtout si l'on considère la fracture de stents actifs comme un état préalable à la re-sténose intra stent.

BREUCKMANN F *et al.* Myocardial late Gadolinium enhancement: prevalence, pattern, and prognostic relevance in marathon runners. Radiology 2009; 251: 50-7.

Il s'agit d'une étude prospective portant sur la distribution de la prise de contraste tardive sur les séquences tardives de viabilité de l'IRM cardiaque en comparant la prévalence de cette distribution chez des marathoniens amateurs masculins à celle d'un groupe témoin asymptomatique et d'analyser la valeur pronostique de ce rehaussement.

Cette étude a inclus 102 marathoniens apparemment sains de 50 à 72 ans et 102 sujets témoins de même âge. Elle distingua les rehaussements tardifs sous endocardiques typiques d'infarctus des rehaussements intramyocardiques en motte. Les marathoniens qui présentaient un rehaussement ont subi de nouvelles IRM cardiaques et une imagerie de stress. Le suivi des coureurs a été de 21 mois.
Les résultats montrent 5 rehaussements type infarctus et 7 types non-infarctus, les premiers intéressant plus souvent l'IVA que les seconds. La prévalence des rehaussements chez les marathoniens dépassait celle des sujets témoins.
La survie sans événement cardiaque était plus basse chez les marathoniens ayant présenté un rehaussement que chez les autres.
Les marathoniens *a priori* sains présentent un taux inattendu extrèmement élevé de rehaussement myocardique et cela pourrait avoir une signification diagnostique et pronostique.

GOLDFARB J *et al.* Myocardial fat deposition after left ventricular myocardial infarction: assessment by using MR water-fat separation imaging. *Radiology 2009; 253: 65-73.*

Etude prospective utilisant les séquences IRM de séparation de graisse pour évaluer la prévalence des dépôts lipidiques dans l'infarctus myocardique chronique. L'objectif secondaire était de déterminer la relation entre ces dépôts et les caractéristiques des cicatrices, et la fonction ventriculaire locale et globale.
25 patients ayant un infarctus du VG ont été inclus. Elle montrait une prévalence élevée (68 %) des dépôts lipidiques dans les zones d'IDM chroniques. Les patients avec dépôts lipidiques présentaient également une corrélation entre le volume lipidique et le volume infarci, l'amincissement pariétal, la fraction d'éjection ventriculaire et des dyskinésies ventriculaires.
Une application clinique pourrait être la distinction entre l'infarctus aigu et chronique irréversible : les séquences IRM T2 sont déjà utilisées pour tenter de mettre en évidence un œdème myocardique aux stades précoces de l'IDM, avec les limites que l'on connaît. La mise en évidence de dépôts lipidiques semblerait signaler une séquelle cicatricielle d'infarctus et pourrait servir à la caractérisation de ces IDM anciens, cette stratégie semblant plus spécifique que sensible.

Clément PRADEL

DE JESUS JO *et al.* Accuracy of MRI, MR Arthrography, and Ultrasound in the diagnosis of rotator cuff tears: a meta-analysis. *AJR 2009; 192: 1701-7.*

L'objectif de cette étude était de comparer la précision diagnostique de l'IRM, de l'arthro-IRM et de l'échographie pour le diagnostic des lésions de la coiffe des rotateurs par une méta-analyse des études de la littérature.
Les auteurs ont retenu 65 études publiées en anglais, étendues dans le temps de 1985 à 2007, rapportant des valeurs de sensibilité et de spécificité d'une ou de plusieurs de ces 3 différentes techniques d'imagerie et ayant toutes comme référence les constatations chirurgicales (chirurgie à ciel ouvert ou arthroscopie). Les données ont été regroupées et ont permis la réalisation de graphiques montrant la sensibilité en fonction de (1-spécificité) puis de courbes ROC *(Receiver Operating Charateristic)*, pour le diagnostic des ruptures transfixiantes, des ruptures partielles et de l'ensemble des ruptures.
Sans grande surprise, il apparaît que l'arthro-IRM est significativement plus sensible et plus spécifique que l'IRM et que l'échographie pour le diagnostic des ruptures partielles et des ruptures transfixiantes. Il n'y avait en revanche pas de différence significative entre l'IRM et l'échographie à la fois pour les ruptures transfixiantes et les ruptures partielles.

KAUSHIK A *et al.* Prognostic value of dynamic MRI in assessing post-traumatic femoral head vacularity. *Skeletal Radiology 2009; 38: 565-9.*

Il existe un important risque de dévascularisation de la tête fémorale lors des fractures du col fémoral. Ce risque n'est évalué qu'indirectement et imparfaitement sur les radiographies standards par l'importance du déplacement fracturaire, or la présence d'une dévascularisation contre-indique un traitement conservateur par ostéosynthèse en raison du risque d'ostéonécrose de la tête fémorale et de pseudarthrose. Actuellement, le choix entre une ostéosynthèse et une arthroplastie par prothèse de hanche se fait en fonction de l'âge du patient et du déplacement (classification de Garden). Une première étude japonaise publiée en 1999 *(JBJS 1999 ;81B :596-599)* avait montré que l'IRM dynamique pouvait montrer une diminution de la perfusion de la tête fémorale dans les fractures déplacées du col fémoral. Le but de cette nouvelle étude était d'évaluer la capacité de l'IRM dynamique à mettre en évidence une dévascularisation de la tête fémorale et donc à prévoir le risque d'ostéonécrose.
Cette étude prospective a inclus 31 patients ayant une fracture récente du col fémoral. L'exploration IRM, réalisée sur une machine 1 Tesla, consistait en une séquence axiale FSPGR pondérée T1 avec un temps d'acquisition de 15 secondes et un champ de vue de 35 cm réalisée avant injection puis répétée pendant 2 à 3 minutes après une injection intraveineuse de Gadolinium. Les cinétiques de rehaussement des têtes fémorales explorées étaient classées en trois types, en comparaison avec le côté controlatéral sain : le *type A* correspondait à une vascularisation préservée (pas de différence), le *type B* à une vascularisation modérément diminuée (30 à 70 % de baisse relative) et le *type C* à une dévascularisation (plus de 70 % de baisse relative). Les patients étaient ensuite opérés par différentes techniques préservant la tête fémorale puis suivis sur une période de 6 mois à 2 ans.
Sur les 31 têtes fémorales explorées, 13 ont été classées A, 8 classées B et 10 classées C. Sur les 21 de type A et B, une seule (de type A) a évolué vers une pseudarthrose et aucune vers l'ostéonécrose. A l'inverse sur les 10 de type C, 4 ont évolué vers la pseudarthrose et 5 vers une ostéonécrose céphalique. Il y avait bien entendu beaucoup plus de type A dans les fractures non déplacées et de type C dans les fractures déplacées mais il est intéressant de noter qu'il y avait tout de même une fracture non déplacée de type C et 4 fractures déplacées de type A ou B. Cette technique apparaît donc intéressante pour prévoir le succès d'une ostéosynthèse d'une fracture du col fémoral. Elle pourrait s'appliquer en particulier aux patients d'âge limite pour lesquels on hésite à poser une prothèse et chez qui la mise en évidence d'une courbe de type A ou B pousserait à l'ostéosynthèse.

JOHNSON PW *et al.* Diagnostic utility of T1 weighted MRI characteristics in evaluation of osteomyelitis of the foot. *AJR 2009; 192: 96-100.*

La suspicion d'ostéite est un problème fréquent chez les patients ayant des ulcères cutanés des pieds, particulièrement chez les patients diabétiques présentant des maux perforants plantaires. La présence de cette ostéite change l'attitude thérapeutique et induit souvent une intervention chirurgicale. Son diagnostic reste cependant difficile. Les radiographies standards sont habituellement réalisées en première intention mais manquent grandement de sensibilité en l'absence d'ostéolyse corticale. A l'inverse, la scintigraphie osseuse est sensible mais manque de spécificité. L'IRM est donc souvent demandée en complément des radiographies lorsque celles-ci sont normales, son intérêt étant de pouvoir mettre en évidence l'atteinte de la médullaire osseuse avant l'apparition d'une destruction corticale. Le problème est que la mise en évidence d'une anomalie de signal osseuse sur la pondération T2 fat sat ou après injection de Gadolinium est sensible (90 à 100 %) mais trop peu spécifique (moins de 60 % pour plusieurs études), cet "œdème" pouvant être lié à différentes causes non infectieuses comme une réaction à l'inflammation des parties molles adjacentes, une arthropathie neurogène, une fissure... Une étude publiée en 2005 *(Collins. AJR 2005; 185: 386-93)*, portant sur des ostéites du pied prouvées chirurgicalement, a suggéré que l'analyse des caractéristiques des anomalies de signal sur la pondération T1 pouvait augmenter la spécificité de l'IRM. Dans cette étude, les atteintes infectieuses s'accompagnaient d'un hyposignal T1 confluent étendu géographiquement à la médullaire osseuse alors qu'aucun patient ayant un hyposignal T1 limité à la région sous corticale ou d'aspect flou et réticulé n'avait d'ostéite. Le but de cette nouvelle étude, réalisée par la même équipe de la Mayo Clinic, était de mieux cerner la performance de ces critères sémiologiques dans une population générale de patients ayant une IRM du pied réalisée à la recherche d'une ostéite.
Cette étude rétrospective a inclus 73 patients (74 pieds) sur une période de 11 mois. Les IRM, réalisées sur une machine de 1,5 Tesla, comportaient toutes des séquences pondérées T1 dans les 3 plans et au moins une séquence T2 fat sat ou STIR. Sur les 74 cas il y avait 20 ostéomyélites, diagnostiquées histologiquement dans 18 cas et sur la clinique et le suivi dans 2 cas. Sur ces 20 cas d'ostéite, 19 présentaient un hyposignal T1 confluent étendu à la médullaire osseuse et 1 était un faux négatif présentant un signal normal sur le T1. Sur les 54 cas sans infection, 24 (44 %) présentaient un signal normal en T1, 23 un hyposignal flou et réticulé (laissant apparaître le signal de la graisse médullaire), 2 un hyposignal limité à la région sous corticale, et 5 un hyposignal confluent étendu à la médullaire osseuse. En utilisant la présence d'un hyposignal T1 confluent avec une extension géographique à la médullaire osseuse comme marqueur de l'infection la sensibilité était de 95 %, la spécificité de 91 %, la VPP de 79 % (en raison des 5 faux positifs) et la VPN de 98 %.
Cette étude confirme l'intérêt de la pondération T1 pour augmenter la spécificité des IRM du pied réalisées à la recherche d'une ostéite. Sur le plan pratique il semble donc plus intéressant de faire, en complément des séquences T2 fat sat, plusieurs plans T1 de bonne qualité plutôt que des séquences avec injection, qui sont souvent superposables aux données du T2 fat sat et qui peuvent être contre-indiquées en cas de néphropathie.

VARTANIANS VM *et al.* Is there a role for imaging in the management of patients with diabetic foot? *Skeletal Radiology 2009; 38: 633-6.*

Ce court article, s'intéresse au même sujet que l'article précédent et présente une réflexion sur l'intérêt de l'imagerie dans l'exploration des pieds diabétiques et en particulier dans la recherche d'une ostéite.
Les auteurs insistent tout d'abord sur l'intérêt de la clinique et de la biologie en rappelant que la présence d'un ulcère de plus de 2 cm^2 s'étendant à l'os et une VS supérieure à 70 augmentent beaucoup la probabilité d'une infection. En particulier, la palpation de l'os au fond de l'ulcère est très fortement corrélée à l'infection et rend inutile une imagerie spécialisée. Ils rappellent ensuite la mauvaise sensibilité des radiographies standards au stade précoce et la mauvaise spécificité de la scintigraphie. Ils discutent ensuite plus longuement l'intérêt de l'IRM en lui accordant une bonne sensibilité mais une spécificité médiocre, pouvant être améliorée par une analyse plus fine du T1 *(cf. article précédent).* Ils relèvent cependant le fait que les études portant sur l'IRM ont souvent un biais de recrutement avec

une probabilité *a priori* de la maladie élevée améliorant artificiellement les statistiques.

Il est souligné ensuite que les traitements antibiotiques ont fait de grands progrès en termes d'efficacité et de tolérance et, qu'en dehors des cas où une intervention chirurgicale est indiquée, en particulier par la présence d'une ostéolyse sur les radiographies standards, une antibiothérapie orale empirique de 2 à 4 semaines est recommandée par la société américaine des maladies infectieuses.

Cet article pragmatique relativise donc l'intérêt de l'imagerie et en particulier de l'IRM dans le bilan des pieds diabétiques. Il limite l'usage de l'IRM aux patients "vraiment malades nécessitant une hospitalisation", plus dans le cadre d'un bilan préopératoire que du diagnostic positif d'ostéite.

Peggy BIENVENOT

WONG S *et al.* Comparative study of imaging at 3.0 T versus 1.5 T of the knee. *Skeletal Radiol 2009; 38: 761-9.*

De plus en plus de centres de radiologie disposent de l'IRM 3 Tesla (T), ce qui nécessite une adaptation des pratiques.

L'objectif de cette étude est de comparer les performances de l'IRM à 1,5 et 3 T dans le diagnostic des pathologies cartilagineuses du genou.

Il s'agit d'une étude rétrospective portant sur 26 patients ayant bénéficié à la fois d'une IRM du genou à 1,5 et 3 T. Les séquences réalisées étaient celles habituelles pour l'exploration des pathologies mécaniques du genou, à savoir une séquence T1 dans le plan sagittal et des séquences en densité de protons et saturation de la graisse dans les 3 plans.

L'arthroscopie était utilisée comme gold standard et disponible chez 19 patients.

Quatre radiologues ont revu séparément chaque examen et évalué la qualité des images, les anomalies retrouvées et leur degré de confiance diagnostique. Les lésions cartilagineuses étaient classées en 4 stades (1 : anomalie de signal cartilagineuse, 2 : défect cartilagineux inférieur à 50 % d'épaisseur, 3 : défect supérieur à 50 % et 4 : mise à nu de l'os sous chondral). Si une lésion était identifiée, elle était jugée certaine, probable ou incertaine.

La sensibilité, la spécificité et la précision dans le diagnostic des lésions cartilagineuses ont été calculées chez les 19 patients ayant bénéficié de l'arthroscopie.

La sensibilité était supérieure avec l'IRM 3 T (75,7 contre 70,6 %), tout comme la précision (88,2 contre 86,4 %). La spécificité et le taux de faux positifs étaient quant à eux similaire.

L'IRM 3 T améliorait également le pourcentage de stadification correcte des lésions (51,3 contre 42,9 %, on notera la performance moyenne de l'IRM dans ce domaine) et s'accompagnait d'un degré de confiance diagnostique supérieur. La qualité des images était également jugée supérieure.

Ces résultats mettent ainsi en évidence une supériorité, modeste mais significative, de l'IRM 3 T dans le diagnostic des lésions cartilagineuses du genou, la principale limite de l'étude restant le faible nombre des patients inclus. Toutefois, la meilleure résolution spatiale permise par l'amélioration du rapport signal sur bruit de l'IRM 3 T permettra peut-être dans l'avenir de se passer d'une opacification intra-articulaire, encore nécessaire pour l'analyse précise en imagerie des lésions cartilagineuses.

BÄUERLE T *et al.* Multiple myeloma and monoclonal gammapathy of undetermined sigificance: importance of whole-body versus spinal MR imaging. *Radiology 2009; 52: 477-85.*

De nombreuses études ont démontré la supériorité de l'IRM par rapport aux radiographies standards dans la détection de l'atteinte osseuse du myélome. Cette supériorité concerne les lésions osseuses focales mais aussi l'infiltration diffuse de la moelle osseuse. Ainsi de nombreux auteurs ont préconisé l'incorporation de l'IRM dans le staging initial des myélomes, à but pronostique et thérapeutique : c'est la classification de Salmon et Durie modifiée. La plupart de ces études étaient basées sur les résultats de l'IRM du squelette axial (rachis et bassin). Or, on sait que les lésions myélomateuses atteignent à la fois le squelette axial et extra axial

(membres supérieurs et inférieurs), avec pour certaines un risque fracturaire non négligeable.
L'IRM corps entier est une technique en pleine expansion et de nombreuses études ont prouvé sa supériorité dans la détection des lésions myélomateuses axiales et extra-axiales par rapport aux radiographies standards. La réalisation et l'interprétation de cet examen nécessitent toutefois plus de temps qu'une simple IRM du rachis.
Le but de cette étude est de déterminer si l'IRM du squelette axial est suffisante dans le staging initial des patients porteurs d'un myélome ou d'une gammapathie monoclonale d'origine indéterminée, ou si l'IRM corps entier est nécessaire.
Au total, 100 patients (73 myélomes, 27 gammapathies monoclonales indéterminées) ont été inclus dans l'étude et chacun a bénéficié d'une IRM du squelette axial et du corps entier.
Les investigateurs ont analysé le degré d'infiltration de la moelle osseuse (par rapport au signal global de la moelle osseuse) et la présence de lésions osseuses focales sur le squelette axial et extra axial. Le risque fracturaire était également évalué par l'effraction des corticales et l'envahissement des parties molles.
Trente-neuf patients avaient des lésions axiales, 37 des lésions extra-axiales. Parmi ces 37 patients, 9 avaient uniquement des lésions extra-axiales et ont donc été correctement évalués uniquement grâce à l'IRM corps entier. Ce groupe de patient n'est pas négligeable, puisqu'il représente presque 10 % des patients inclus dans l'étude. Par ailleurs, 13 des patients avec des lésions extra-axiales avaient un risque fracturaire.
Un modèle d'analyse logistique incluant les données du bilan biologique, la classification de Salmon and Durie et la présence ou pas d'une infiltration diffuse de la moelle osseuse en IRM n'a pas permis de mettre en évidence de facteurs prédictifs d'atteinte osseuse extra-axiale et de risque fracturaire.
A la vue de ces résultats, l'IRM corps entier est supérieure à l'IRM seule du squelette axial dans la détection d'une atteinte osseuse myélomateuse : elle est ainsi recommandée dans le staging initial.

Anne MIQUEL

MASHARAWI Y *et al.* A Simple radiological method for recognizing osteoporotic thoracic vertebral compression fractures and distinguishing them from Scheuermann disease. *Spine 2009; 34: 1995-9*.

Comment distinguer sur une radiographie du rachis dorsal de profil une fracture ostéoporotique d'une déformation cunéiforme liée à la séquelle d'une maladie de Scheuermann ?
Les auteurs de cette étude portant sur 3 groupes de patients (44 fractures ostéoporotiques, 28 séquelles de Scheuermann, 120 témoins) ont calculé plusieurs index évaluant la déformation des corps vertébraux : hauteur du mur antérieur/ hauteur du mur postérieur (A/P) ; hauteur du mur antérieur/ hauteur de la partie médiane du corps vertébral (A/M) ; hauteur de la partie médiane du corps vertébral/ hauteur du mur postérieur (M/P) et un index dérivé des précédents (A/M)/(M/P).
Les résultats montrent que, dans les fractures ostéoporotiques, l'index M/P et l'index dérivé (A/M)/(M/P) sont plus élevés que dans les déformations liées à la maladie de Scheuermann.
Une manière plus simple d'utiliser ces résultats au quotidien revient à considérer l'angle formé par deux lignes unissant le centre du plateau vertébral supérieur aux coins antérieurs et postérieurs du plateau. Si cet angle est plat ou s'il est ouvert vers le bas, il s'agit d'une séquelle de Sheuermann. S'il est ouvert vers le haut, il traduit l'effondrement de la partie centrale du plateau supérieur qui caractérise la fracture ostéoporotique.

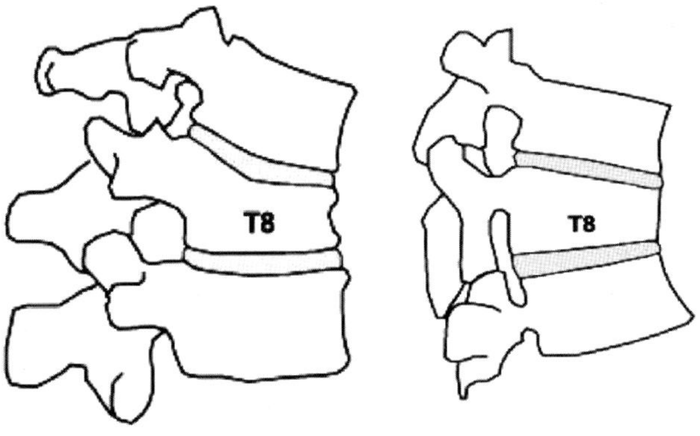

Compression fracture   Sheuermann

TAKATALO J *et al.* Prevalence of degenerative imaging findings in lumbar magnetic resonance imaging among young Adults. *Spine 2009; 34: 1716-21.*

Cette étude a exploré une population de 558 adultes âgés de 21 ans en moyenne, par une IRM en coupes sagittales pondérées en SE T1 et FSE T2. L'évaluation a porté sur les signes de dégénérescence discale selon Pfirrmann, la présence d'anomalies de signal des plateaux vertébraux de type Modic, la présence d'un bombement discal, d'une hernie, d'une fissure radiaire, ou d'un foyer d'hypersignal de la partie postérieure de l'annulus.
Résultats : la dégénérescence discale (grade > 2 selon Pfirrmann) était plus fréquente chez les hommes que chez les femmes (54 % vs. 42 %) et pouvait atteindre plusieurs étages (21 % vs. 14 %). L'étage le plus souvent atteint était L5-S1. Les hernies discales étaient aussi plus fréquentes chez les hommes (6,5 % vs 2,5 %). La prévalence du bombement discal était de 25 %, celle de la fissure radiaire de 9,1 %, et celle des discopathies de type Modic de 1,4 %, sans variation selon le sexe. La présence d'un foyer d'hypersignal de la partie postérieure de l'annulus était plus fréquente chez les femmes (6,8 %) que chez les hommes (4,3 %) ; l'étage le plus volontiers atteint était L4-L5.
Conclusion : des signes de dégénérescence discale sont présents chez près de la moitié des sujets âgés de 21 ans, et un bombement discal chez environ un quart. Cependant, les discopathies de type Modic et les hernies discales sont rares dans cette population.

louisjean IMPRIMEUR
59, Av. Émile Didier
05003 Gap Cedex
Tél. 04 92 53 17 00
Dépôt légal : 522
Décembre 2009
Imprimé en France

IMPRIM'VERT Votre imprimeur agit pour l'environnement

Toutes les encres et les vernis utilisés sont certifiés d'origine végétale.
Les eaux de mouillage des machines, les plaques, les produits
de développement et les chutes de papier sont recyclés.
Imprimerie certifiée IMPRIM'VERT.